ナイチンゲール伝

図説 看護覚え書とともに

茨木　保
Tamotsu Ibaraki

いばらきレディースクリニック院長

医学書院

ナイチンゲール伝
図説 看護覚え書とともに

発 行 2014年2月1日 第1版第1刷©
2023年10月15日 第1版第7刷

著 者 茨木《いばらき》 保《たもつ》

発行者 株式会社 医学書院
代表取締役 金原 俊
〒113-8719 東京都文京区本郷1-28-23
電話 03-3817-5600(社内案内)

印刷・製本 双文社印刷

ISBN978-4-260-01840-1

まえがき

天使とは、美しい花をまき散らすのではなく、苦悩する者のために戦う者だ

An angel, not by spouting a beautiful flower, the suffering of those who fight for

この言葉は“クリミアの天使”と讃えられたフローレンス・ナイチンゲールの名言として知られています。ナイチンゲールを描いたまんがは、これまで本邦で多く出版されてきました。しかし、その多くは子どもを読者層に想定したものであるせいか、彼女の「博愛と献身」という側面に焦点を絞ったものです。

本書の第Ⅰ部は、欧米で書かれたナイチンゲールの伝記や、本邦での専門研究者の資料をもとに、彼女の人物像を人間くさい面も含めそのままにまんが化しました。そのため、ここに描かれたナイチンゲール像は、多くの日本人が彼女に抱く「白衣の天使」というイメージとはいささか異なったものかもしれません。

「戦士」として生きたフローレンスの生きざまを通して、彼女がなぜ「天使」と呼ばれるにふさわしいのかを考えていただけたらと思います。

第Ⅱ部に収録した図説『看護覚え書』は、ナイチンゲールの代名詞とも呼ばれる看護学書『看護覚え書』(Notes on Nursing)をまんがとイラストで図解したものです。原本は150年前に書かれたものですので、その内容は現代の医学常識には合わない部分もあるのですが、今回のまんが化にあたっては科学的にナンセンスな部分も修正せずに描きました。大切なことは時を経ても変わらないものです。

19世紀に生きた近代看護学の創始者の言葉の中に、21世紀にも通じる看護のエッセンスを読み取っていただければ幸いです。

茨木　保

刊行によせて

ナイチンゲールは‘見てしまった人’か

薄井坦子

私は、かつて‘看護とは’をつかめないまま実践現場に入り、三交替勤務についた初日に、他者に責任を負う自己に気づいてふるえた。そして、自己の行為を看護にするための判断規準を自分でつくり、それなりの効果をあげるようになった頃、「よい看護」のつもりが患者を怒らせてしまった苦い経験がある。

その疑問を解こうと答えを探した『看護覚え書』によって、‘看護とは’が一挙にわかった。ナイチンゲールが、私の原点になった瞬間である。

看護は人間にとってかけがえのない‘いのち’と‘暮らし’を支える仕事であるからこそ、‘健康の法則＝看護の法則’を判断規準にしながら、人々の個別な健康状態をみつめ、それぞれの人が日常生活を調整できるように支える仕事なのだと確信して、教員となった。

専門学校・短大・大学のそれぞれで、さまざまなナースの育ちを見てきた。専門知識の学習や専門技術の習熟こそ、と熱意を燃やすナースたち、‘看護とは’を実感し活き活きと取り組みながらも苦しむナースたちをも見てきた。そして、揺るぎない看護の心に満ち満ちた地域の実現を夢みて、ナイチンゲールに原点をおいた大学づくりとナースの育ちに熱中してきた。

‘自由人ナース’となった現在、膨大な資料を前にナイチンゲールの折々の決断と行動の原動力となったものはなにかと考え続け、ナイチンゲールは‘見てしまった人’ではなかったかと思う。

生涯を水俣病研究に打ち込み、胎児性患者の存在を明らかにした原田正純氏〔1934-2012〕は、なぜ水俣病に？と問われ、「見てしまったから」と答えていた。

ナイチンゲールの頭脳は、あの時代の何を見てきたのであろうか。そして、どのように感じる心と考える力を育くんできたのであろうか。

そのナイチンゲールが「まんが」作品になった。私は、わずかなまんがしか知らない世代なのでちょっと驚いた。そして、すぐ『ガラスの仮面』を思い浮かべた。これは、女優が、他者の役づくりに取り組んだプロセスを描いた「まんが」で、看護学生に不可欠な‘もう一人の自分’をつくり出す頭脳の訓練にとても役立つ教材となった。

「まんが」のもつ力に期待しつつ、読者の皆さんが、ナイチンゲールの日々の体験や思いを感じとり、看護するエネルギーとよろこびをつかんでいただきたいと願っている。

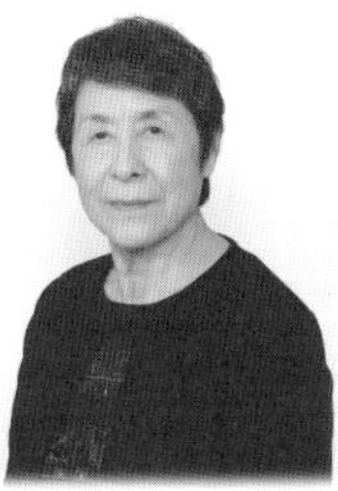

薄井坦子 *USUI Hiroko*

1932年生まれ。高卒後へき地勤務教員経験を経て1958年お茶の水女子大学教育学部卒業。1961年東京大学医学部衛生看護学科卒業。日本医師会勤務で「看護とは何か」を問われ、病棟で実地調査を行った後に臨床現場に移る。その後、東京女子医科大学附属高等看護学校教務主任など教職を歴任、1975年千葉大学看護学部基礎看護学講座主任、1997年千葉大学名誉教授、宮崎県立看護大学初代学長。ナイチンゲール看護論に啓発された日本の代表的な看護学者。現在はフリーの立場で講演活動、後進の指導に当たる。看護科学研究学会会長。主著『科学的看護論』(日本看護協会出版会、1974年)。

刊行によせて

‘彼女’を超えることが現代の困難を乗り越える鍵

川嶋みどり

私が大好きなナイチンゲールは、誰もが当たり前と思っていることを疑い、批判的な精神に溢れていて権力を恐れない女性としてのナイチンゲール。そして、人間的な喜怒哀楽を率直に表現するナイチンゲールです。

60年を超える私の看護師生活の中で、「ナイチンゲールだったらどのような判断と行動をしたかしら」と思ったことが2回ありました。1度目は、50年以上前のこと。“自己犠牲”が看護師にとって最大の美徳とされていて、このままでは本当に自立した専門職とはなり得ないと、全国の多くの看護師たちが人間らしい労働条件を求めて立ち上がったときでした。でも、その道理を誰もが支持したわけではなく、闘いの途上で幾度も挫折しそうになり、彼女の声を聞きたかったのです。

2度目は、未だ記憶に新しい東日本大震災と大津波、そして引き続く原発事故の直後でした。現地に足を下ろして、被災の現状を目の当たりにしたとき、彼女だったらどのように情報を集めて動くだろうと思いました。

しかし、今の私が生きているのは21世紀。19世紀の彼女に学びながら、彼女を超えることこそ困難を乗り越える鍵であると思って、被災地支援活動を続けています。

そして、「看護師は看護に専念すべき」との彼女の言葉を、機械依存によって歪みがちな看護のありようを正すツールにし、「看護と看護でないものを明らかにする目」を曇らせず、「自然の回復過程を整える」実践を通して、人間らしくその人らしく生きていくことを可能にする看護の足場を固めて欲しいと願う日々です。

彼女の語る看護が150年の時を隔ててもなお、新鮮に響くのは、自らの直観や経験知をないがしろにせず、できごとを真摯に見る目と豊富なボキャブラリーゆえと思います。

また、彼女ほど多くの伝記を書かれた人もいないでしょう。まんがという日本特有の文化を通して彼女を最初に知った若いみなさんも、伝記作家の評価をうのみにせず、彼女自身の著作を熟読して、彼女の思想や看護に関する考え方を掬いとって欲しい、そして本作で描かれる彼女の姿や言葉——後世に残ったナイチンゲール自身の手紙に基づいて構成——もまた、みなさん自身の目でみて、その頭で考え咀嚼して欲しい多面的な作品です。

著者は現役婦人科医（奥様は看護師、助産師）とのこと。本作が、皆さんがナイチンゲールの生き方と、そして看護学の原点である『看護覚え書』に親しみをもつきっかけになればと願います。

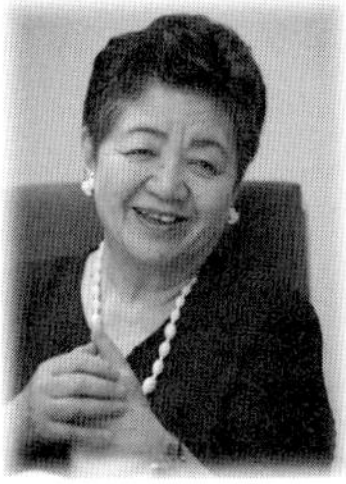

川嶋みどり　*KAWASHIMA Midori*

1931年生まれ。1951年日本赤十字女子専門学校卒業。日赤中央病院で病棟・教務あわせ20年勤務後、退職。1971年より在野にて各種看護教育の講師を務め、後進を育てる。1965年東京看護学セミナー設立。1974年中野総合病院看護婦教育顧問。1982年健和会臨床看護学研究所所長。2003年日本赤十字看護大学教授。2011年日本赤十字看護大学名誉教授。2007年第41回フローレンス・ナイチンゲール記章受章。東日本大震災の被災者支援を継続し、「東日本これからのケアプロジェクト」代表を経て、2013年日本て・あーて（TE・ARTE）推進協会代表。日本看護歴史学会理事長。近著『看護の力』（岩波新書、2012年）。

目次

第I部 ナイチンゲール伝

第1話 食卓恐怖症……2
第2話 神の声……8
第3話 舞踏会と農民小屋……14
第4話 天職は看護師……20
第5話 結婚か仕事か……26
第6話 レゾンデートル……32
第7話 ナイチンゲール式病院第1号……38
第8話 地獄の戦場……44
第9話 軍の掟……50
第10話 金槌を持った婦人……56
第11話 ランプを持った淑女……62
第12話 クリミアの悪夢……68
第13話 リビドーとデストルドー……74
第14話 小陸軍省……80
第15話 病み人フローレンス……86
第16話 喪失……92
第17話 博愛……98
第18話 和解……104

第II部 図説『看護覚え書』

第I章 換気と保温……117
第II章 住居の衛生……122
第III章 小管理……129
第IV章 音……131
第V章 変化……136
第VI章 食事……138
第VII章 食べ物について……140
第VIII章 ベッドと寝具類……144
第IX章 光……147
第X章 部屋と壁の清潔……149
第XI章 体の清潔……151
第XII章 余計なおしゃべり——気休めや忠告……152
第XIII章 病人の観察……155
結び……165
補章……169

幕間に 「自分嫌い」のナイチンゲール……110
あとがき……179
ナイチンゲールの夢——1893年……188

◎主要参考資料……183
◎フローレンス・ナイチンゲール年譜と主著……184
◎索引……194

装丁・扉デザイン◎K.Y.

第I部

ナイチンゲール伝

第1話
食卓恐怖症

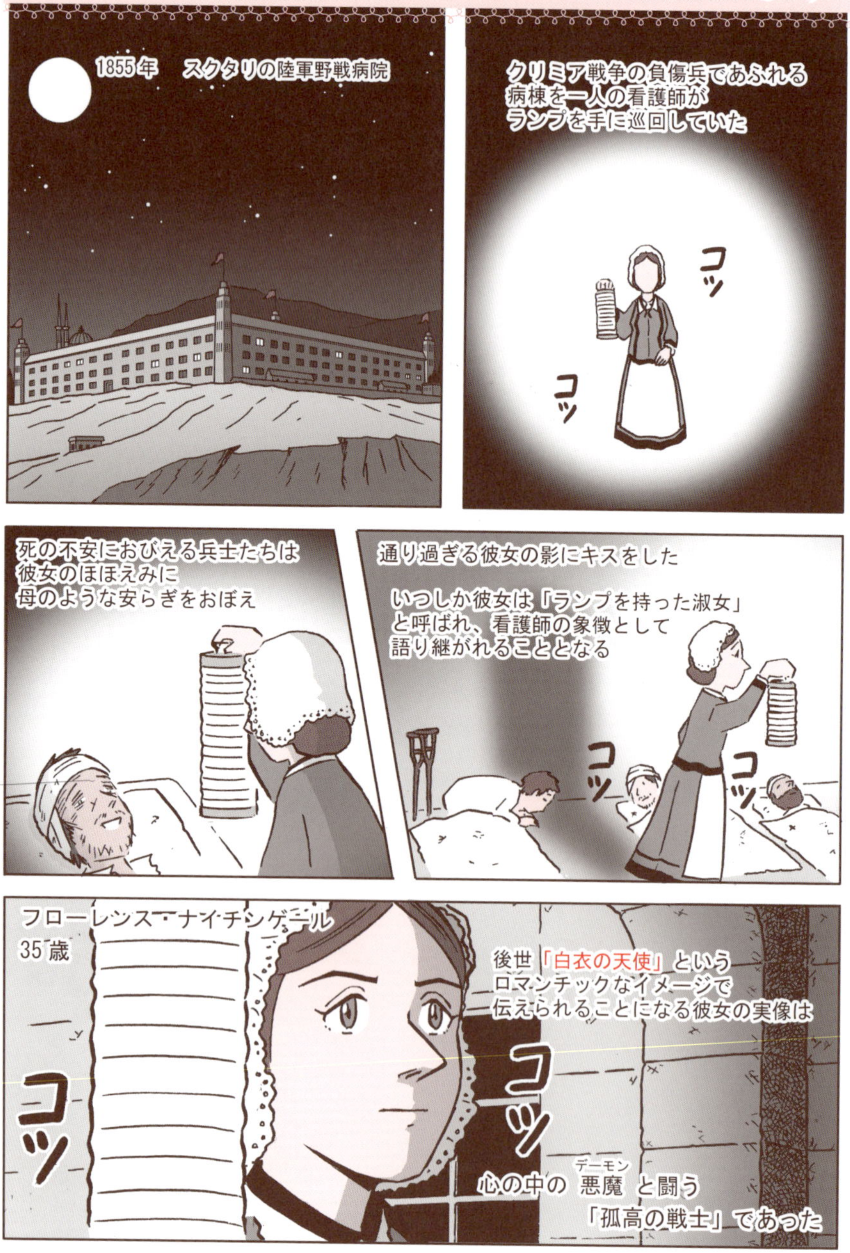
1855年　スクタリの陸軍野戦病院
クリミア戦争の負傷兵であふれる
病棟を一人の看護師が
ランプを手に巡回していた
コッ
コッ
死の不安におびえる兵士たちは
彼女のほほえみに
母のような安らぎをおぼえ
通り過ぎる彼女の影にキスをした
いつしか彼女は「ランプを持った淑女」
と呼ばれ、看護師の象徴として
語り継がれることとなる
コッ
コッ
フローレンス・ナイチンゲール
35歳
後世「白衣の天使」という
ロマンチックなイメージで
伝えられることになる彼女の実像は
コッ
コッ
心の中の悪魔《デーモン》と闘う
「孤高の戦士」であった

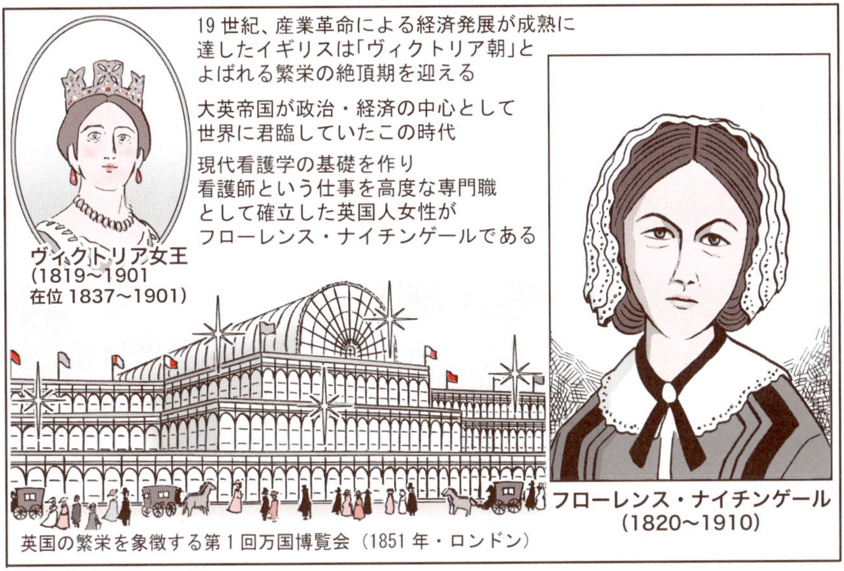

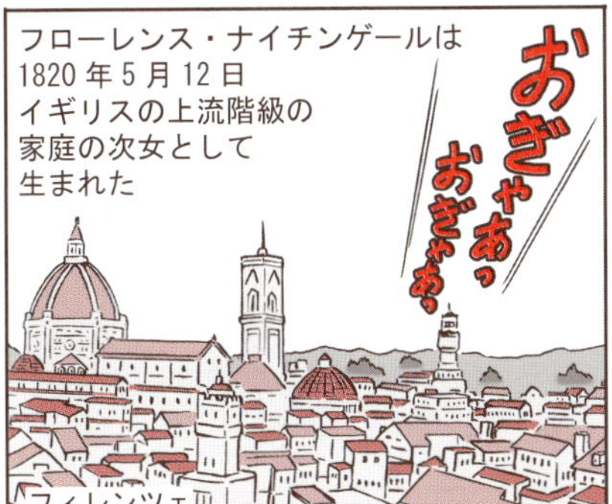

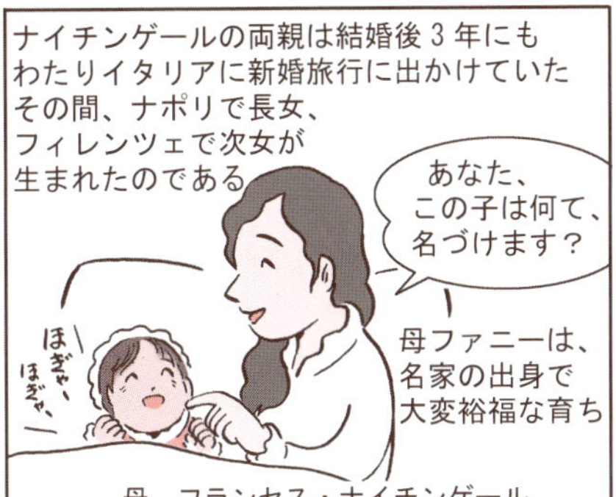

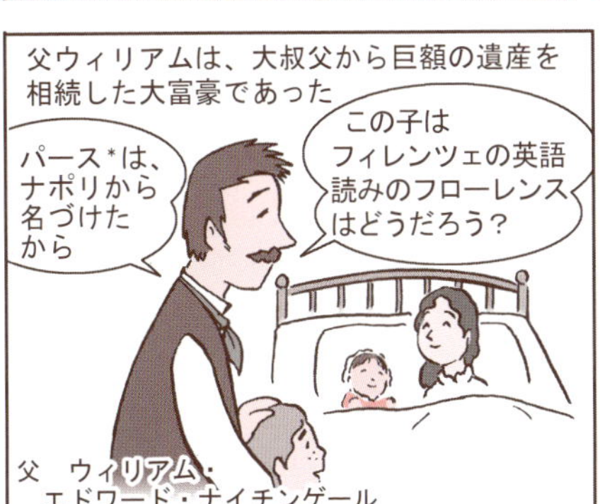

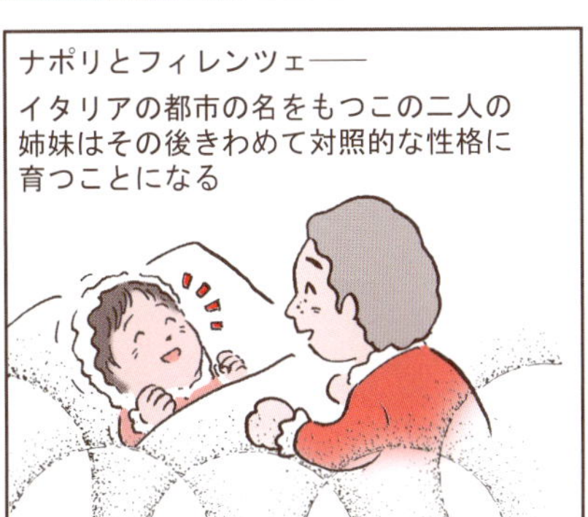

＊ 姉パーセノープ（ナポリのギリシア名）の愛称

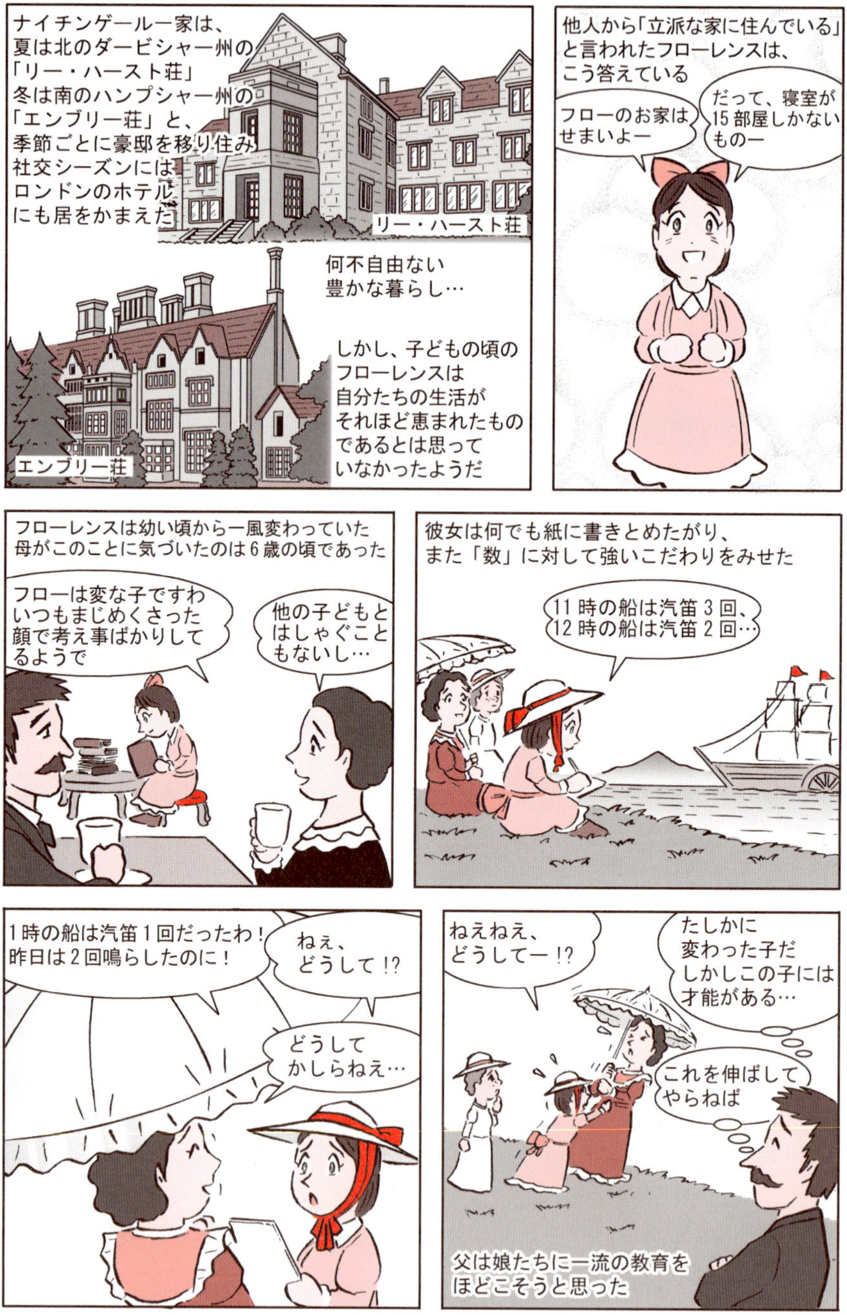
ナイチンゲール一家は、
夏は北のダービシャー州の
「リー・ハースト荘」
冬は南のハンプシャー州の
「エンブリー荘」と、
季節ごとに豪邸を移り住み
社交シーズンには
ロンドンのホテル
にも居をかまえた
リー・ハースト荘
何不自由ない
豊かな暮らし…
エンブリー荘
しかし、子どもの頃の
フローレンスは
自分たちの生活が
それほど恵まれたもの
であるとは思って
いなかったようだ
他人から「立派な家に住んでいる」
と言われたフローレンスは、
こう答えている
フローのお家は
せまいよー
だって、寝室が
15 部屋しかない
ものー
フローレンスは幼い頃から一風変わっていた
母がこのことに気づいたのは6歳の頃であった
フローは変な子ですわ
いつもまじめくさった
顔で考え事ばかりして
るようで
他の子どもと
はしゃぐこと
もないし…
彼女は何でも紙に書きとめたがり、
また「数」に対して強いこだわりをみせた
11 時の船は汽笛 3 回、
12 時の船は汽笛 2 回…
1時の船は汽笛1回だったわ！
昨日は2回鳴らしたのに！
ねぇ、
どうして !?
どうして
かしらねえ…
ねえねえ、
どうしてー !?
たしかに
変わった子だ
しかしこの子には
才能がある…
これを伸ばして
やらねば
父は娘たちに一流の教育を
ほどこそうと思った

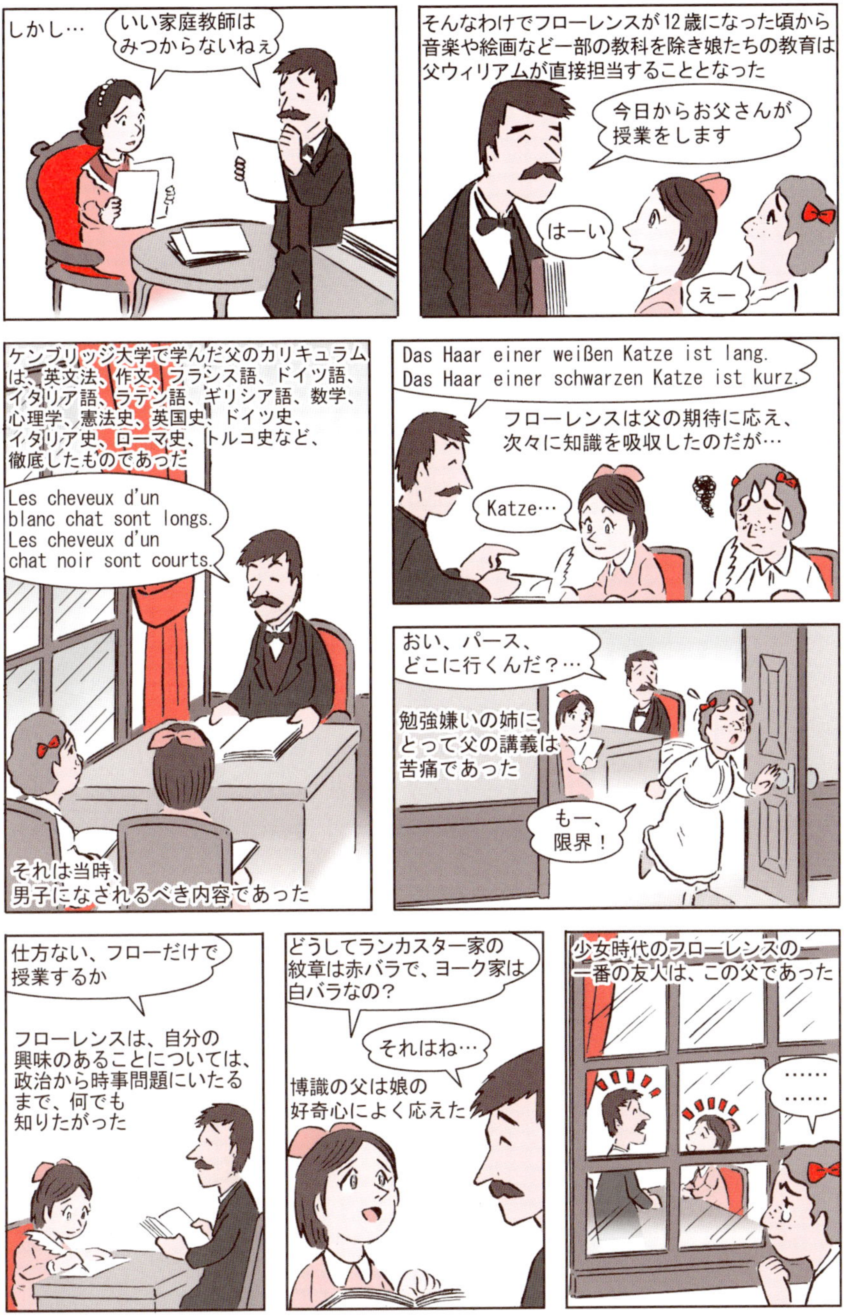

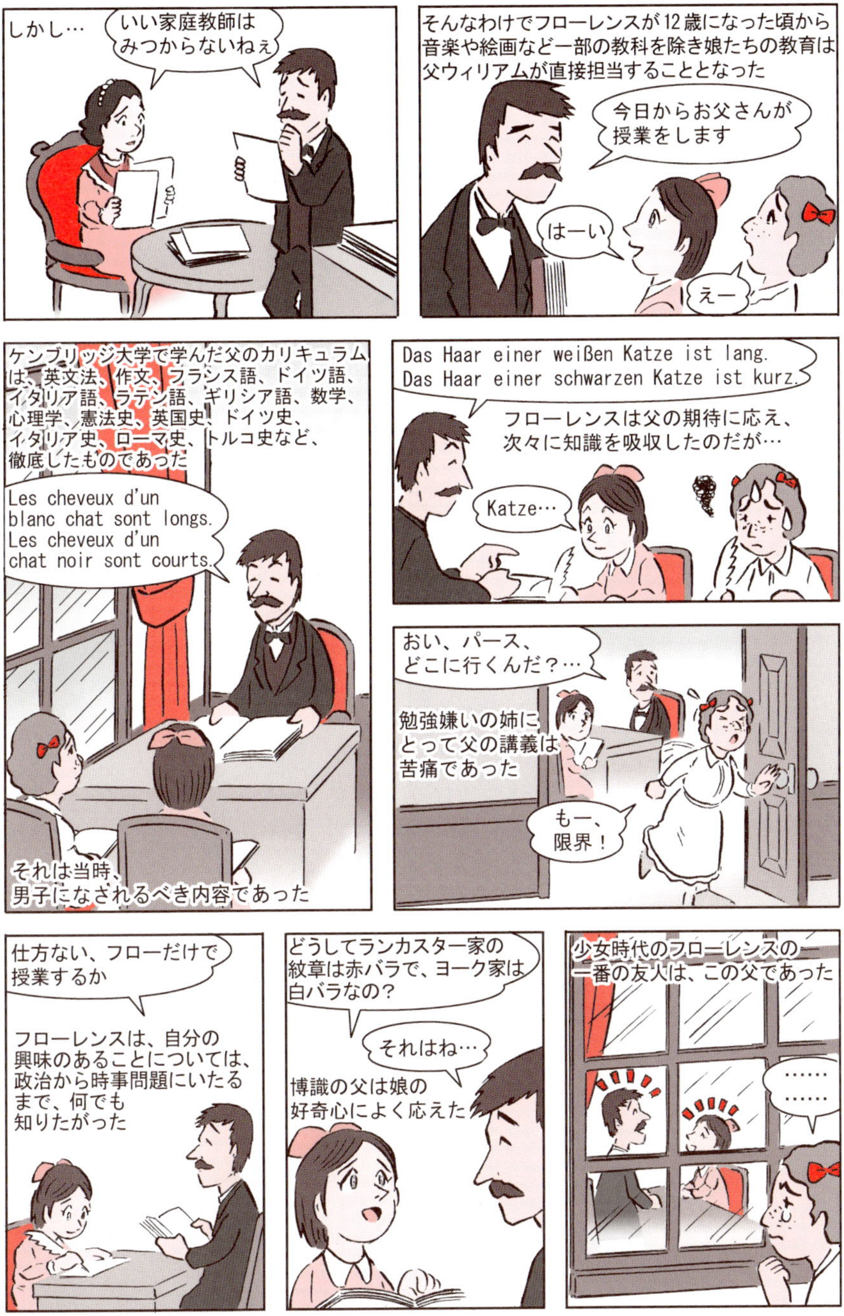

しかし…
いい家庭教師は
みつからないねぇ
そんなわけでフローレンスが12歳になった頃から
音楽や絵画など一部の教科を除き娘たちの教育は
父ウィリアムが直接担当することとなった
今日からお父さんが
授業をします
はーい
えー
ケンブリッジ大学で学んだ父のカリキュラムは、英文法、作文、フランス語、ドイツ語、イタリア語、ラテン語、ギリシア語、数学、心理学、憲法史、英国史、ドイツ史、イタリア史、ローマ史、トルコ史など、徹底したものであった
Les cheveux d'un blanc chat sont longs. Les cheveux d'un chat noir sont courts.
それは当時、
男子になされるべき内容であった
Das Haar einer weißen Katze ist lang.
Das Haar einer schwarzen Katze ist kurz.
フローレンスは父の期待に応え、
次々に知識を吸収したのだが…
Katze…
おい、パース、
どこに行くんだ？…
勉強嫌いの姉に
とって父の講義は
苦痛であった
も一、
限界！
仕方ない、フローだけで
授業するか
フローレンスは、自分の
興味のあることについては、
政治から時事問題にいたる
まで、何でも
知りたがった
どうしてランカスター家の
紋章は赤バラで、ヨーク家は
白バラなの？
それはね…
博識の父は娘の
好奇心によく応えた
少女時代のフローレンスの
一番の友人は、この父であった
……
……

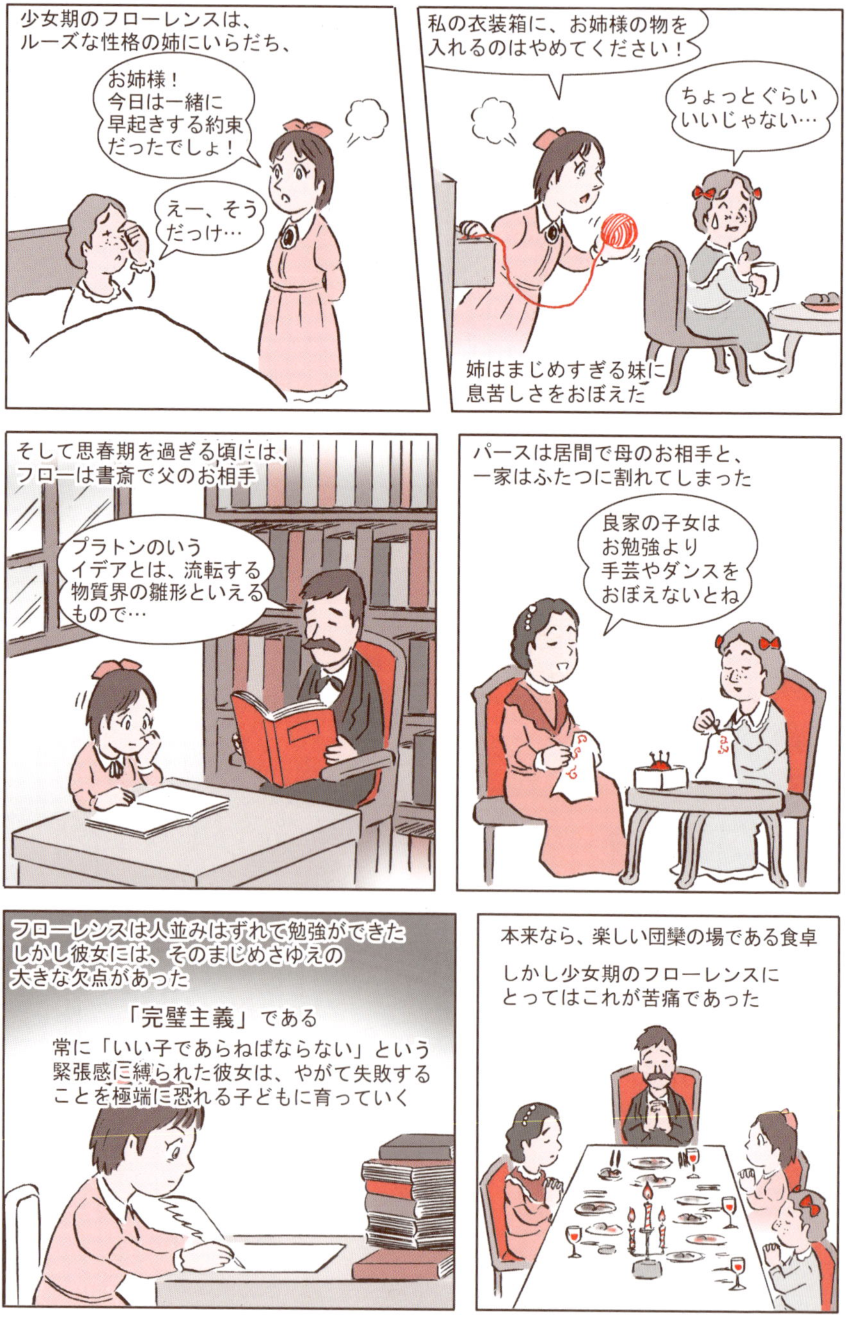
少女期のフローレンスは、
ルーズな性格の姉にいらだち、
お姉様！今日は一緒に早起きする約束だったでしょ！
えー、そうだっけ…
私の衣装箱に、お姉様の物を入れるのはやめてください！
ちょっとぐらいいいじゃない…
姉はまじめすぎる妹に息苦しさをおぼえた
そして思春期を過ぎる頃には、
フローは書斎で父のお相手
プラトンのいうイデアとは、流転する物質界の雛形といえるもので…
パースは居間で母のお相手と、
一家はふたつに割れてしまった
良家の子女はお勉強より手芸やダンスをおぼえないとね
フローレンスは人並みはずれて勉強ができた
しかし彼女には、そのまじめさゆえの
大きな欠点があった
「完璧主義」である
常に「いい子であらねばならない」という緊張感に縛られた彼女は、やがて失敗することを極端に恐れる子どもに育っていく
本来なら、楽しい団欒の場である食卓
しかし少女期のフローレンスにとってはこれが苦痛であった

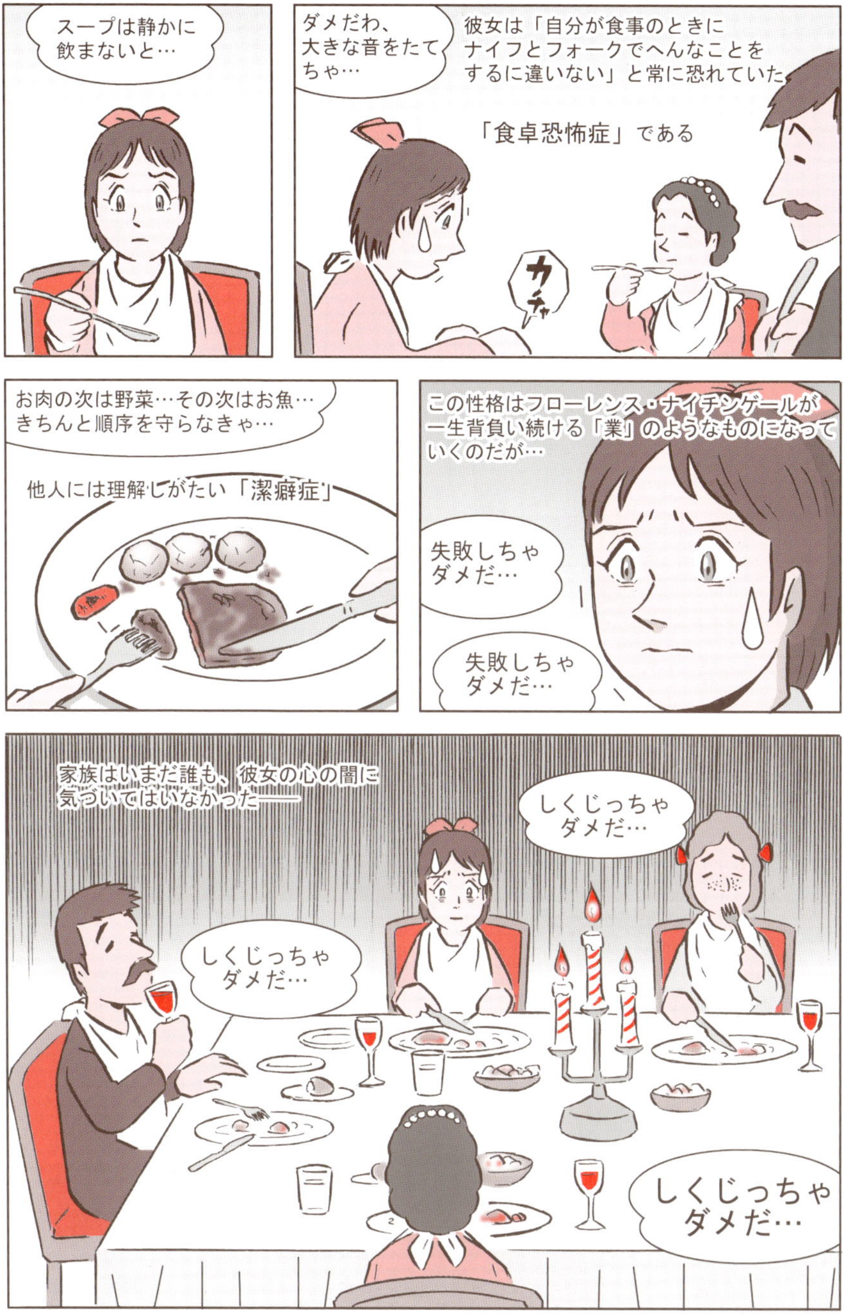
スープは静かに
飲まないと…
ダメだわ、
大きな音をたて
ちゃ…
彼女は「自分が食事のときに
ナイフとフォークでへんなことを
するに違いない」と常に恐れていた
「食卓恐怖症」である
カチャ
お肉の次は野菜…その次はお魚…
きちんと順序を守らなきゃ…
他人には理解しがたい「潔癖症」
この性格はフローレンス・ナイチンゲールが
一生背負い続ける「業」のようなものになって
いくのだが…
失敗しちゃ
ダメだ…
失敗しちゃ
ダメだ…
家族はいまだ誰も、彼女の心の闇に
気づいてはいなかった——
しくじっちゃ
ダメだ…
しくじっちゃ
ダメだ…
しくじっちゃ
ダメだ…

第 2 話

神の声

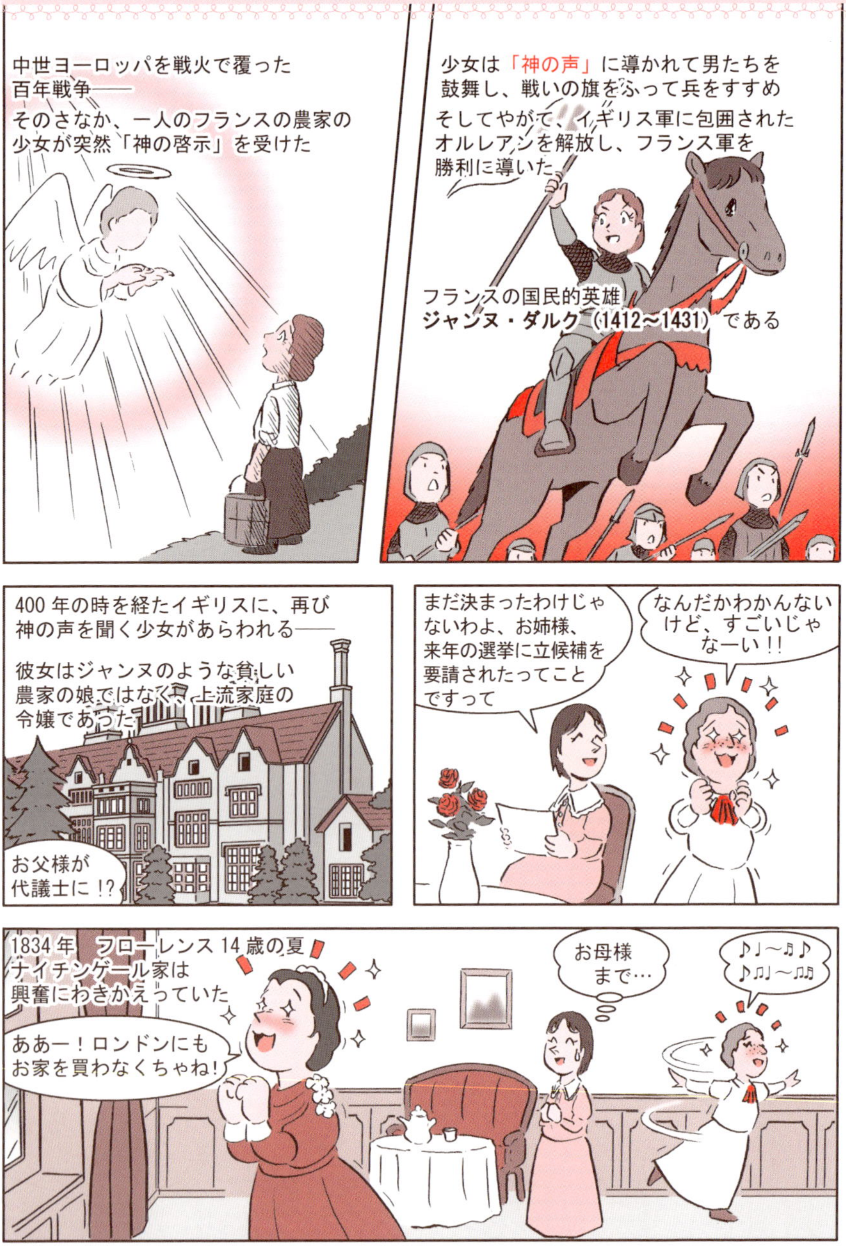
中世ヨーロッパを戦火で覆った
百年戦争――
そのさなか、一人のフランスの農家の
少女が突然「神の啓示」を受けた
少女は「神の声」に導かれて男たちを
鼓舞し、戦いの旗をふって兵をすすめ
そしてやがて、イギリス軍に包囲された
オルレアンを解放し、フランス軍を
勝利に導いた
フランスの国民的英雄
ジャンヌ・ダルク（1412〜1431）である
400 年の時を経たイギリスに、再び
神の声を聞く少女があらわれる――
彼女はジャンヌのような貧しい
農家の娘ではなく、上流家庭の
令嬢であった
お父様が
代議士に!?
まだ決まったわけじゃ
ないわよ、お姉様、
来年の選挙に立候補を
要請されたってこと
ですって
なんだかわかんない
けど、すごいじゃ
なーい!!
1834 年　フローレンス 14 歳の夏
ナイチンゲール家は
興奮にわきかえっていた
ああー！ロンドンにも
お家を買わなくちゃね!
お母様
まで…
♪♩〜♬♪
♪♫♩〜♫♬

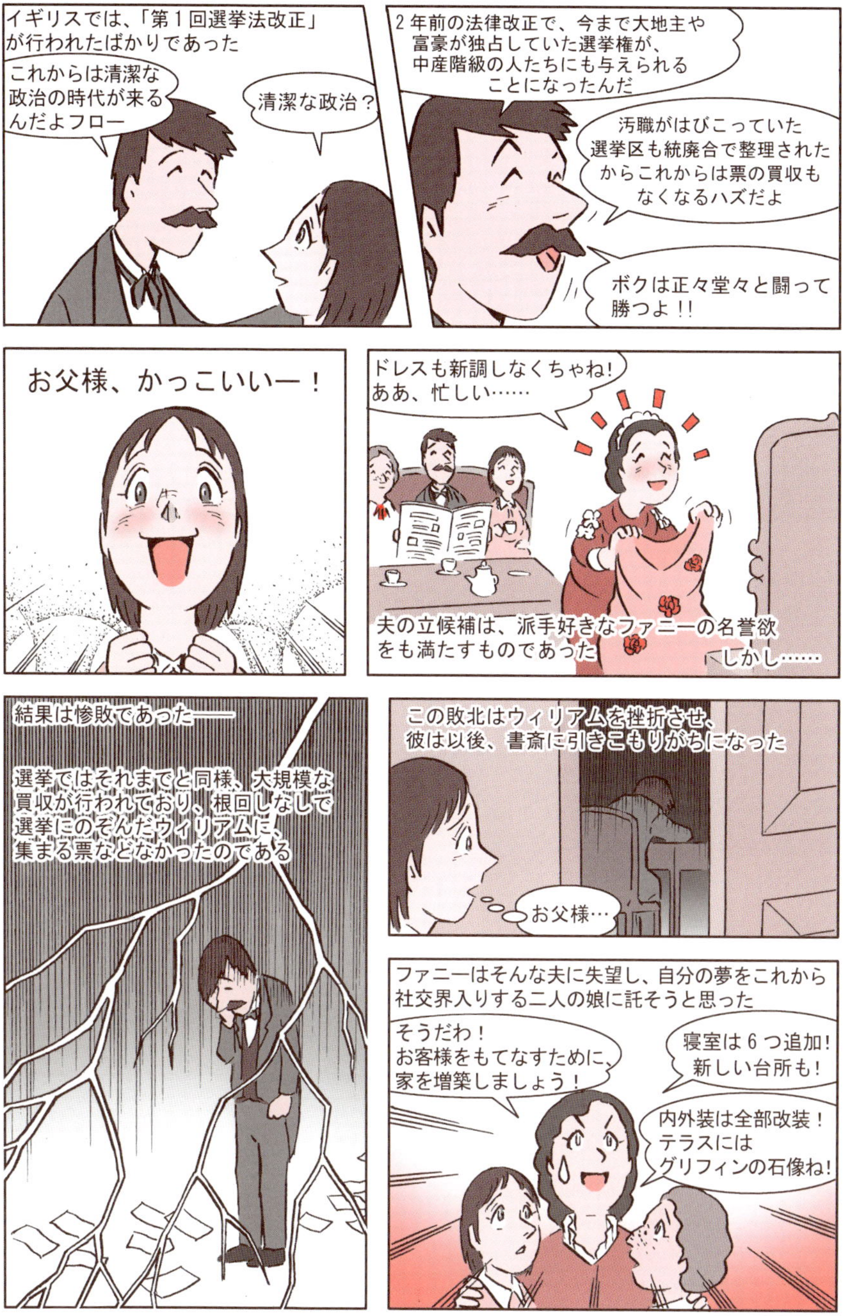

イギリスでは、「第１回選挙法改正」が行われたばかりであった
これからは清潔な政治の時代が来るんだよフロー
清潔な政治？
２年前の法律改正で、今まで大地主や富豪が独占していた選挙権が、中産階級の人たちにも与えられることになったんだ
汚職がはびこっていた選挙区も統廃合で整理されたからこれからは票の買収もなくなるハズだよ
ボクは正々堂々と闘って勝つよ！！
お父様、かっこいいー！
ドレスも新調しなくちゃね！ああ、忙しい……
夫の立候補は、派手好きなファニーの名誉欲をも満たすものであった
しかし……
結果は惨敗であった——
選挙ではそれまでと同様、大規模な買収が行われており、根回しなしで選挙にのぞんだウィリアムに、集まる票などなかったのである
この敗北はウィリアムを挫折させ、彼は以後、書斎に引きこもりがちになった
お父様…
ファニーはそんな夫に失望し、自分の夢をこれから社交界入りする二人の娘に託そうと思った
そうだわ！お客様をもてなすために、家を増築しましょう！
寝室は６つ追加！新しい台所も！
内外装は全部改装！テラスにはグリフィンの石像ね！

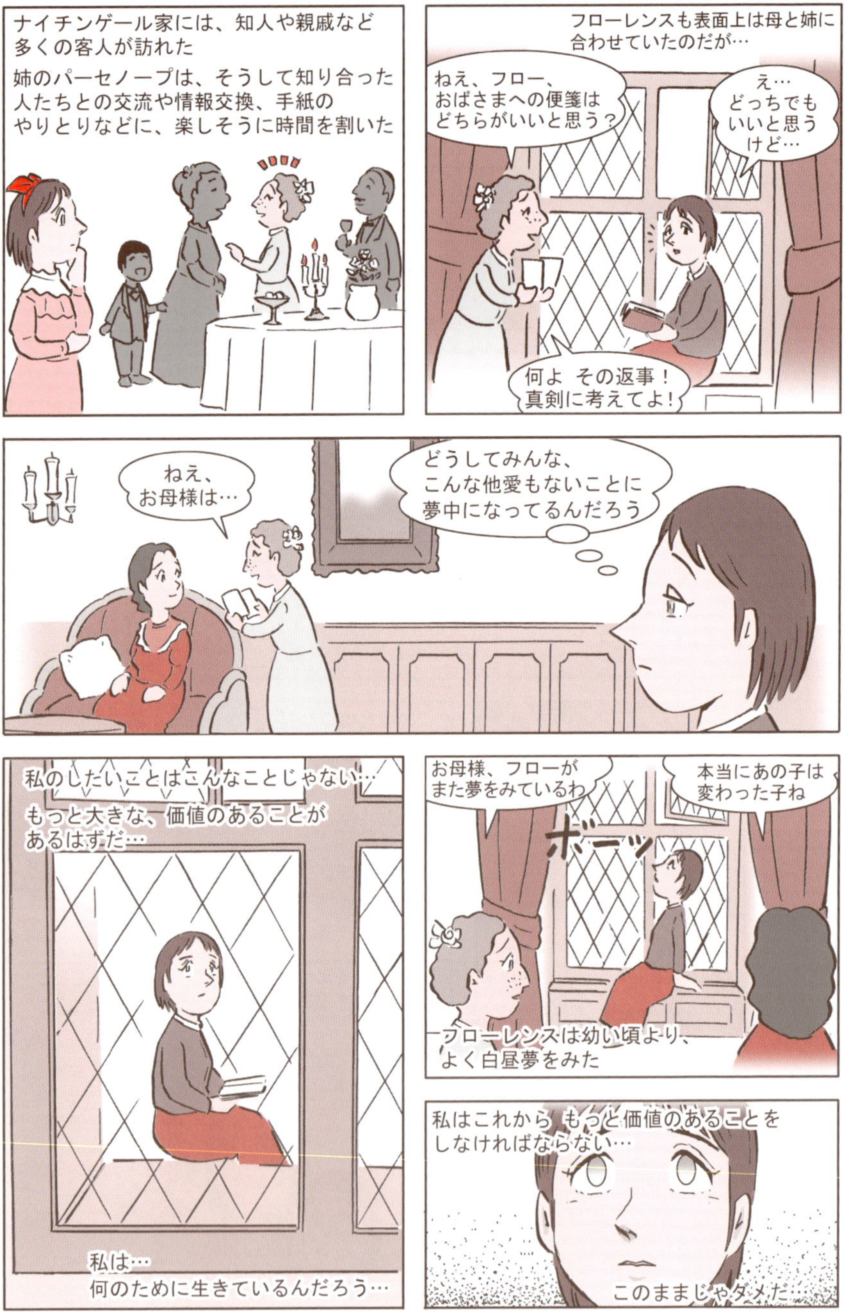
ナイチンゲール家には、知人や親戚など
多くの客人が訪れた
姉のパーセノープは、そうして知り合った
人たちとの交流や情報交換、手紙の
やりとりなどに、楽しそうに時間を割いた
フローレンスも表面上は母と姉に
合わせていたのだが…
ねえ、フロー、
おばさまへの便箋は
どちらがいいと思う？
え…
どっちでも
いいと思う
けど…
何よ　その返事！
真剣に考えてよ！
ねえ、
お母様は…
どうしてみんな、
こんな他愛もないことに
夢中になってるんだろう
私のしたいことはこんなことじゃない…
もっと大きな、価値のあることが
あるはずだ…
私は…
何のために生きているんだろう…
お母様、フローが
また夢をみているわ
本当にあの子は
変わった子ね
ボーッ
フローレンスは幼い頃より、
よく白昼夢をみた
私はこれから　もっと価値のあることを
しなければならない…
このままじゃダメだ…

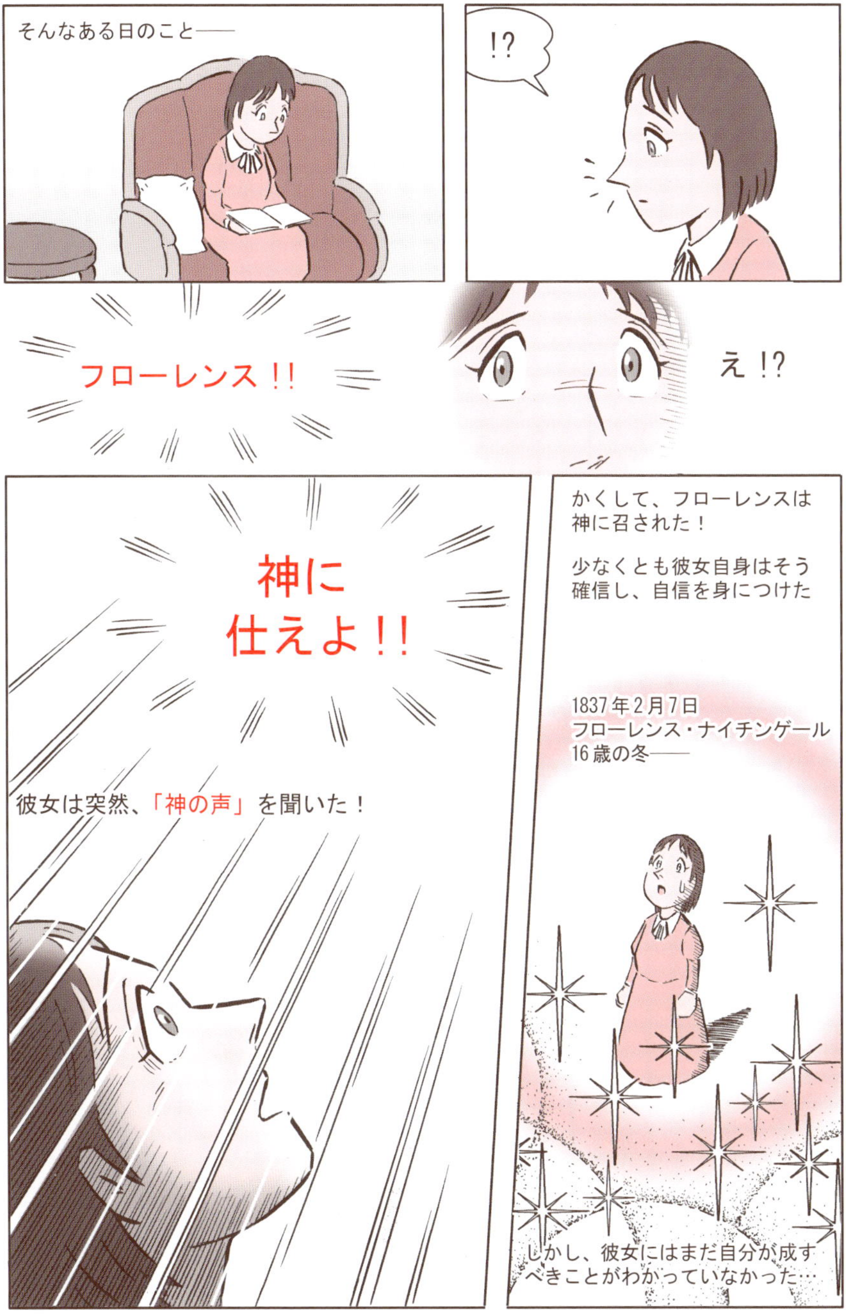
そんなある日のこと――
!?
フローレンス!!
え!?
神に
仕えよ!!
彼女は突然、「神の声」を聞いた!
かくして、フローレンスは
神に召された!
少なくとも彼女自身はそう
確信し、自信を身につけた
1837年2月7日
フローレンス・ナイチンゲール
16歳の冬――
しかし、彼女にはまだ自分が成す
べきことがわかっていなかった…

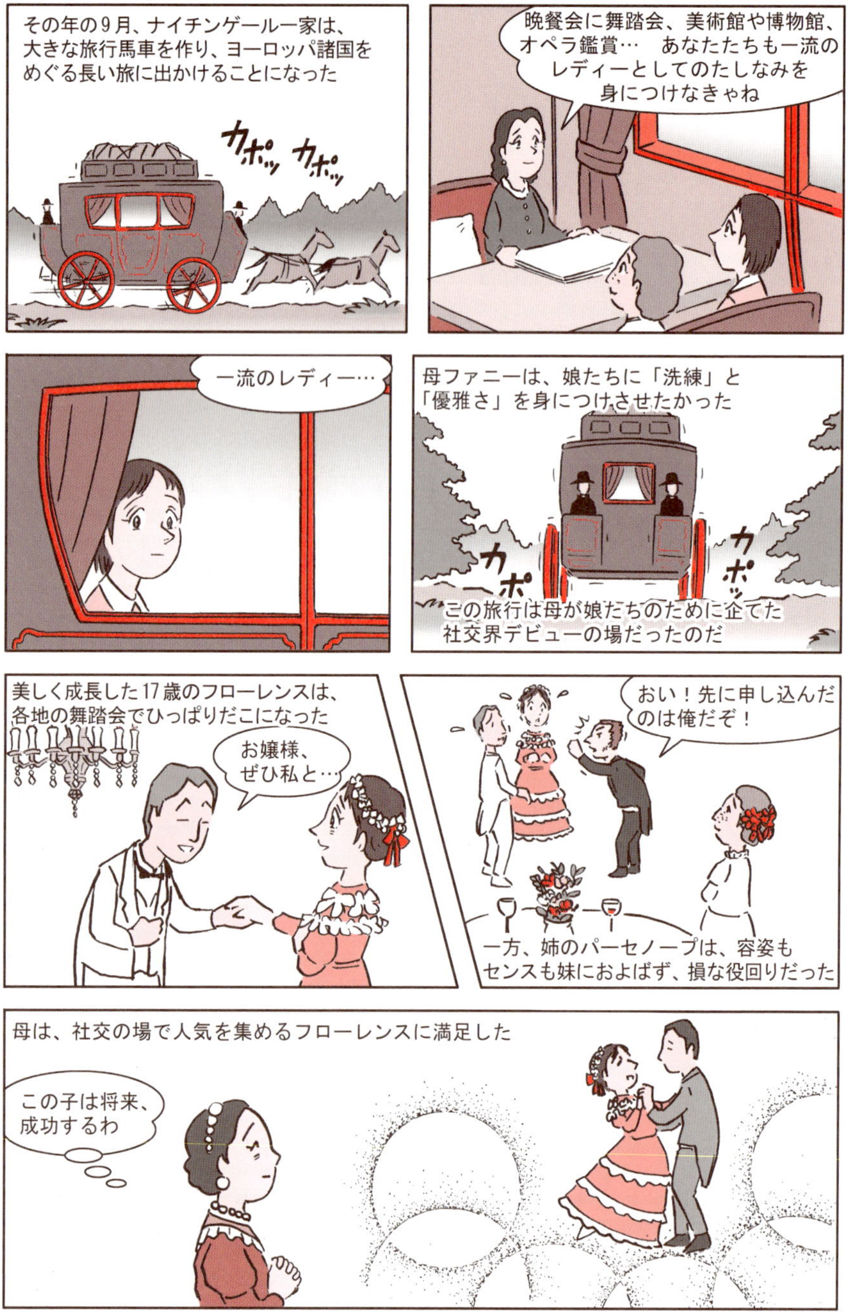
その年の９月、ナイチンゲール一家は、大きな旅行馬車を作り、ヨーロッパ諸国をめぐる長い旅に出かけることになった
カポッ　カポッ
晩餐会に舞踏会、美術館や博物館、オペラ鑑賞…　あなたたちも一流のレディーとしてのたしなみを身につけなきゃね
一流のレディー…
母ファニーは、娘たちに「洗練」と「優雅さ」を身につけさせたかった
カポッ
カポッ
この旅行は母が娘たちのために企てた社交界デビューの場だったのだ
美しく成長した17歳のフローレンスは、各地の舞踏会でひっぱりだこになった
お嬢様、ぜひ私と…
おい！先に申し込んだのは俺だぞ！
一方、姉のパーセノープは、容姿もセンスも妹におよばず、損な役回りだった
母は、社交の場で人気を集めるフローレンスに満足した
この子は将来、成功するわ

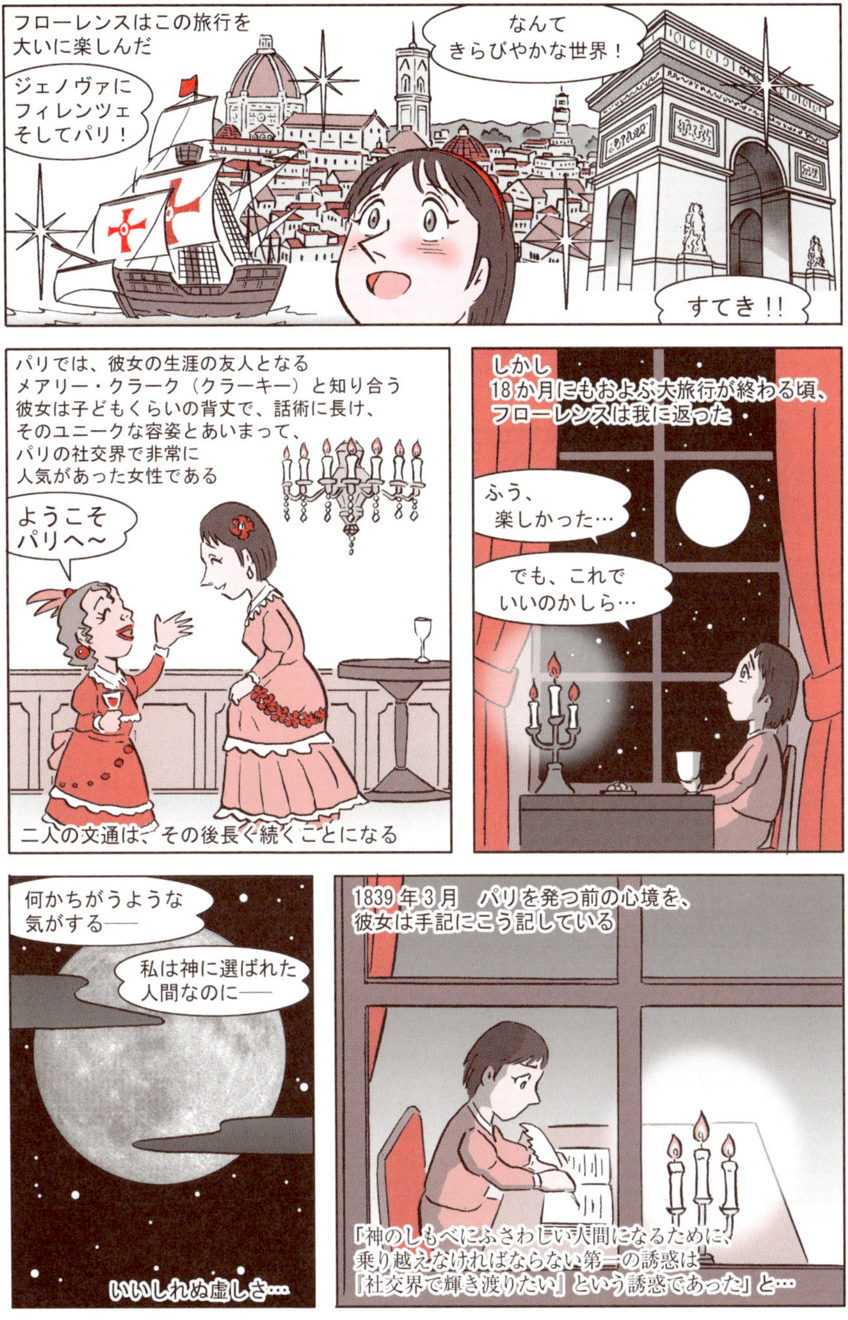
フローレンスはこの旅行を
大いに楽しんだ
ジェノヴァに
フィレンツェ
そしてパリ！
なんて
きらびやかな世界！
すてき!!
パリでは、彼女の生涯の友人となる
メアリー・クラーク（クラーキー）と知り合う
彼女は子どもくらいの背丈で、話術に長け、
そのユニークな容姿とあいまって、
パリの社交界で非常に
人気があった女性である
ようこそ
パリへ～
二人の文通は、その後長く続くことになる
しかし
18か月にもおよぶ大旅行が終わる頃、
フローレンスは我に返った
ふう、
楽しかった…
でも、これで
いいのかしら…
何かちがうような
気がする──
私は神に選ばれた
人間なのに──
いいしれぬ虚しさ…
1839年3月　パリを発つ前の心境を、
彼女は手記にこう記している
「神のしもべにふさわしい人間になるために、
乗り越えなければならない第一の誘惑は
『社交界で輝き渡りたい』という誘惑であった」と…

第3話
舞踏会と農民小屋

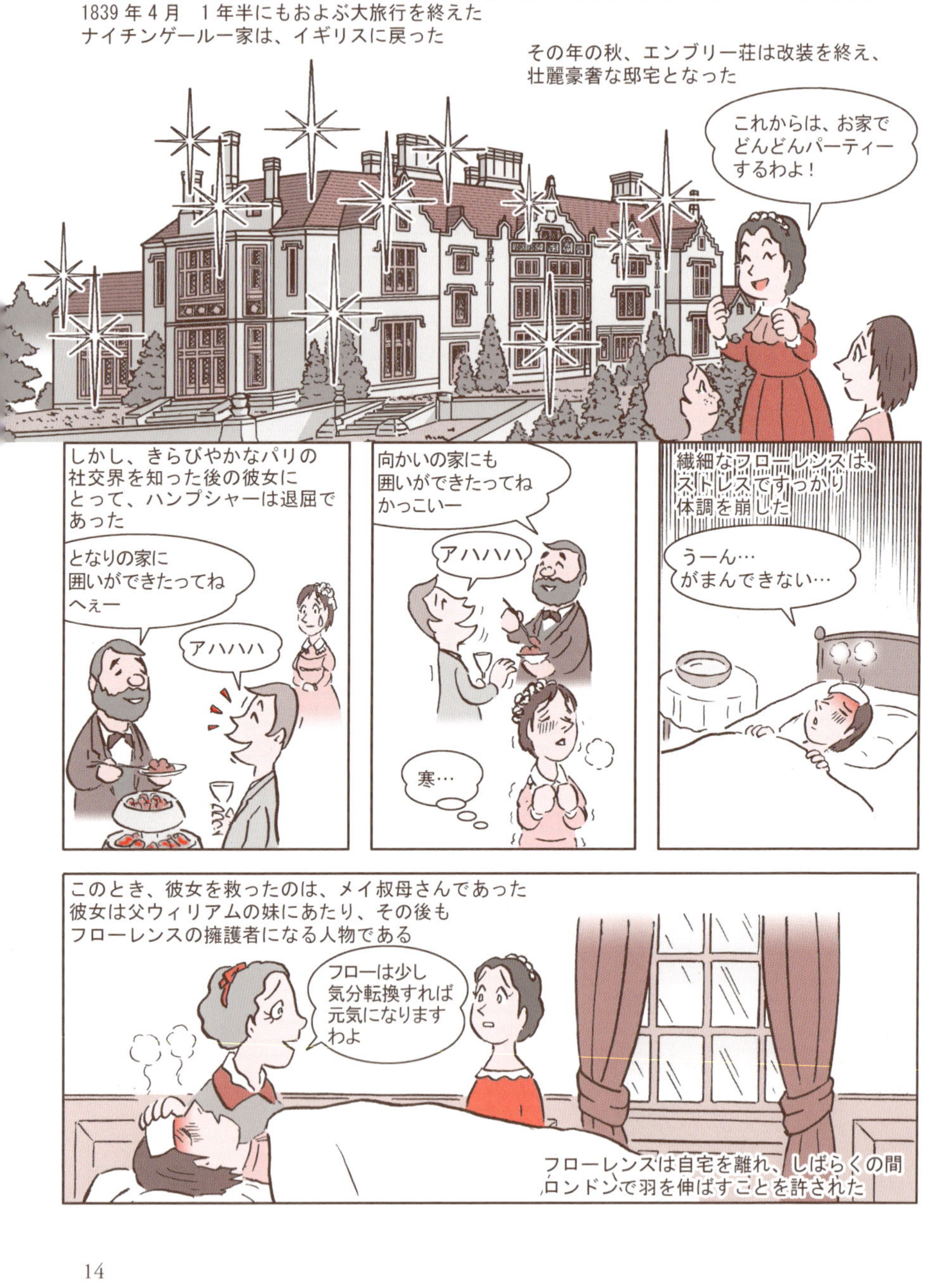
1839年4月　1年半にもおよぶ大旅行を終えたナイチンゲール一家は、イギリスに戻った
その年の秋、エンブリー荘は改装を終え、壮麗豪奢な邸宅となった
これからは、お家でどんどんパーティーするわよ！
しかし、きらびやかなパリの社交界を知った後の彼女にとって、ハンプシャーは退屈であった
となりの家に囲いができたってね へぇー
アハハハ
向かいの家にも囲いができたってね かっこいいー
アハハハ
寒…
繊細なフローレンスは、ストレスですっかり体調を崩した
うーん…がまんできない…
このとき、彼女を救ったのは、メイ叔母さんであった
彼女は父ウィリアムの妹にあたり、その後もフローレンスの擁護者になる人物である
フローは少し気分転換すれば元気になりますわよ
フローレンスは自宅を離れ、しばらくの間ロンドンで羽を伸ばすことを許された

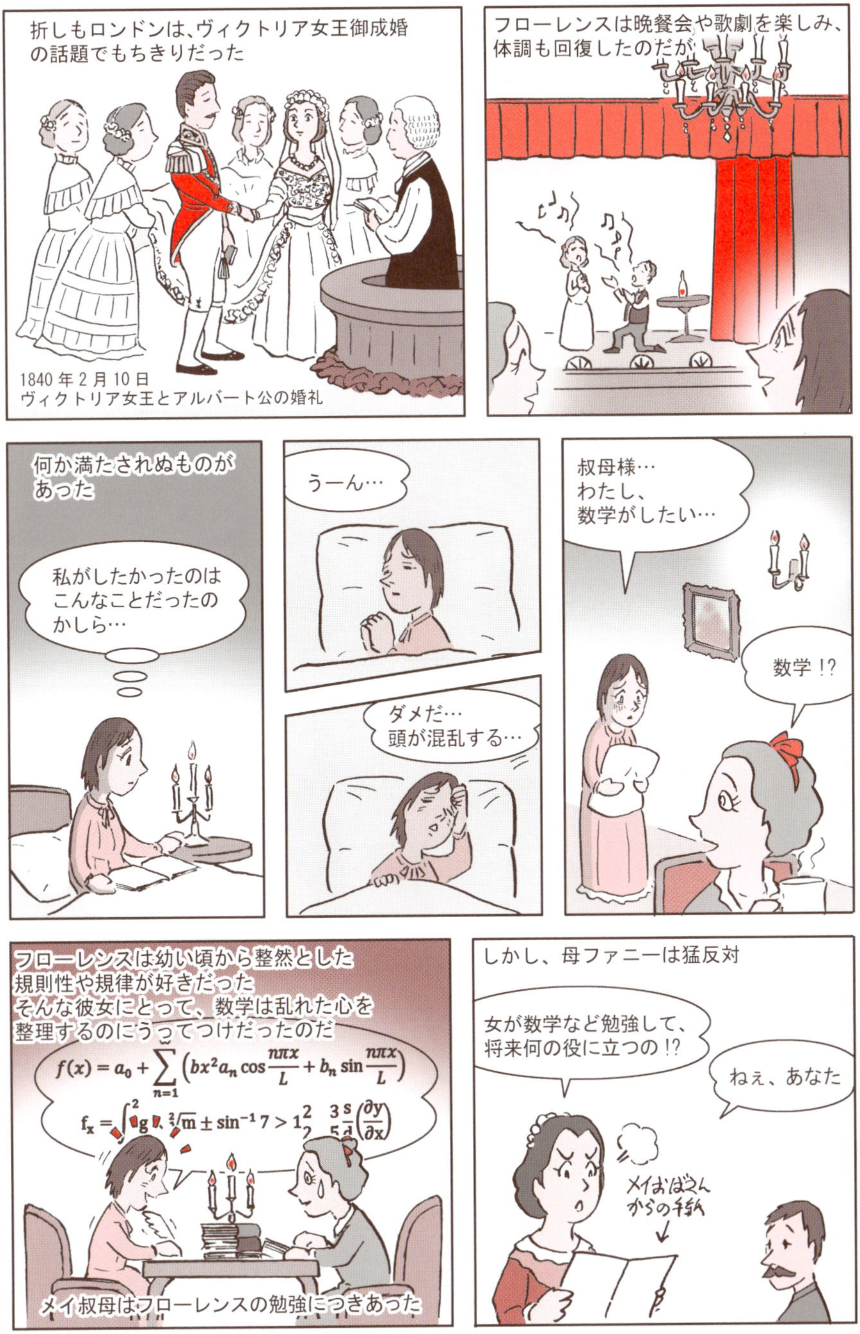

折しもロンドンは、ヴィクトリア女王御成婚の話題でもちきりだった
1840年2月10日
ヴィクトリア女王とアルバート公の婚礼
フローレンスは晩餐会や歌劇を楽しみ、体調も回復したのだが
何か満たされぬものがあった
私がしたかったのはこんなことだったのかしら…
うーん…
ダメだ…
頭が混乱する…
叔母様…
わたし、
数学がしたい…
数学!?
フローレンスは幼い頃から整然とした規則性や規律が好きだった
そんな彼女にとって、数学は乱れた心を整理するのにうってつけだったのだ
$f(x) = a_0 + \sum_{n=1}^{\infty} \left(bx^2 a_n \cos\frac{n\pi x}{L} + b_n \sin\frac{n\pi x}{L} \right)$
メイ叔母はフローレンスの勉強につきあった
しかし、母ファニーは猛反対
女が数学など勉強して、将来何の役に立つの!?
ねぇ、あなた
メイおばさんからの手紙

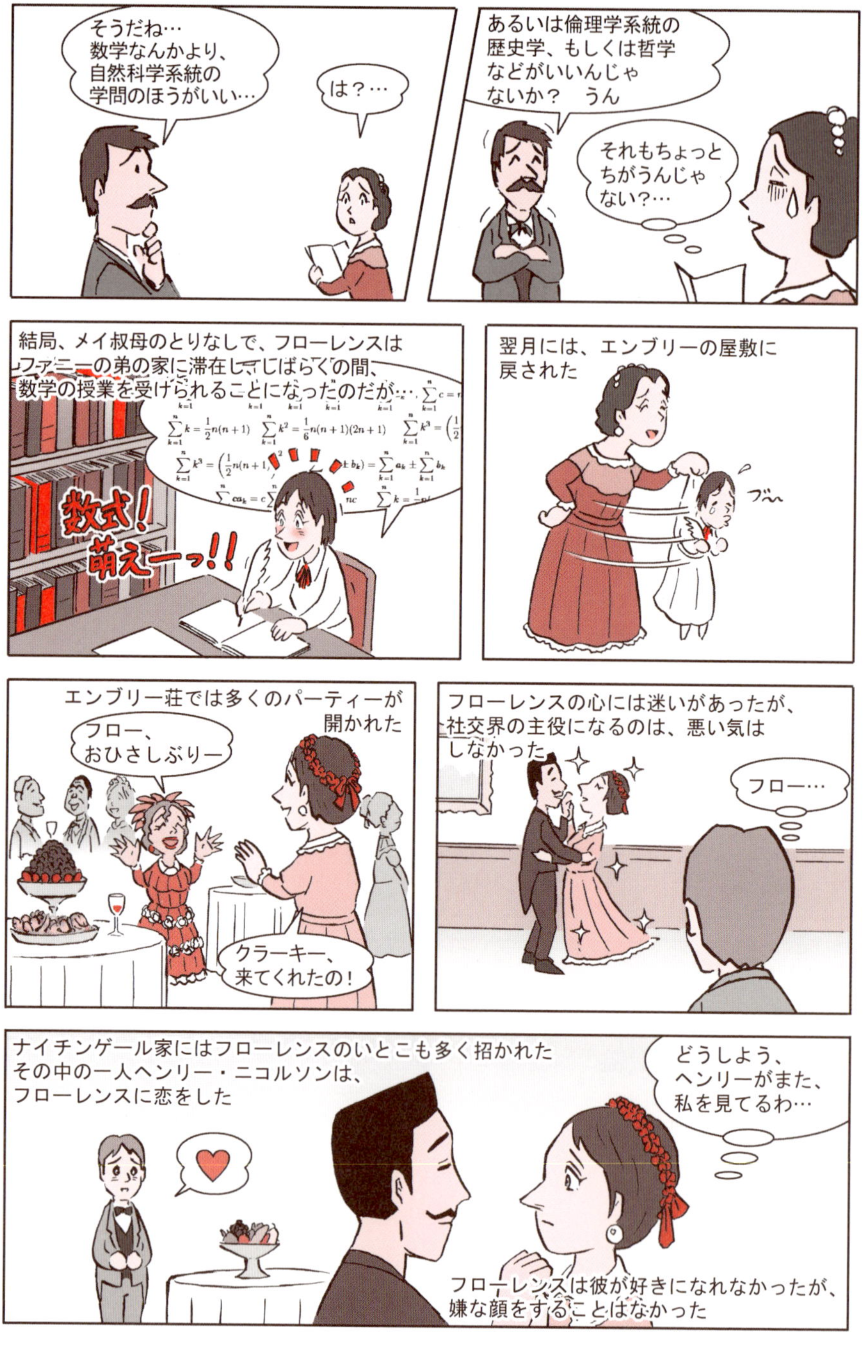

そうだね…
数学なんかより、自然科学系統の学問のほうがいい…

は?…

あるいは倫理学系統の歴史学、もしくは哲学などがいいんじゃないか? うん

それもちょっとちがうんじゃない?…

結局、メイ叔母のとりなしで、フローレンスはファニーの弟の家に滞在しばらくの間、数学の授業を受けられることになったのだが…

$$\sum_{k=1}^{n} k = \frac{1}{2}n(n+1) \quad \sum_{k=1}^{n} k^2 = \frac{1}{6}n(n+1)(2n+1) \quad \sum_{k=1}^{n} k^3 = \left(\frac{1}{2}\right)$$
$$\sum_{k=1}^{n} k^3 = \left(\frac{1}{2}n(n+1)\right)^2 \quad \sum_{k=1}^{n}(a_k \pm b_k) = \sum_{k=1}^{n} a_k \pm \sum_{k=1}^{n} b_k$$
$$\sum_{k=1}^{n} ca_k = c \sum \quad nc \quad \sum_{k=1}^{n} = $$

数式!
萌えーっ!!

翌月には、エンブリーの屋敷に戻された

エンブリー荘では多くのパーティーが開かれた

フロー、おひさしぶりー

クラーキー、来てくれたの!

フローレンスの心には迷いがあったが、社交界の主役になるのは、悪い気はしなかった

フロー…

ナイチンゲール家にはフローレンスのいとこも多く招かれた
その中の一人ヘンリー・ニコルソンは、フローレンスに恋をした

どうしよう、ヘンリーがまた、私を見てるわ…

フローレンスは彼が好きになれなかったが、嫌な顔をすることはなかった

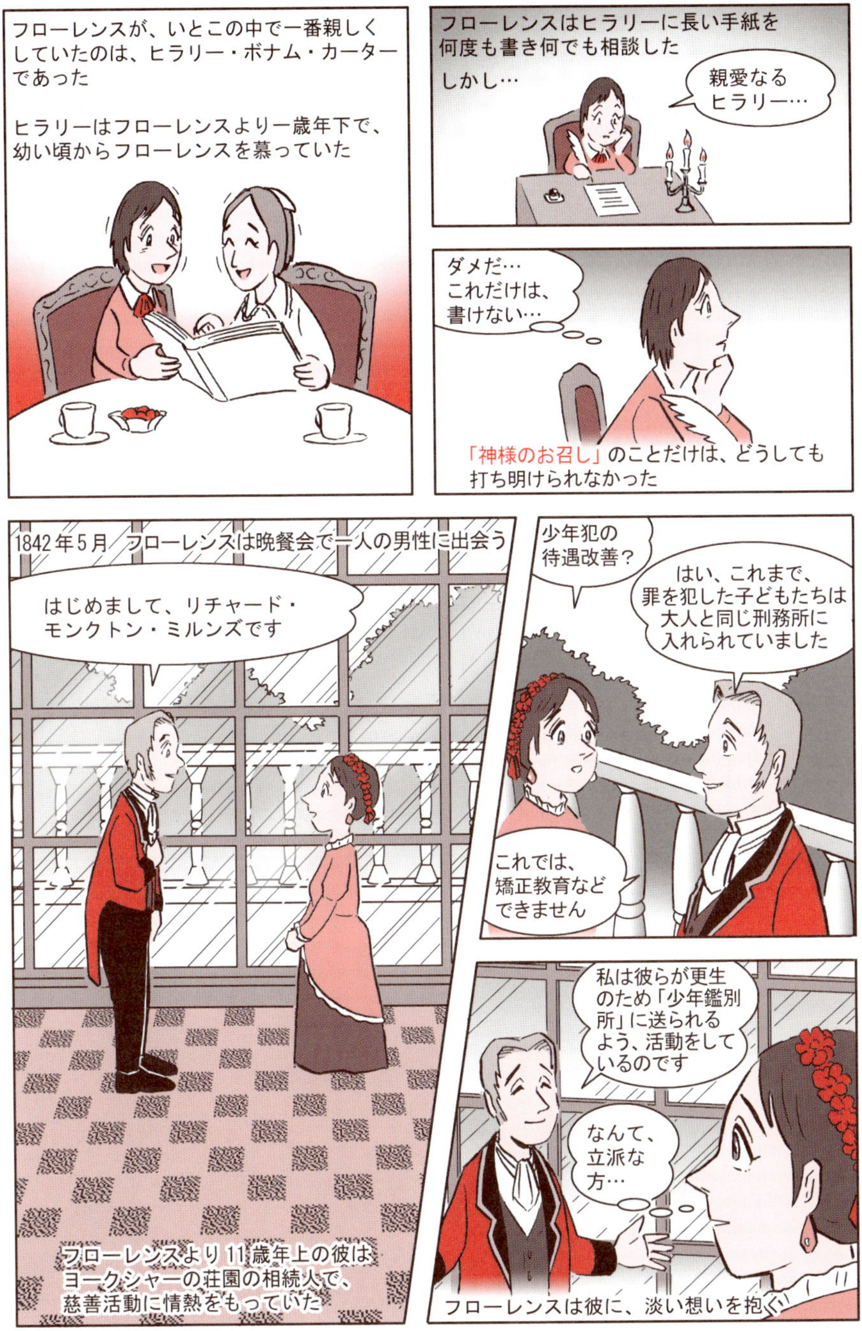
フローレンスが、いとこの中で一番親しくしていたのは、ヒラリー・ボナム・カーターであった
ヒラリーはフローレンスより一歳年下で、幼い頃からフローレンスを慕っていた
フローレンスはヒラリーに長い手紙を何度も書き何でも相談した
しかし…
親愛なるヒラリー…
ダメだ…これだけは、書けない…
「神様のお召し」のことだけは、どうしても打ち明けられなかった
1842年5月 フローレンスは晩餐会で一人の男性に出会う
はじめまして、リチャード・モンクトン・ミルンズです
フローレンスより11歳年上の彼はヨークシャーの荘園の相続人で、慈善活動に情熱をもっていた
少年犯の待遇改善？
はい、これまで、罪を犯した子どもたちは大人と同じ刑務所に入れられていました
これでは、矯正教育などできません
私は彼らが更生のため「少年鑑別所」に送られるよう、活動をしているのです
なんて、立派な方…
フローレンスは彼に、淡い想いを抱く

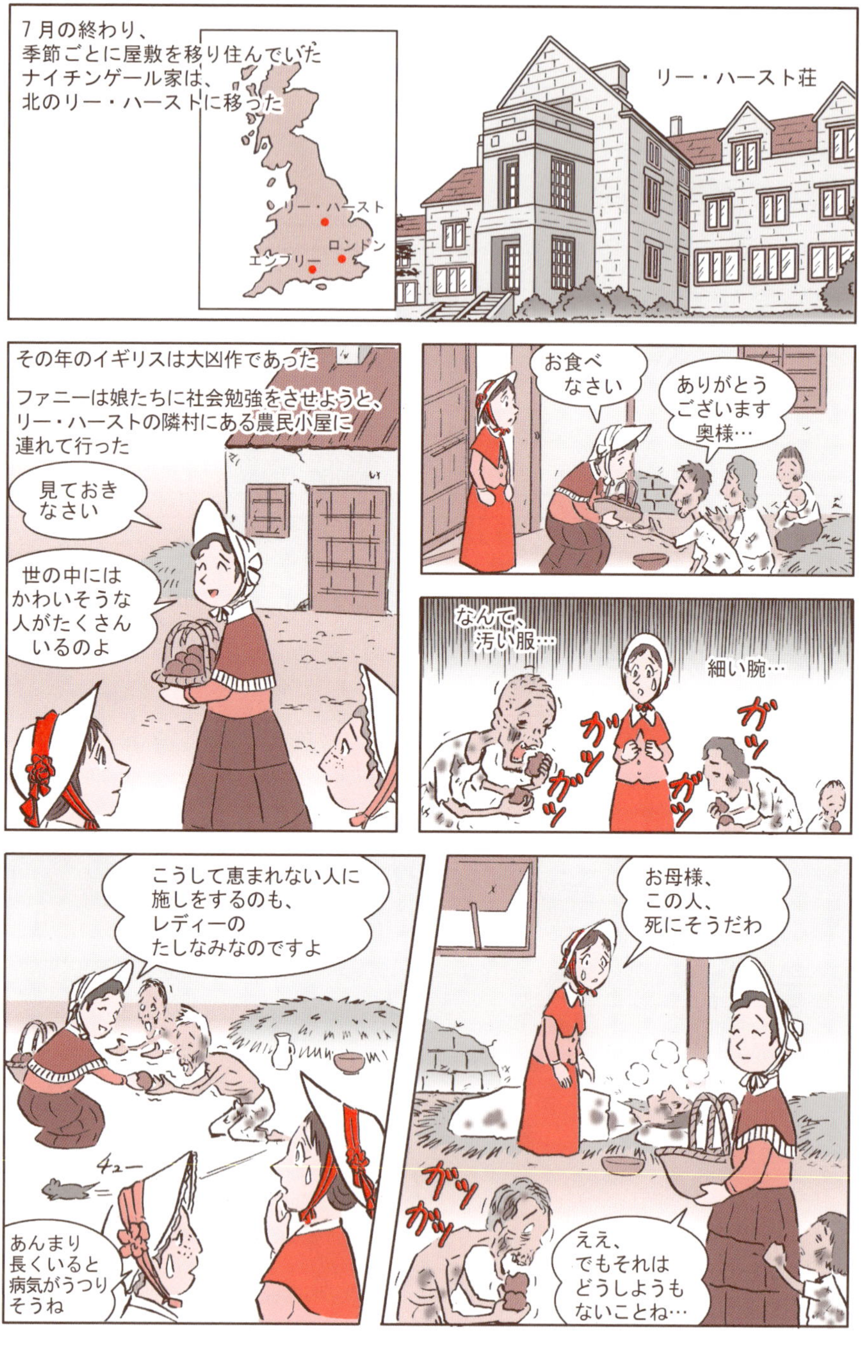

7月の終わり、
季節ごとに屋敷を移り住んでいた
ナイチンゲール家は、
北のリー・ハーストに移った
リー・ハースト
ロンドン
エンブリー
リー・ハースト荘
その年のイギリスは大凶作であった
ファニーは娘たちに社会勉強をさせようと、
リー・ハーストの隣村にある農民小屋に
連れて行った
見ておき
なさい
世の中には
かわいそうな
人がたくさん
いるのよ
お食べ
なさい
ありがとう
ございます
奥様…
なんて、
汚い服…
細い腕…
ガツ
ガツ
ガツ
ガツ
こうして恵まれない人に
施しをするのも、
レディーの
たしなみなのですよ
チュー
あんまり
長くいると
病気がうつり
そうね
お母様、
この人、
死にそうだわ
ガツ
ガツ
ええ、
でもそれは
どうしようも
ないことね…

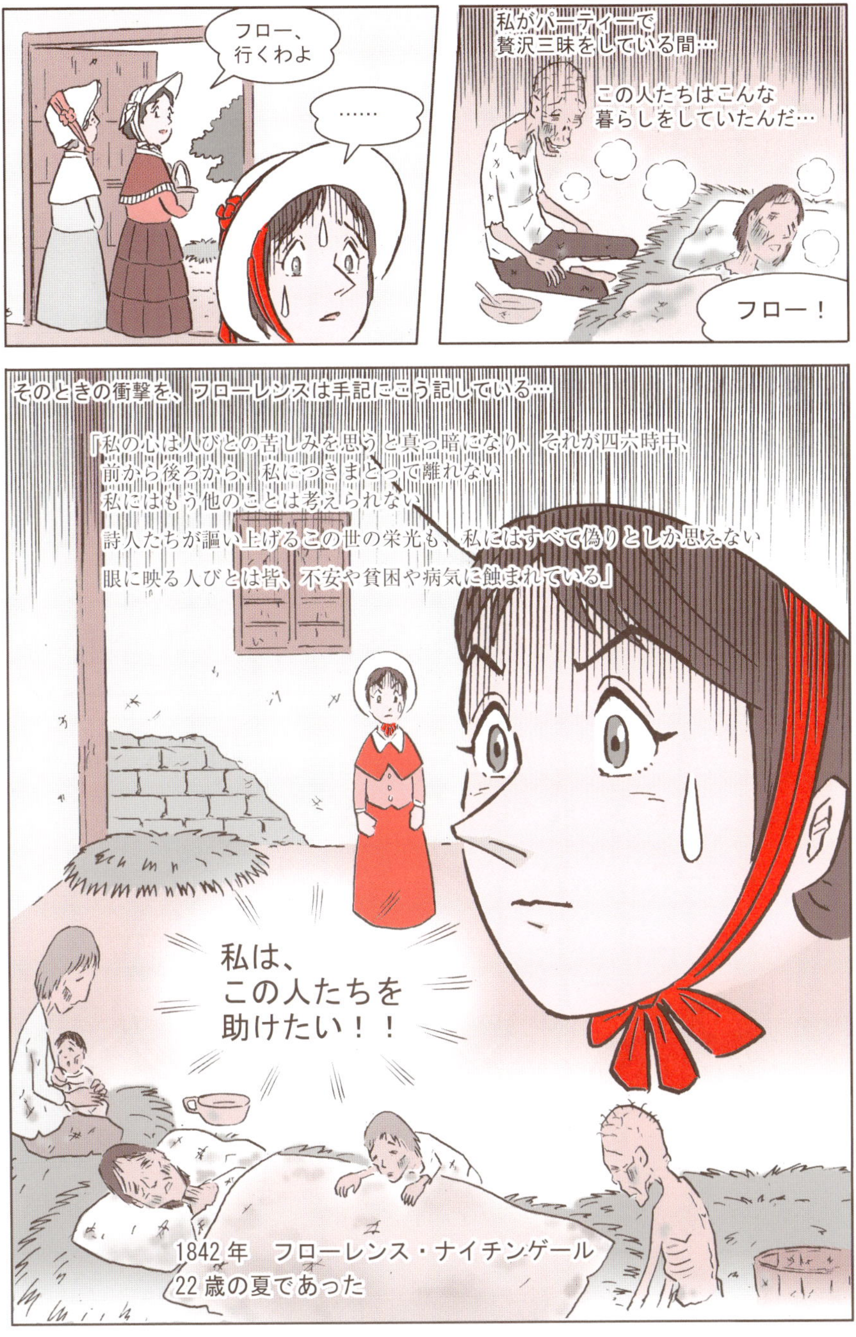
フロー、
行くわよ
……
私がパーティーで
贅沢三昧をしている間…
この人たちはこんな
暮らしをしていたんだ…
フロー！
そのときの衝撃を、フローレンスは手記にこう記している…
「私の心は人びとの苦しみを思うと真っ暗になり、それが四六時中、
前から後ろから、私につきまとって離れない
私にはもう他のことは考えられない
詩人たちが謳い上げるこの世の栄光も、私にはすべて偽りとしか思えない
眼に映る人びとは皆、不安や貧困や病気に蝕まれている」
私は、
この人たちを
助けたい！！
1842 年　フローレンス・ナイチンゲール
22 歳の夏であった

第4話

天職は看護師

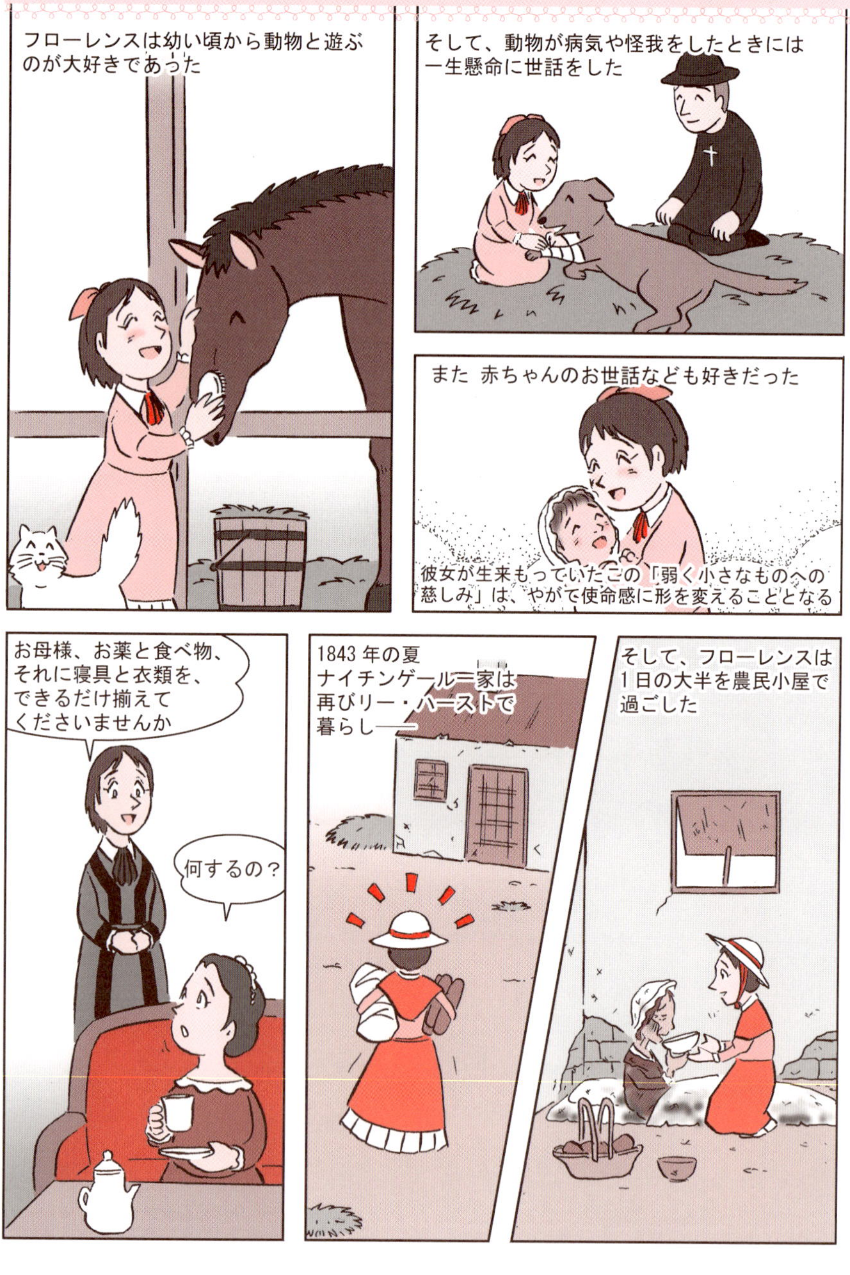
フローレンスは幼い頃から動物と遊ぶのが大好きであった
そして、動物が病気や怪我をしたときには一生懸命に世話をした
また 赤ちゃんのお世話なども好きだった
彼女が生来もっていたこの「弱く小さなものへの慈しみ」は、やがて使命感に形を変えることとなる
お母様、お薬と食べ物、それに寝具と衣類を、できるだけ揃えてくださいませんか
何するの？
1843年の夏
ナイチンゲール一家は再びリー・ハーストで暮らし――
そして、フローレンスは1日の大半を農民小屋で過ごした

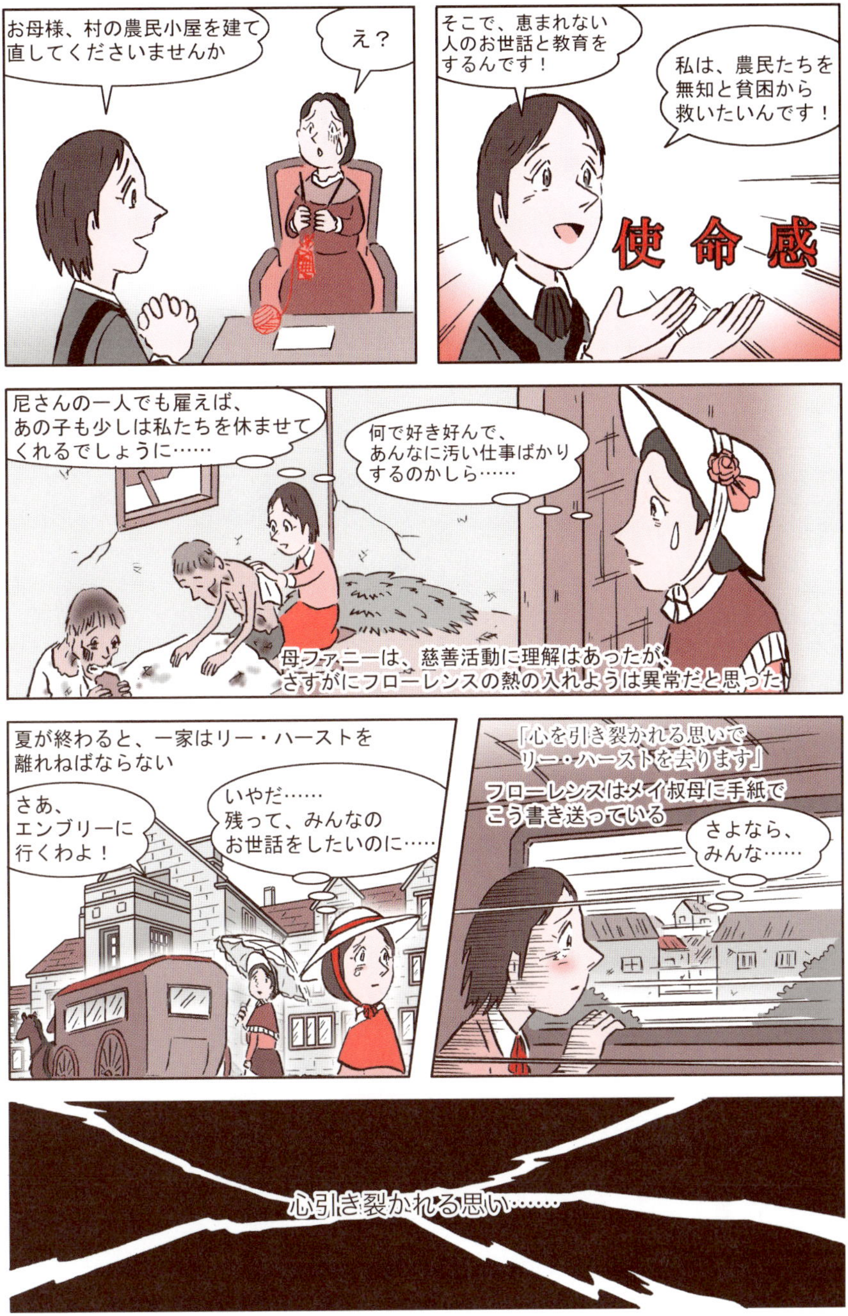

お母様、村の農民小屋を建て直してくださいませんか
え？
そこで、恵まれない人のお世話と教育をするんです！
私は、農民たちを無知と貧困から救いたいんです！
使命感
尼さんの一人でも雇えば、あの子も少しは私たちを休ませてくれるでしょうに……
何で好き好んで、あんなに汚い仕事ばかりするのかしら……
母ファニーは、慈善活動に理解はあったが、さすがにフローレンスの熱の入れようは異常だと思った
夏が終わると、一家はリー・ハーストを離れねばならない
さあ、エンブリーに行くわよ！
いやだ……残って、みんなのお世話をしたいのに……
「心を引き裂かれる思いでリー・ハーストを去ります」
フローレンスはメイ叔母に手紙でこう書き送っている
さよなら、みんな……
心引き裂かれる思い……

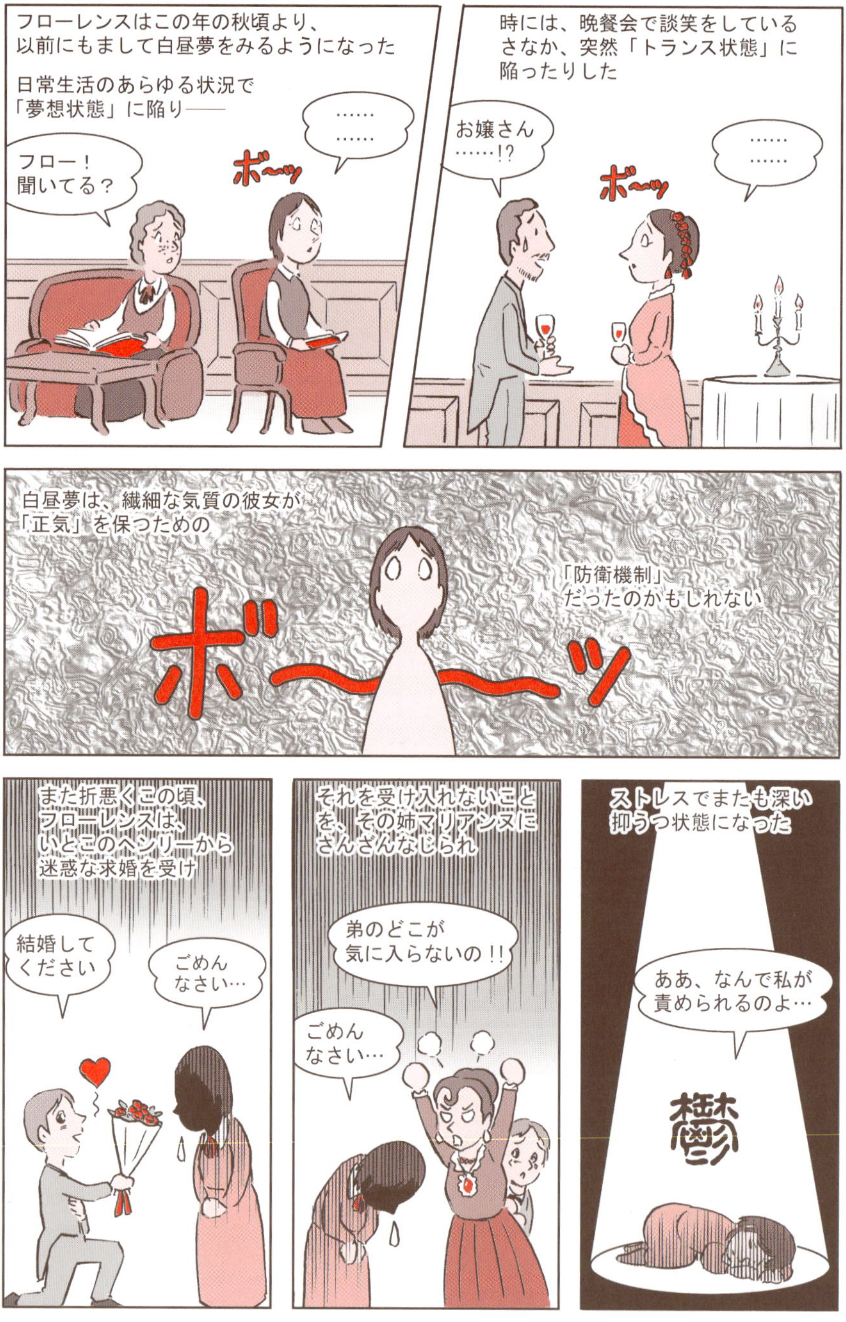
フローレンスはこの年の秋頃より、
以前にもまして白昼夢をみるようになった
日常生活のあらゆる状況で
「夢想状態」に陥り――
フロー！
聞いてる？
……
……
ボ〜ッ
時には、晩餐会で談笑をしている
さなか、突然「トランス状態」に
陥ったりした
お嬢さん
……!?
……
……
ボ〜ッ
白昼夢は、繊細な気質の彼女が
「正気」を保つための
「防衛機制」
だったのかもしれない
ボ〜〜ッ
また折悪くこの頃、
フローレンスは、
いとこのヘンリーから
迷惑な求婚を受け
結婚して
ください
ごめん
なさい…
それを受け入れないこと
を、その姉マリアンヌに
さんざんなじられ
弟のどこが
気に入らないの!!
ごめん
なさい…
ストレスでまたも深い
抑うつ状態になった
ああ、なんで私が
責められるのよ…
鬱

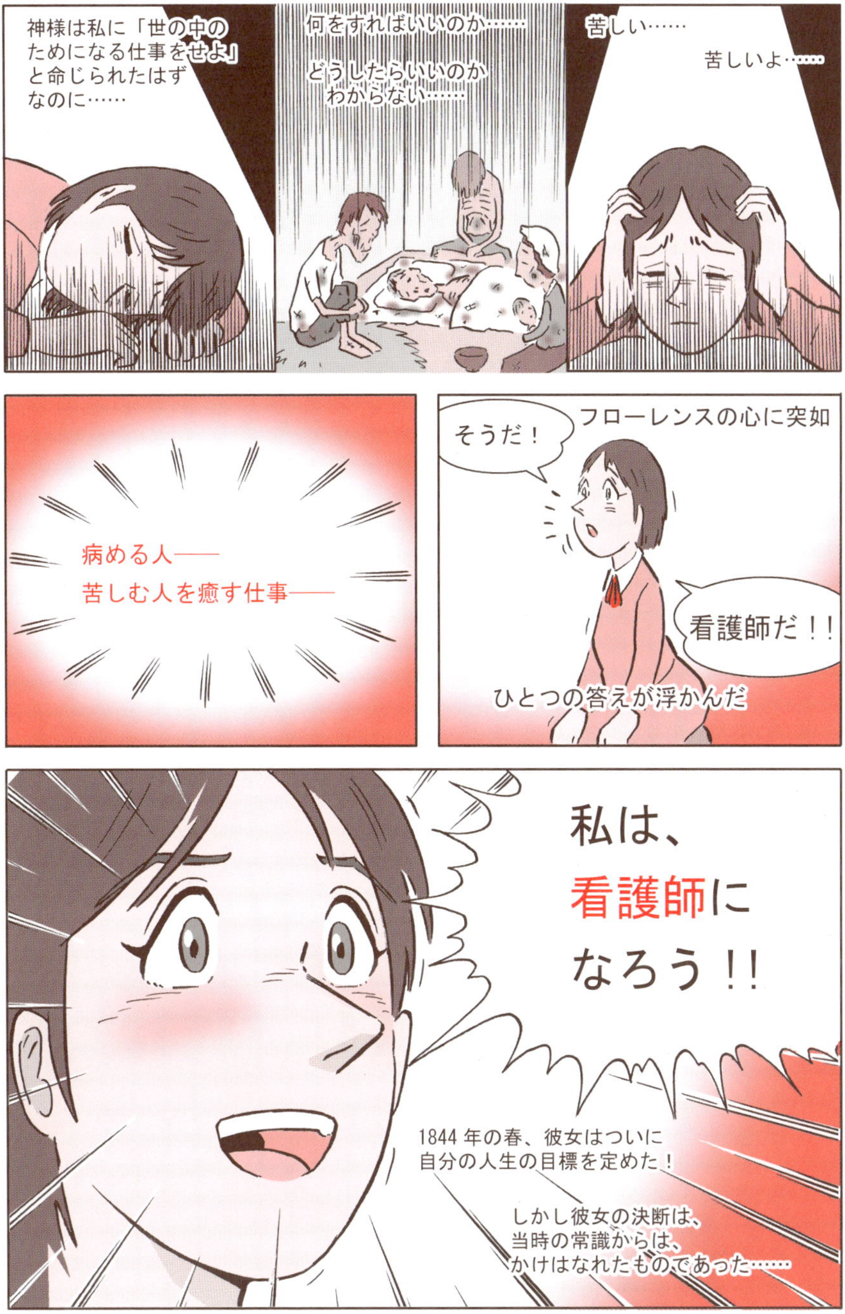

神様は私に「世の中のためになる仕事をせよ」と命じられたはずなのに……
何をすればいいのか……
どうしたらいいのかわからない……
苦しい……
苦しいよ……
病める人――
苦しむ人を癒す仕事――
フローレンスの心に突如
そうだ！
看護師だ！！
ひとつの答えが浮かんだ
私は、看護師になろう!!
1844 年の春、彼女はついに自分の人生の目標を定めた！
しかし彼女の決断は、当時の常識からは、かけはなれたものであった……

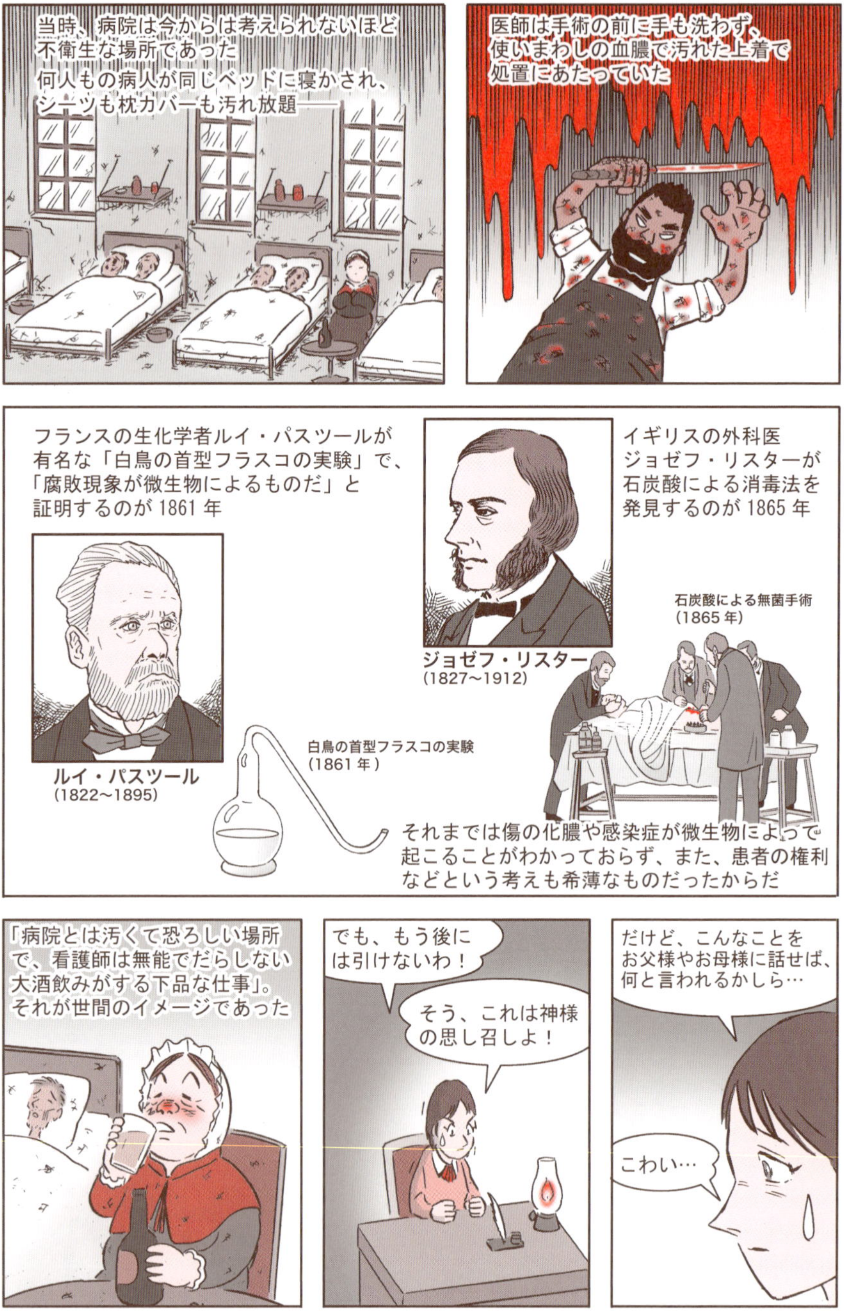

当時、病院は今からは考えられないほど不衛生な場所であった
何人もの病人が同じベッドに寝かされ、シーツも枕カバーも汚れ放題――
医師は手術の前に手も洗わず、使いまわしの血膿で汚れた上着で処置にあたっていた
フランスの生化学者ルイ・パスツールが有名な「白鳥の首型フラスコの実験」で、「腐敗現象が微生物によるものだ」と証明するのが 1861 年
ルイ・パスツール
(1822～1895)
白鳥の首型フラスコの実験
(1861 年)
イギリスの外科医ジョゼフ・リスターが石炭酸による消毒法を発見するのが 1865 年
ジョゼフ・リスター
(1827～1912)
石炭酸による無菌手術
(1865 年)
それまでは傷の化膿や感染症が微生物によって起こることがわかっておらず、また、患者の権利などという考えも希薄なものだったからだ
「病院とは汚くて恐ろしい場所で、看護師は無能でだらしない大酒飲みがする下品な仕事」。それが世間のイメージであった
でも、もう後には引けないわ！
そう、これは神様の思し召しよ！
だけど、こんなことをお父様やお母様に話せば、何と言われるかしら…
こわい…

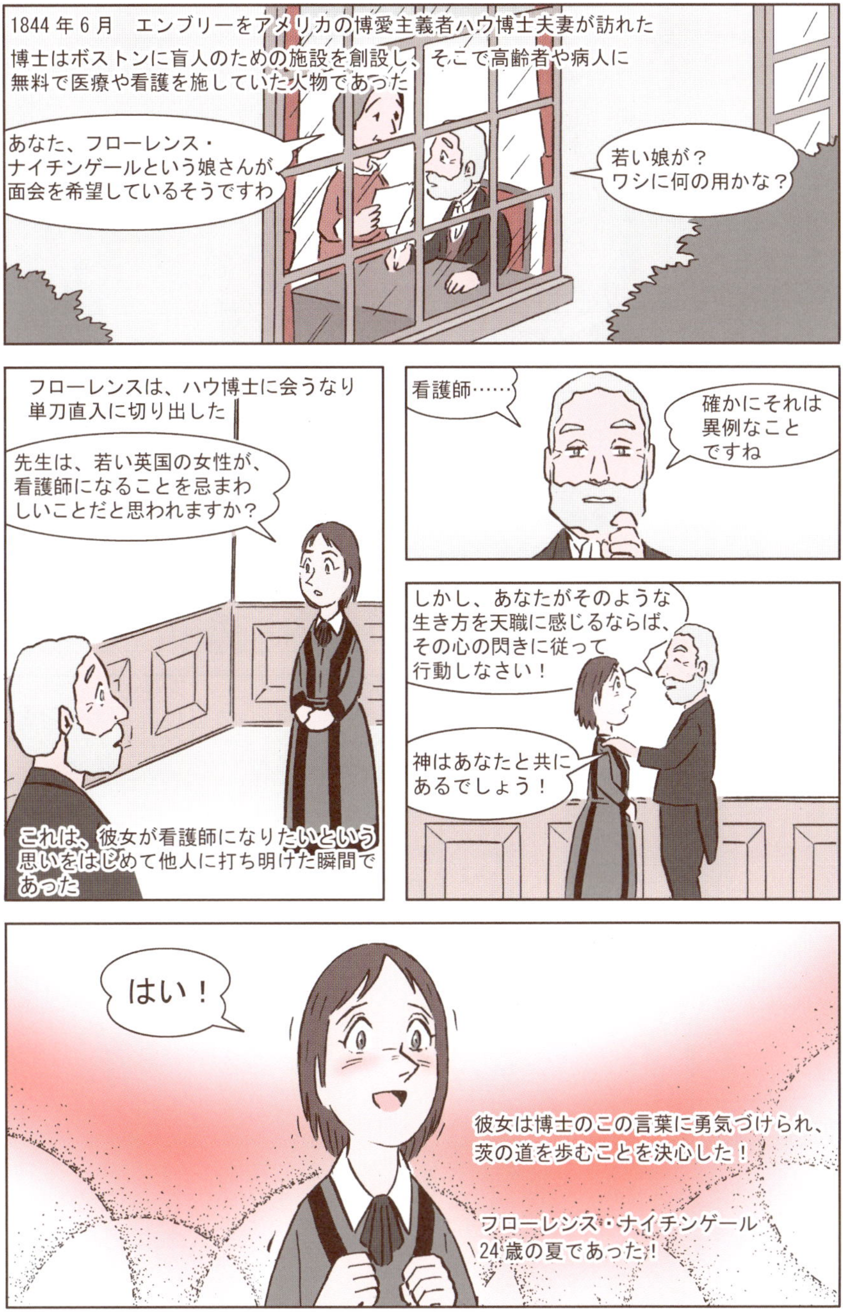

1844年6月　エンブリーをアメリカの博愛主義者ハウ博士夫妻が訪れた
博士はボストンに盲人のための施設を創設し、そこで高齢者や病人に無料で医療や看護を施していた人物であった
あなた、フローレンス・ナイチンゲールという娘さんが面会を希望しているそうですわ
若い娘が？ワシに何の用かな？
フローレンスは、ハウ博士に会うなり単刀直入に切り出した
先生は、若い英国の女性が、看護師になることを忌まわしいことだと思われますか？
これは、彼女が看護師になりたいという思いをはじめて他人に打ち明けた瞬間であった
看護師……
確かにそれは異例なことですね
しかし、あなたがそのような生き方を天職に感じるならば、その心の閃きに従って行動しなさい！
神はあなたと共にあるでしょう！
はい！
彼女は博士のこの言葉に勇気づけられ、茨の道を歩むことを決心した！
フローレンス・ナイチンゲール24歳の夏であった！

第 5 話

結婚か仕事か

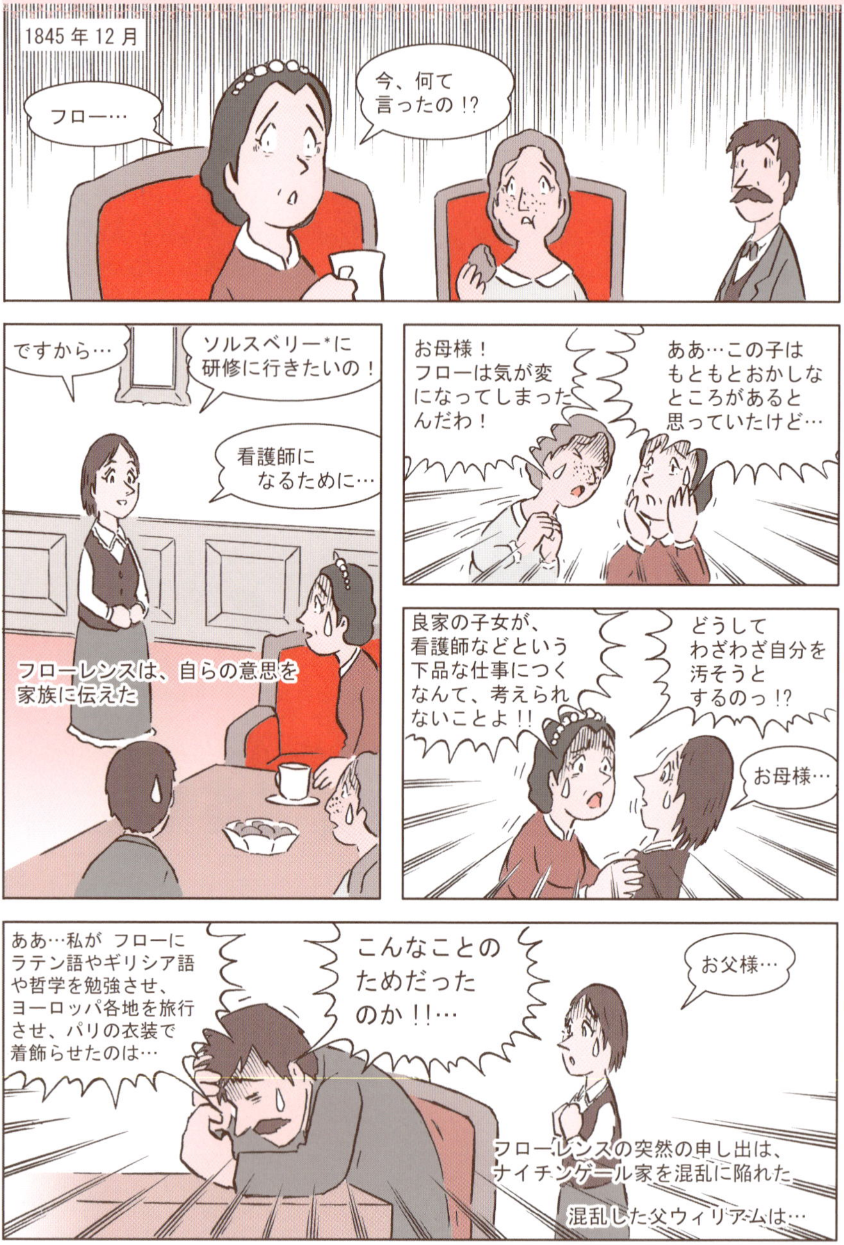
1845 年 12 月
フロー…
今、何て言ったの !?
ですから…
ソルスベリー*に研修に行きたいの！
看護師になるために…
フローレンスは、自らの意思を家族に伝えた
お母様！フローは気が変になってしまったんだわ！
ああ…この子はもともとおかしなところがあると思っていたけど…
良家の子女が、看護師などという下品な仕事につくなんて、考えられないことよ !!
どうしてわざわざ自分を汚そうとするのっ !?
お母様…
ああ…私が フローにラテン語やギリシア語や哲学を勉強させ、ヨーロッパ各地を旅行させ、パリの衣装で着飾らせたのは…
こんなことのためだったのか !!…
お父様…
フローレンスの突然の申し出は、ナイチンゲール家を混乱に陥れた
混乱した父ウィリアムは…

＊ エンブリーから数マイルの距離にある町。ソルスベリー病院の医長とフローレンスは友人であった

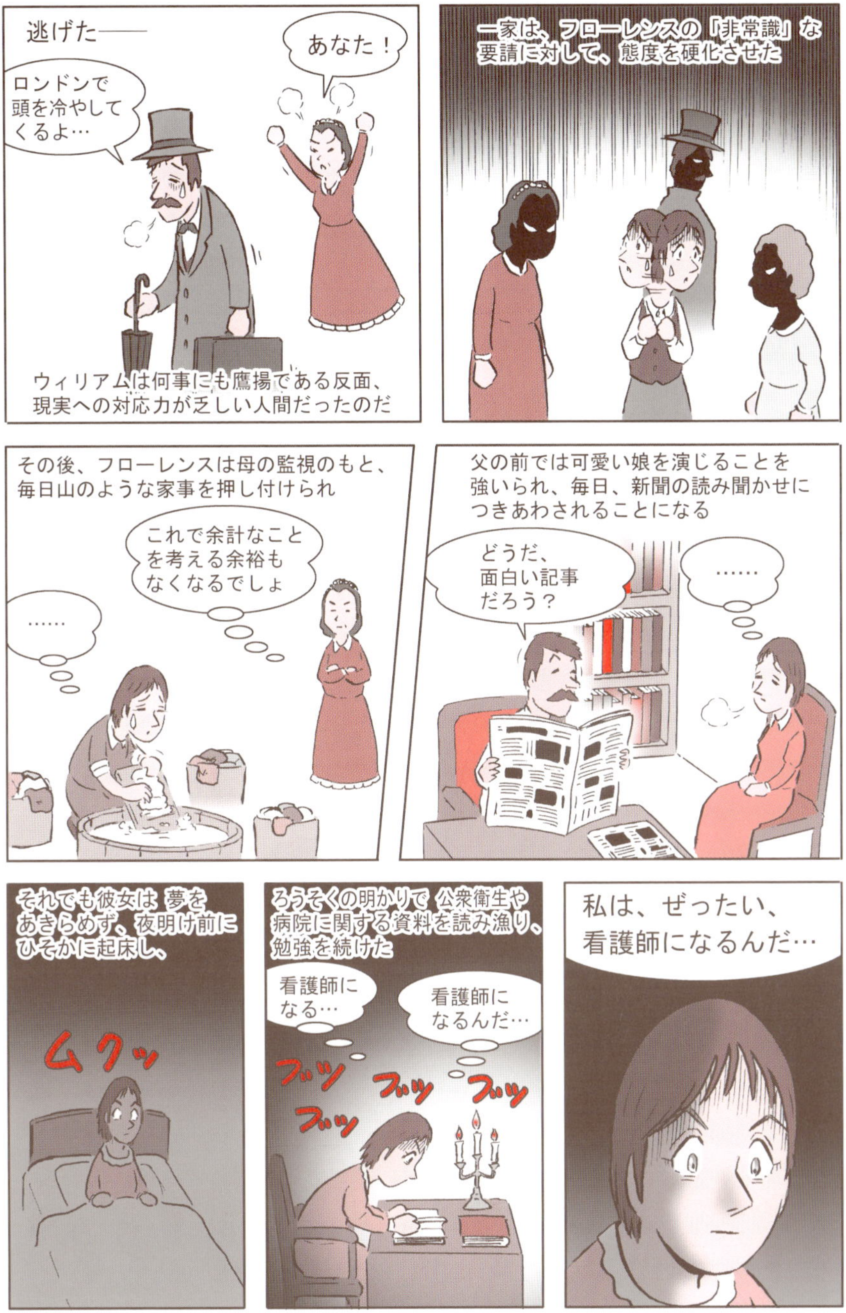

逃げた――
ロンドンで頭を冷やしてくるよ…
あなた！
ウィリアムは何事にも鷹揚である反面、現実への対応力が乏しい人間だったのだ
一家は、フローレンスの「非常識」な要請に対して、態度を硬化させた
その後、フローレンスは母の監視のもと、毎日山のような家事を押し付けられ
これで余計なことを考える余裕もなくなるでしょ
……
父の前では可愛い娘を演じることを強いられ、毎日、新聞の読み聞かせにつきあわされることになる
どうだ、面白い記事だろう？
……
それでも彼女は 夢をあきらめず、夜明け前にひそかに起床し、
ムクッ
ろうそくの明かりで 公衆衛生や病院に関する資料を読み漁り、勉強を続けた
看護師になる…
看護師になるんだ…
ブツブツ
ブツブツ
ブツブツ
ブツブツ
私は、ぜったい、看護師になるんだ…

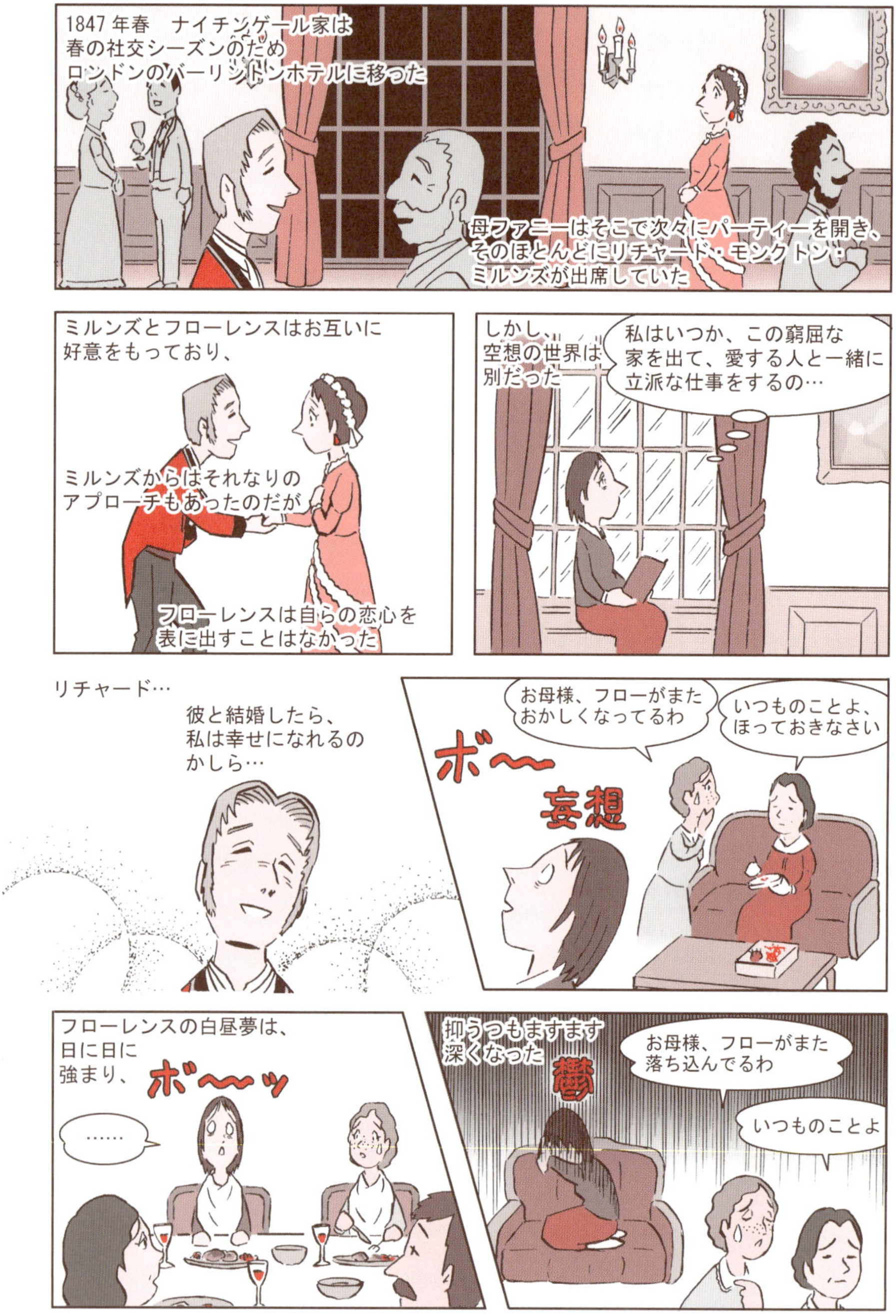

1847年春　ナイチンゲール家は
春の社交シーズンのため
ロンドンのバーリントンホテルに移った
母ファニーはそこで次々にパーティーを開き、
そのほとんどにリチャード・モンクトン・
ミルンズが出席していた
ミルンズとフローレンスはお互いに
好意をもっており、
ミルンズからはそれなりの
アプローチもあったのだが
フローレンスは自らの恋心を
表に出すことはなかった
しかし、
空想の世界は
別だった
私はいつか、この窮屈な
家を出て、愛する人と一緒に
立派な仕事をするの…
リチャード…
彼と結婚したら、
私は幸せになれるの
かしら…
ボ〜
妄想
お母様、フローがまた
おかしくなってるわ
いつものことよ、
ほっておきなさい
フローレンスの白昼夢は、
日に日に
強まり、
ボ〜ッ
……
抑うつもますます
深くなった
鬱
お母様、フローがまた
落ち込んでるわ
いつものことよ

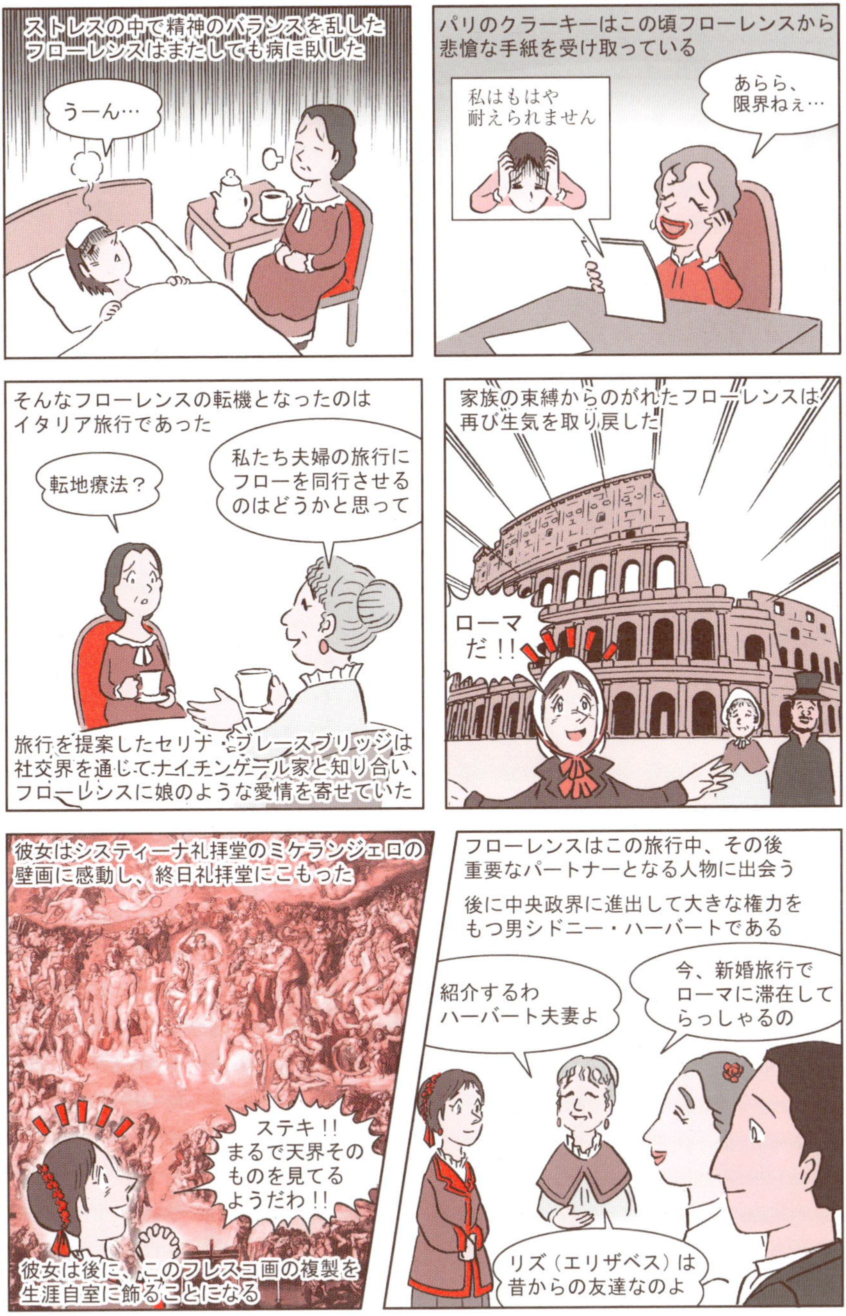
ストレスの中で精神のバランスを乱したフローレンスはまたしても病に臥した
うーん…
パリのクラーキーはこの頃フローレンスから悲愴な手紙を受け取っている
私はもはや耐えられません
あらら、限界ねぇ…
そんなフローレンスの転機となったのはイタリア旅行であった
転地療法？
私たち夫婦の旅行にフローを同行させるのはどうかと思って
旅行を提案したセリナ・ブレースブリッジは社交界を通じてナイチンゲール家と知り合い、フローレンスに娘のような愛情を寄せていた
家族の束縛からのがれたフローレンスは再び生気を取り戻した
ローマだ!!
彼女はシスティーナ礼拝堂のミケランジェロの壁画に感動し、終日礼拝堂にこもった
ステキ!! まるで天界そのものを見てるようだわ!!
彼女は後に、このフレスコ画の複製を生涯自室に飾ることになる
フローレンスはこの旅行中、その後重要なパートナーとなる人物に出会う
後に中央政界に進出して大きな権力をもつ男シドニー・ハーバートである
紹介するわ ハーバート夫妻よ
今、新婚旅行でローマに滞在してらっしゃるの
リズ（エリザベス）は昔からの友達なのよ

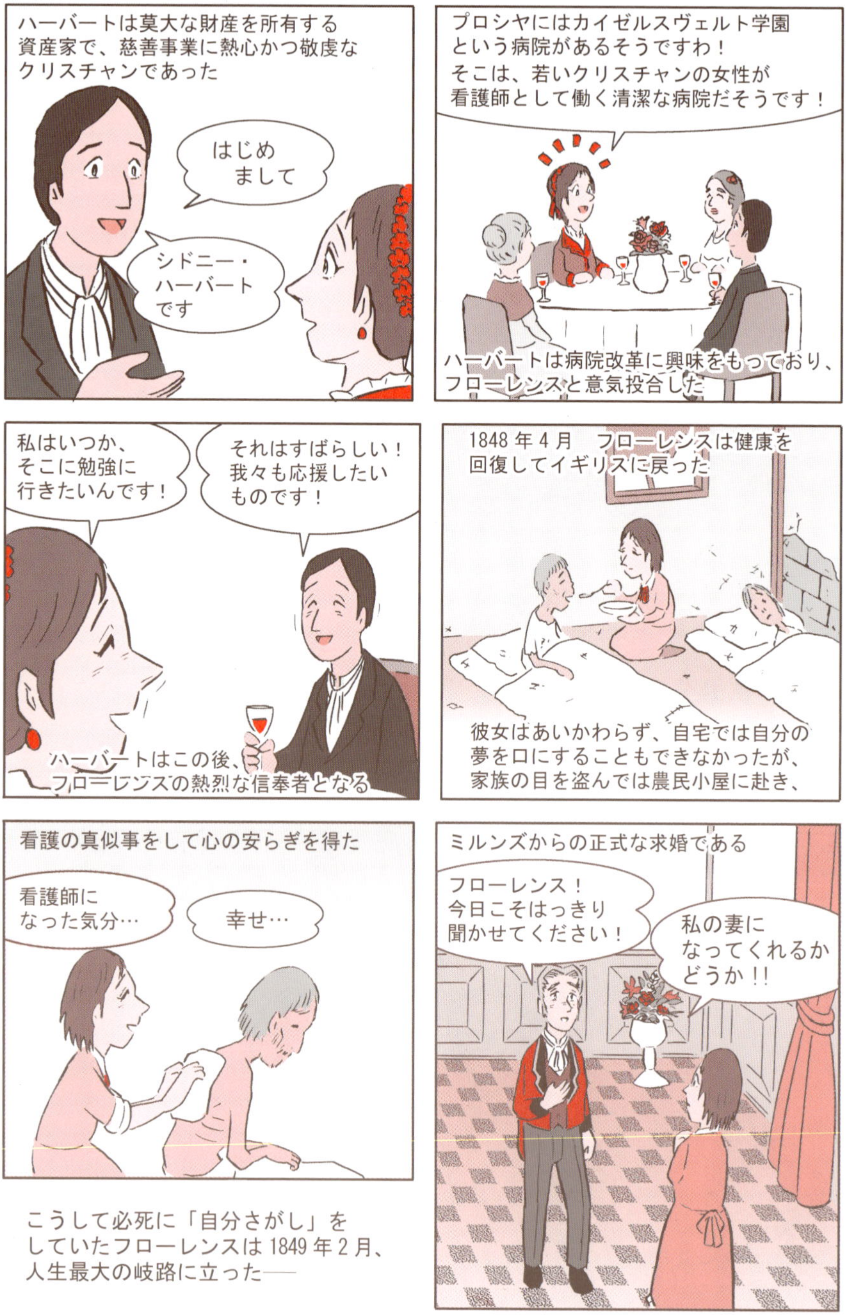

ハーバートは莫大な財産を所有する資産家で、慈善事業に熱心かつ敬虔なクリスチャンであった
はじめまして
シドニー・ハーバートです
プロシヤにはカイゼルスヴェルト学園という病院があるそうですわ！
そこは、若いクリスチャンの女性が看護師として働く清潔な病院だそうです！
ハーバートは病院改革に興味をもっており、フローレンスと意気投合した
私はいつか、そこに勉強に行きたいんです！
それはすばらしい！我々も応援したいものです！
ハーバートはこの後、フローレンスの熱烈な信奉者となる
1848年4月　フローレンスは健康を回復してイギリスに戻った
彼女はあいかわらず、自宅では自分の夢を口にすることもできなかったが、家族の目を盗んでは農民小屋に赴き、
看護の真似事をして心の安らぎを得た
看護師になった気分…
幸せ…
こうして必死に「自分さがし」をしていたフローレンスは1849年2月、人生最大の岐路に立った──
ミルンズからの正式な求婚である
フローレンス！今日こそはっきり聞かせてください！
私の妻になってくれるかどうか!!

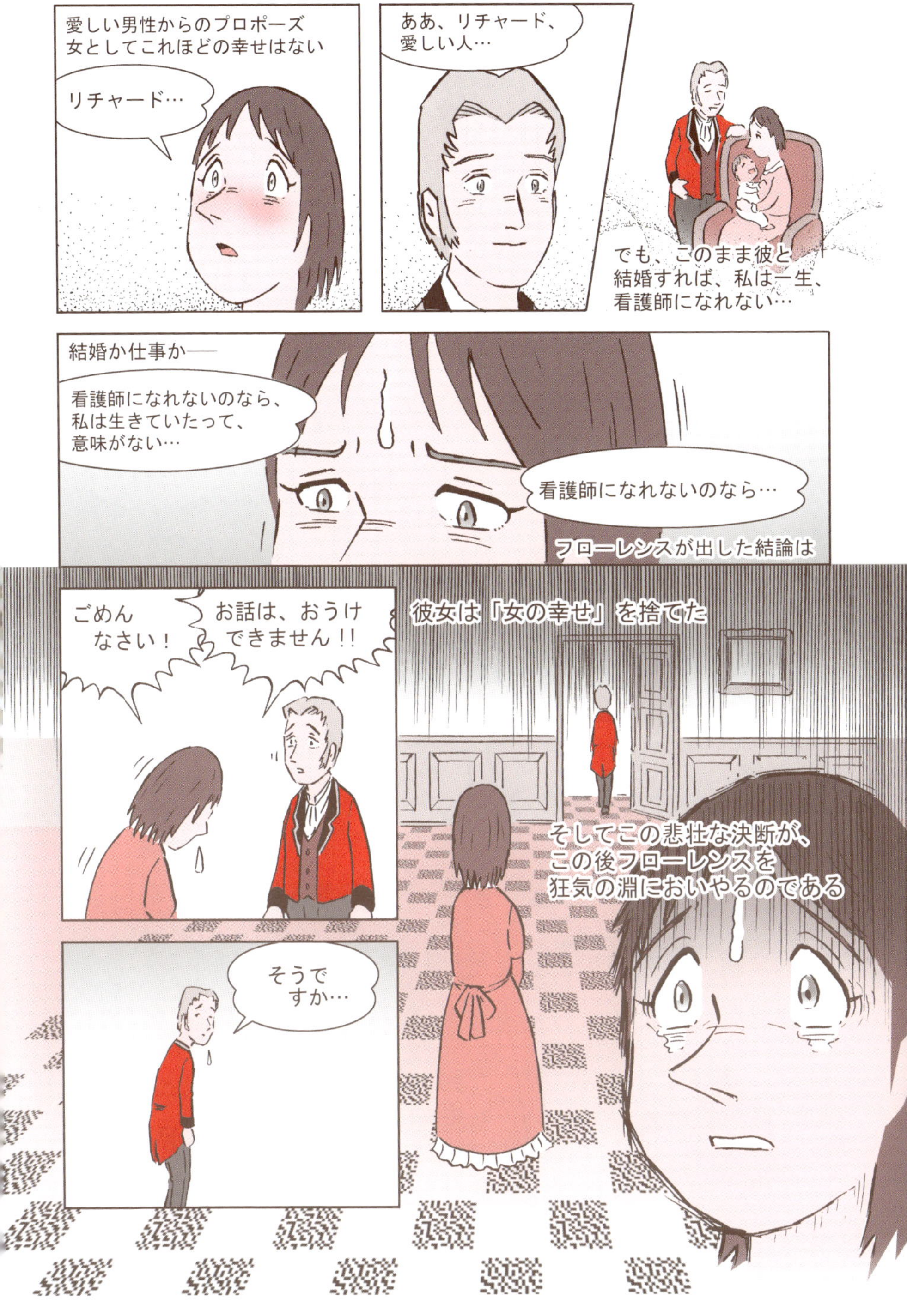
愛しい男性からのプロポーズ
女としてこれほどの幸せはない
リチャード…
ああ、リチャード、
愛しい人…
でも、このまま彼と
結婚すれば、私は一生、
看護師になれない…
結婚か仕事か──
看護師になれないのなら、
私は生きていたって、
意味がない…
看護師になれないのなら…
フローレンスが出した結論は
ごめん
なさい！
お話は、おうけ
できません!!
そうで
すか…
彼女は「女の幸せ」を捨てた
そしてこの悲壮な決断が、
この後フローレンスを
狂気の淵においやるのである

第6話

レゾンデートル

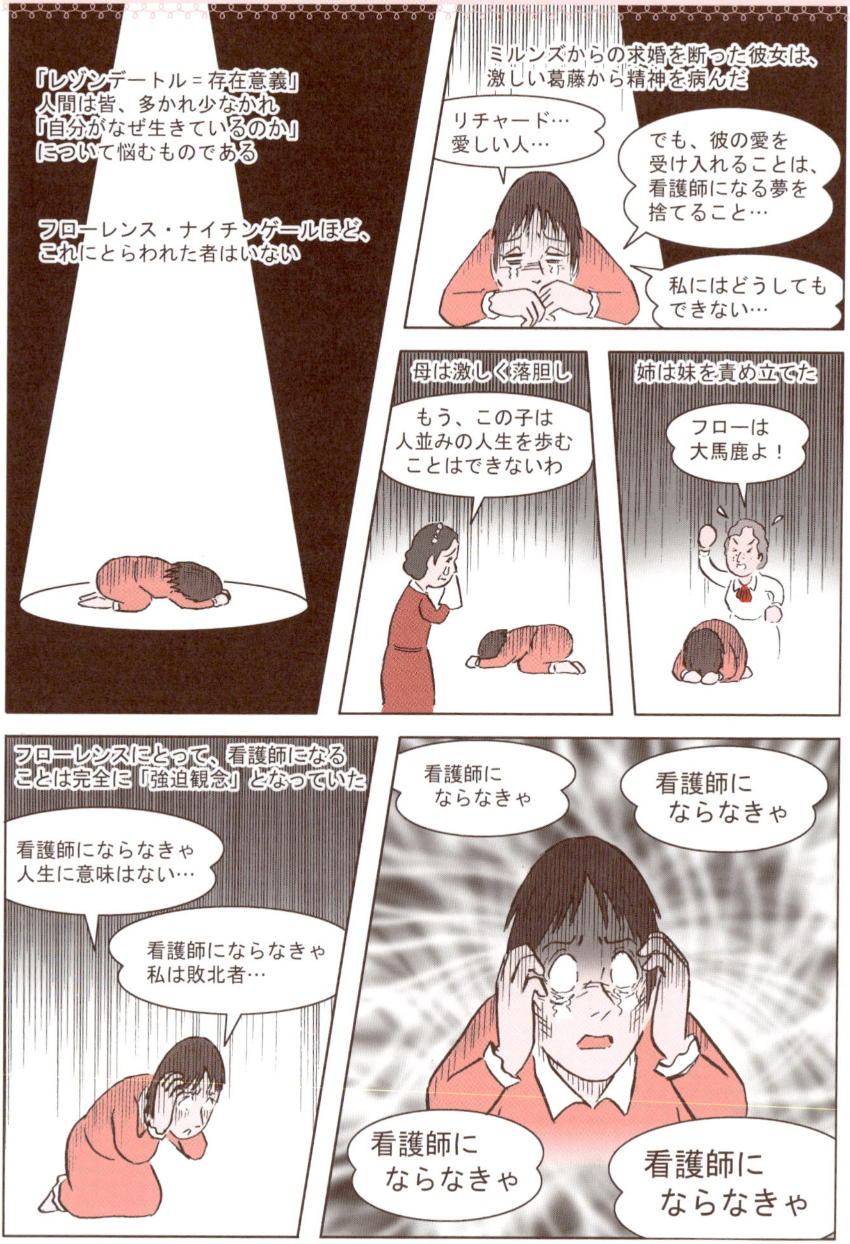
「レゾンデートル＝存在意義」
人間は皆、多かれ少なかれ
「自分がなぜ生きているのか」
について悩むものである
フローレンス・ナイチンゲールほど、
これにとらわれた者はいない
ミルンズからの求婚を断った彼女は、
激しい葛藤から精神を病んだ
リチャード…
愛しい人…
でも、彼の愛を
受け入れることは、
看護師になる夢を
捨てること…
私にはどうしても
できない…
母は激しく落胆し
もう、この子は
人並みの人生を歩む
ことはできないわ
姉は妹を責め立てた
フローは
大馬鹿よ！
フローレンスにとって、看護師になる
ことは完全に「強迫観念」となっていた
看護師にならなきゃ
人生に意味はない…
看護師にならなきゃ
私は敗北者…
看護師に
ならなきゃ
看護師に
ならなきゃ
看護師に
ならなきゃ
看護師に
ならなきゃ

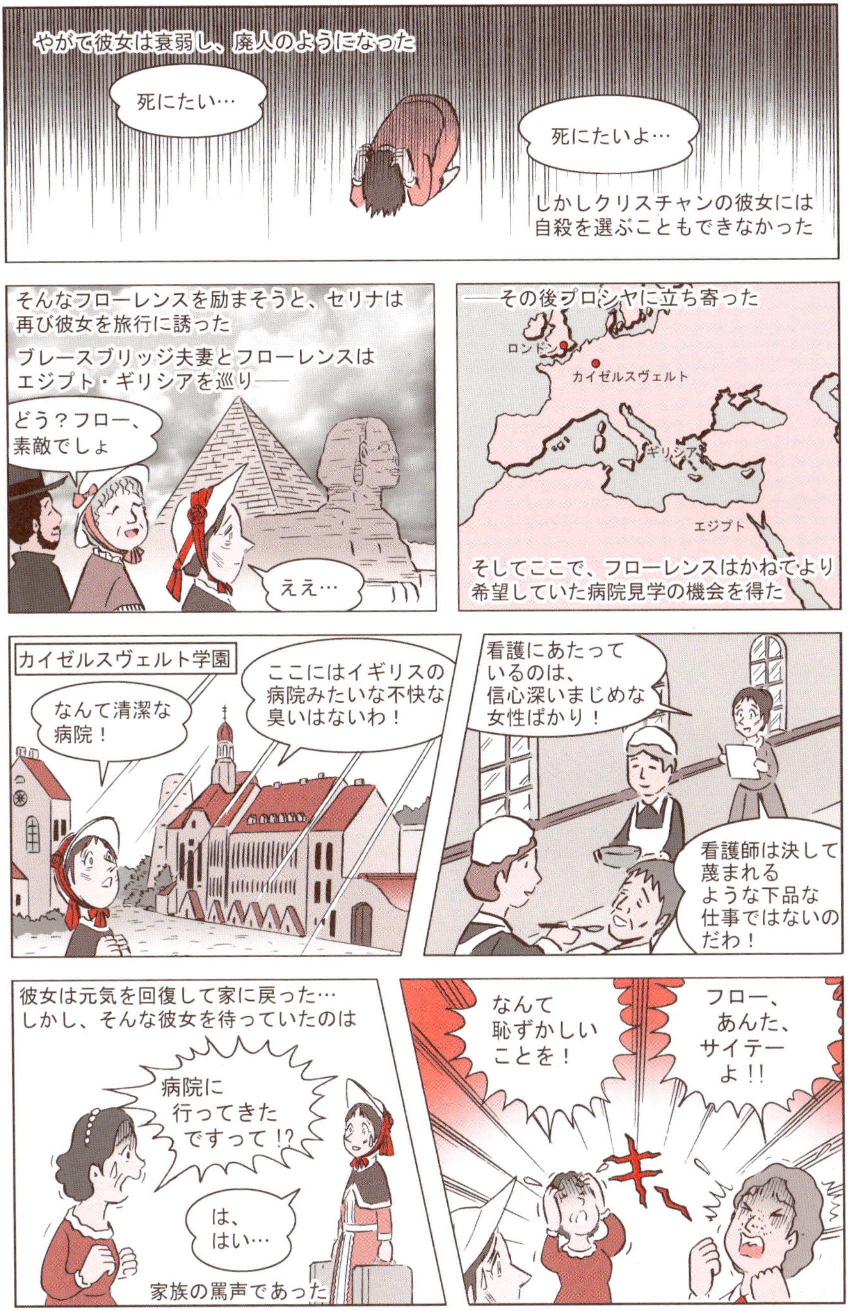
やがて彼女は衰弱し、廃人のようになった
死にたい…
死にたいよ…
しかしクリスチャンの彼女には
自殺を選ぶこともできなかった
そんなフローレンスを励まそうと、セリナは
再び彼女を旅行に誘った
ブレースブリッジ夫妻とフローレンスは
エジプト・ギリシアを巡り――
どう？フロー、
素敵でしょ
ええ…
――その後プロシヤに立ち寄った
ロンドン
カイゼルスヴェルト
ギリシア
エジプト
そしてここで、フローレンスはかねてより
希望していた病院見学の機会を得た
カイゼルスヴェルト学園
なんて清潔な
病院！
ここにはイギリスの
病院みたいな不快な
臭いはないわ！
看護にあたって
いるのは、
信心深いまじめな
女性ばかり！
看護師は決して
蔑まれる
ような下品な
仕事ではないの
だわ！
彼女は元気を回復して家に戻った…
しかし、そんな彼女を待っていたのは
病院に
行ってきた
ですって!?
は、
はい…
家族の罵声であった
フロー、
あんた、
サイテー
よ!!
なんて
恥ずかしい
ことを！
キ～

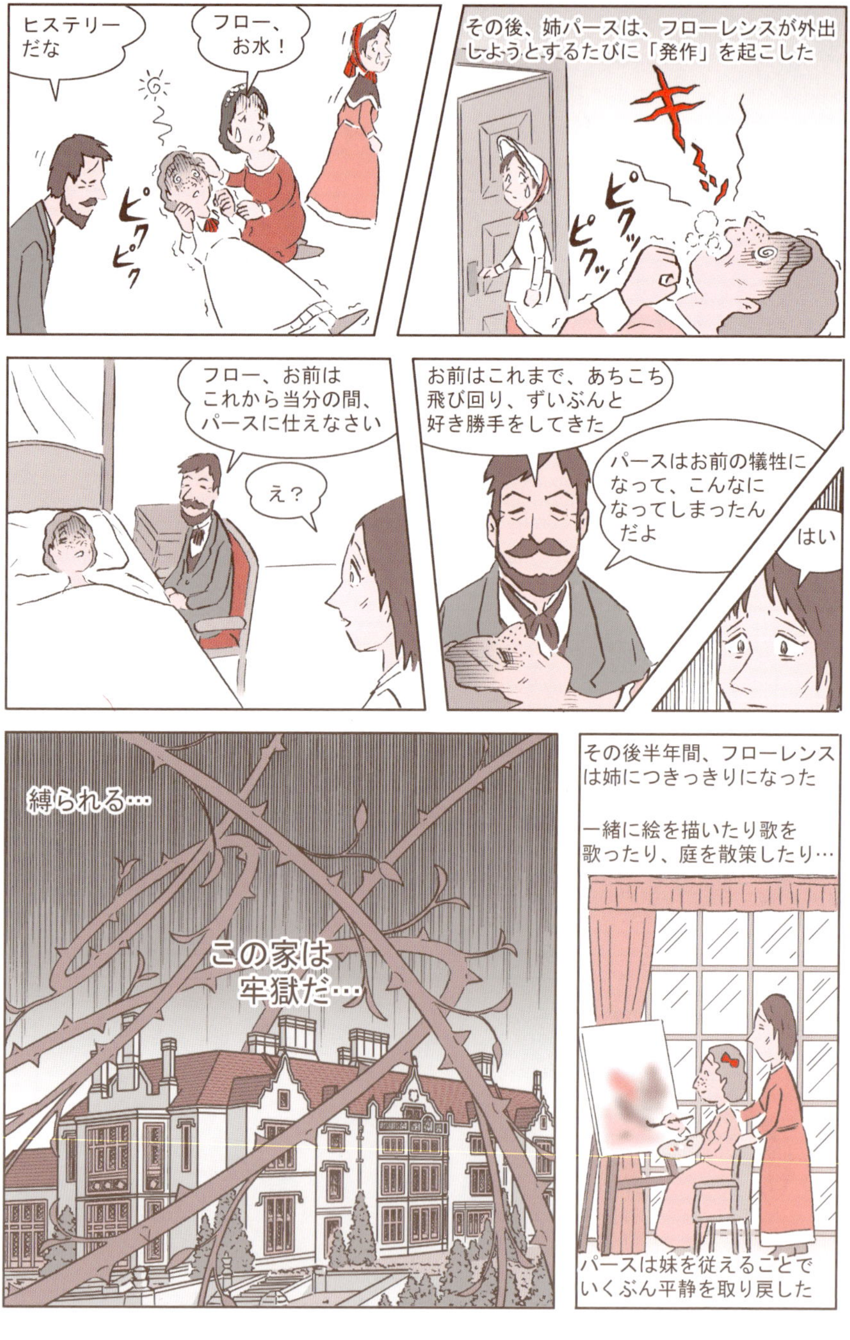

ヒステリーだな
フロー、お水！
ピクピク
その後、姉パースは、フローレンスが外出しようとするたびに「発作」を起こした
キーッ
ピクッ
ピクッ
フロー、お前はこれから当分の間、パースに仕えなさい
え？
お前はこれまで、あちこち飛び回り、ずいぶんと好き勝手をしてきた
パースはお前の犠牲になって、こんなになってしまったんだよ
はい
縛られる…
この家は牢獄だ…
その後半年間、フローレンスは姉につきっきりになった
一緒に絵を描いたり歌を歌ったり、庭を散策したり…
パースは妹を従えることでいくぶん平静を取り戻した

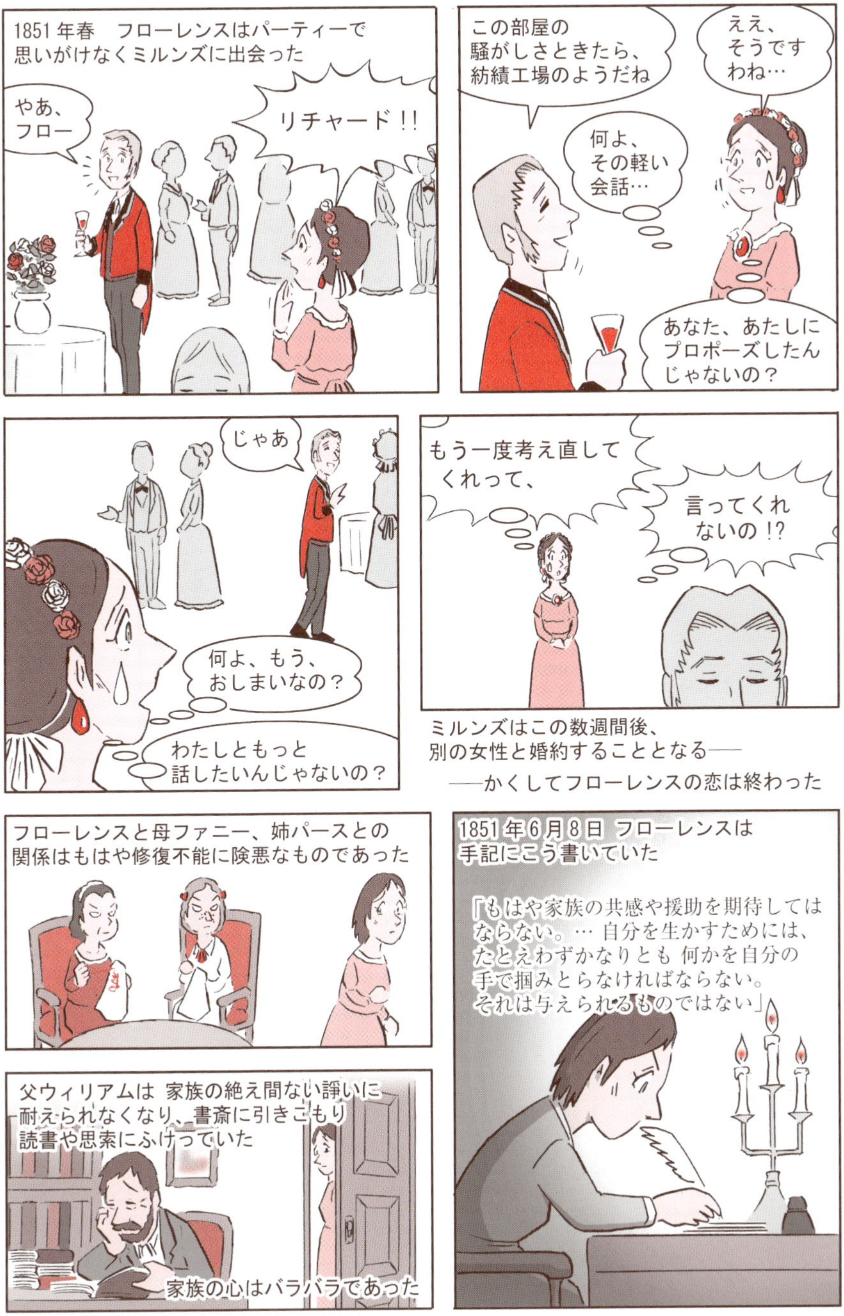
1851年春　フローレンスはパーティーで
思いがけなくミルンズに出会った
やあ、
フロー
リチャード!!
この部屋の
騒がしさときたら、
紡績工場のようだね
ええ、
そうです
わね…
何よ、
その軽い
会話…
あなた、あたしに
プロポーズしたん
じゃないの？
じゃあ
何よ、もう、
おしまいなの？
わたしともっと
話したいんじゃないの？
もう一度考え直して
くれって、
言ってくれ
ないの!?
ミルンズはこの数週間後、
別の女性と婚約することとなる——
——かくしてフローレンスの恋は終わった
フローレンスと母ファニー、姉パースとの
関係はもはや修復不能に険悪なものであった
父ウィリアムは 家族の絶え間ない諍いに
耐えられなくなり、書斎に引きこもり
読書や思索にふけっていた
家族の心はバラバラであった
1851年6月8日 フローレンスは
手記にこう書いていた
「もはや家族の共感や援助を期待しては
ならない。… 自分を生かすためには、
たとえわずかなりとも 何かを自分の
手で掴みとらなければならない。
それは与えられるものではない」

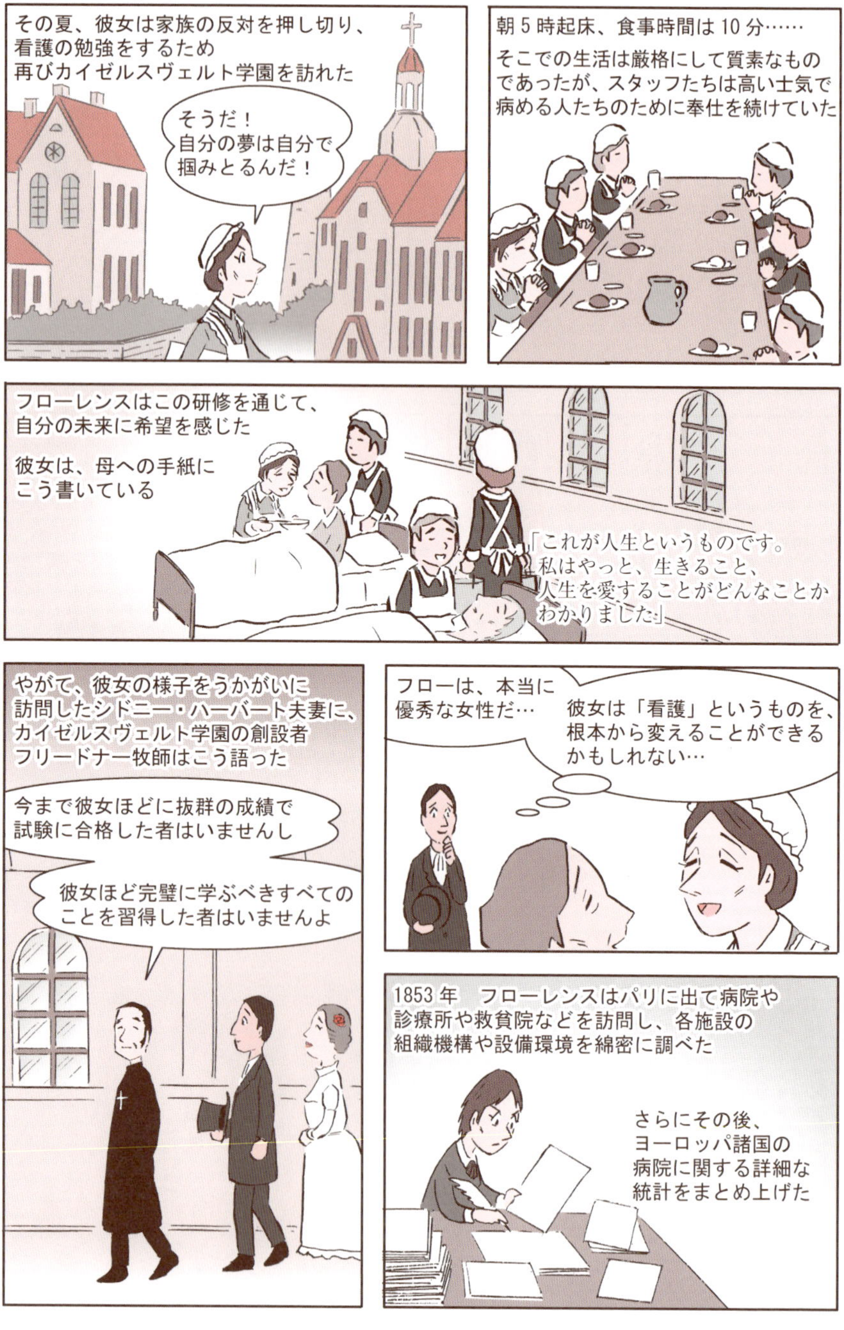
その夏、彼女は家族の反対を押し切り、
看護の勉強をするため
再びカイゼルスヴェルト学園を訪れた
そうだ！
自分の夢は自分で
掴みとるんだ！
朝5時起床、食事時間は10分……
そこでの生活は厳格にして質素なものであったが、スタッフたちは高い士気で病める人たちのために奉仕を続けていた
フローレンスはこの研修を通じて、
自分の未来に希望を感じた
彼女は、母への手紙に
こう書いている
「これが人生というものです。
私はやっと、生きること、
人生を愛することがどんなことか
わかりました」
やがて、彼女の様子をうかがいに
訪問したシドニー・ハーバート夫妻に、
カイゼルスヴェルト学園の創設者
フリードナー牧師はこう語った
今まで彼女ほどに抜群の成績で
試験に合格した者はいませんし
彼女ほど完璧に学ぶべきすべての
ことを習得した者はいませんよ
フローは、本当に
優秀な女性だ…
彼女は「看護」というものを、
根本から変えることができる
かもしれない…
1853年　フローレンスはパリに出て病院や
診療所や救貧院などを訪問し、各施設の
組織機構や設備環境を綿密に調べた
さらにその後、
ヨーロッパ諸国の
病院に関する詳細な
統計をまとめ上げた

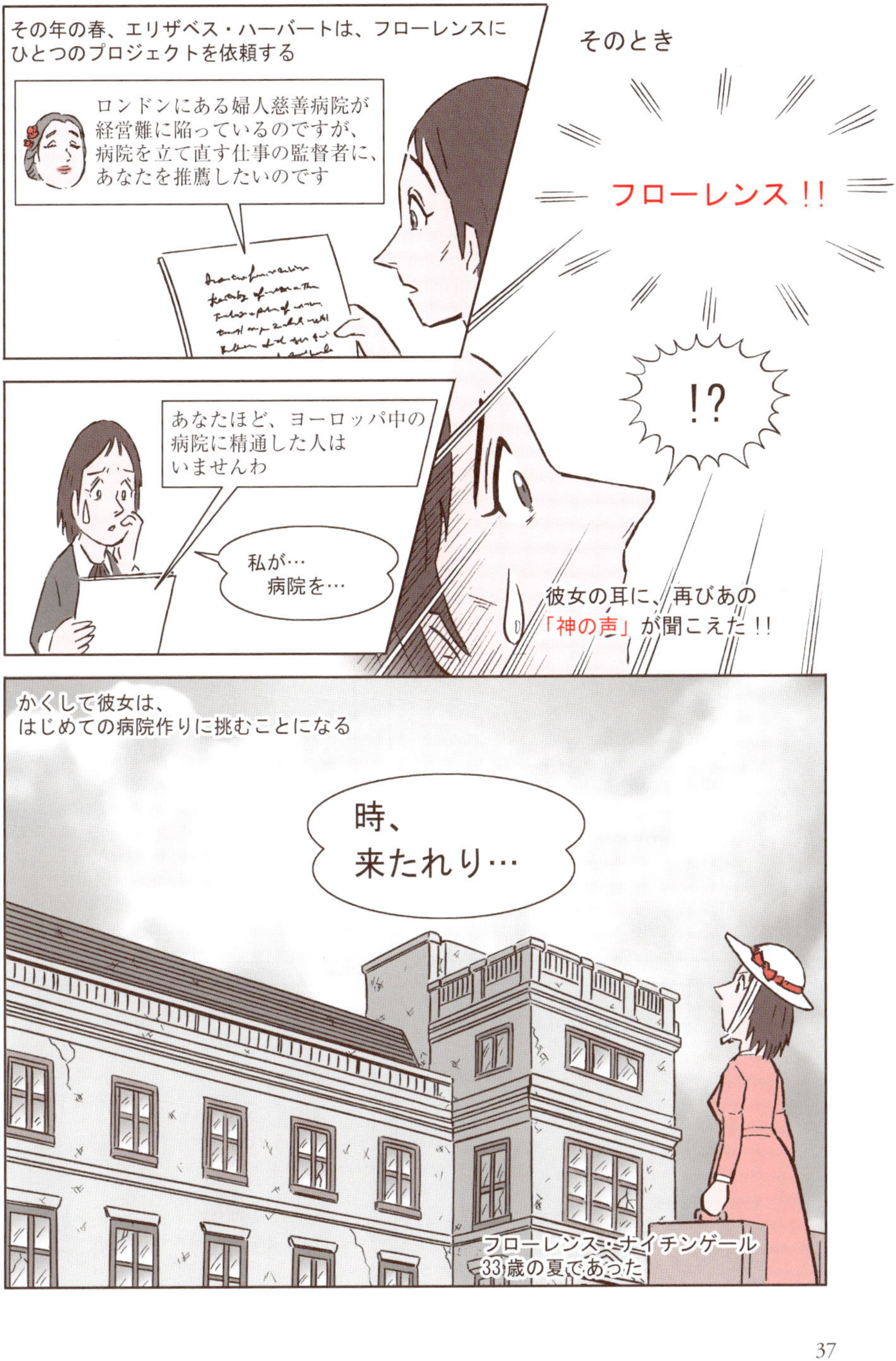
その年の春、エリザベス・ハーバートは、フローレンスにひとつのプロジェクトを依頼する
ロンドンにある婦人慈善病院が経営難に陥っているのですが、病院を立て直す仕事の監督者に、あなたを推薦したいのです
あなたほど、ヨーロッパ中の病院に精通した人はいませんわ
私が…病院を…
そのとき
フローレンス!!
!?
彼女の耳に、再びあの「神の声」が聞こえた!!
かくして彼女は、はじめての病院作りに挑むことになる
時、来たれり…
フローレンス・ナイチンゲール33歳の夏であった

第7話

ナイチンゲール式病院第1号

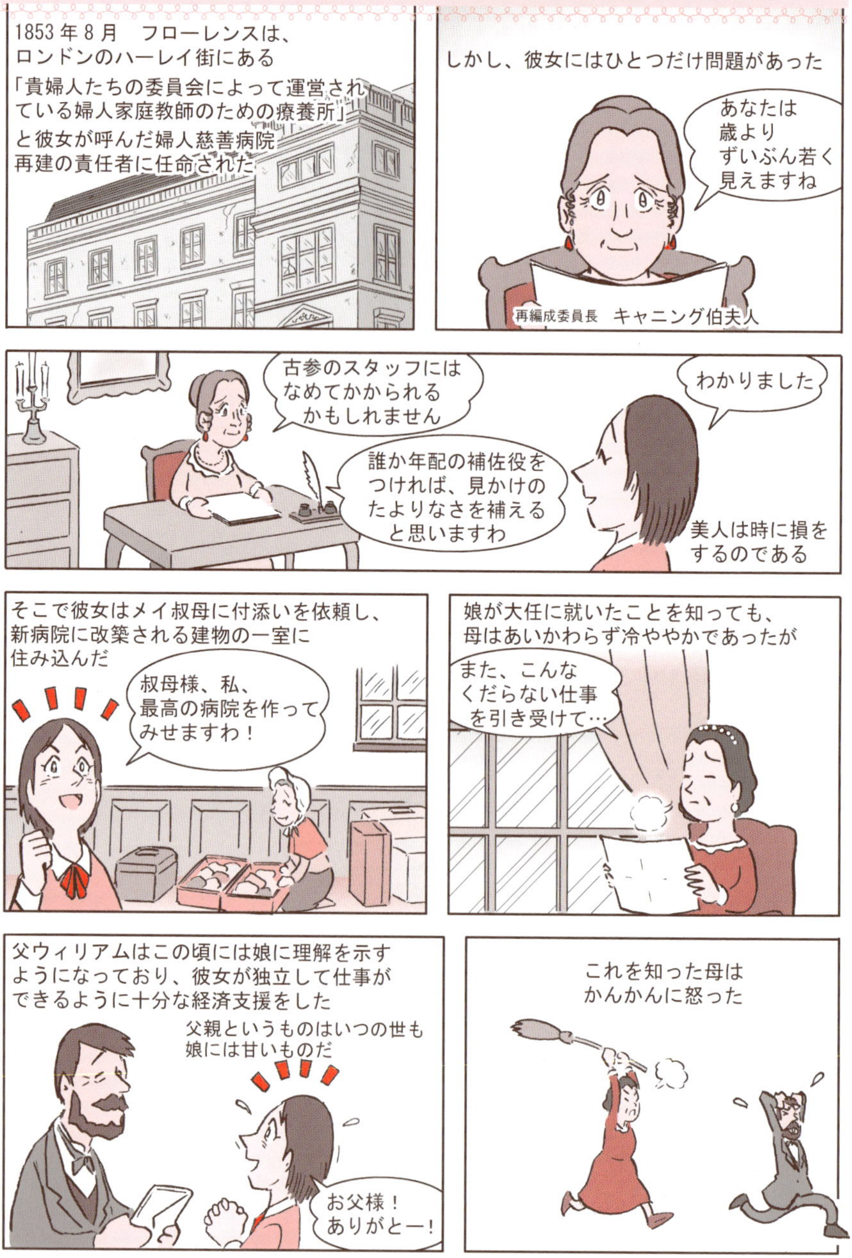
1853年8月　フローレンスは、
ロンドンのハーレイ街にある
「貴婦人たちの委員会によって運営されている婦人家庭教師のための療養所」
と彼女が呼んだ婦人慈善病院
再建の責任者に任命された
しかし、彼女にはひとつだけ問題があった
あなたは歳よりずいぶん若く見えますね
再編成委員長　キャニング伯夫人
古参のスタッフにはなめてかかられるかもしれません
誰か年配の補佐役をつければ、見かけのたよりなさを補えると思いますわ
わかりました
美人は時に損をするのである
そこで彼女はメイ叔母に付添いを依頼し、
新病院に改築される建物の一室に
住み込んだ
叔母様、私、最高の病院を作ってみせますわ！
娘が大任に就いたことを知っても、
母はあいかわらず冷ややかであったが
また、こんなくだらない仕事を引き受けて…
父ウィリアムはこの頃には娘に理解を示す
ようになっており、彼女が独立して仕事が
できるように十分な経済支援をした
父親というものはいつの世も
娘には甘いものだ
お父様！ありがとー！
これを知った母は
かんかんに怒った

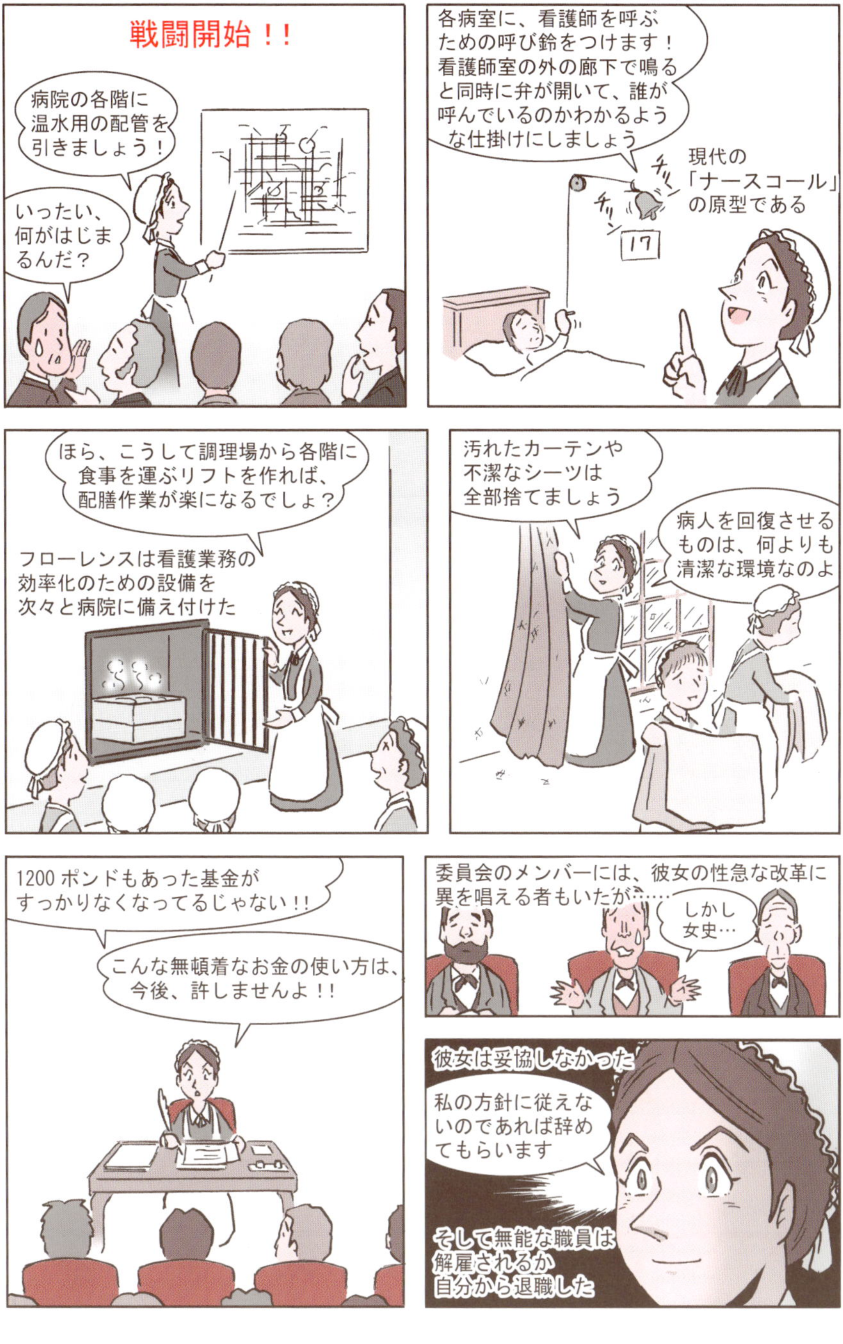
戦闘開始！！
病院の各階に温水用の配管を引きましょう！
いったい、何がはじまるんだ？
各病室に、看護師を呼ぶための呼び鈴をつけます！看護師室の外の廊下で鳴ると同時に弁が開いて、誰が呼んでいるのかわかるような仕掛けにしましょう
チリーン
チリン
17
現代の「ナースコール」の原型である
ほら、こうして調理場から各階に食事を運ぶリフトを作れば、配膳作業が楽になるでしょ？
フローレンスは看護業務の効率化のための設備を次々と病院に備え付けた
ふ
汚れたカーテンや不潔なシーツは全部捨てましょう
病人を回復させるものは、何よりも清潔な環境なのよ
1200 ポンドもあった基金がすっかりなくなってるじゃない！！
こんな無頓着なお金の使い方は、今後、許しませんよ！！
委員会のメンバーには、彼女の性急な改革に異を唱える者もいたが……
しかし女史…
彼女は妥協しなかった
私の方針に従えないのであれば辞めてもらいます
そして無能な職員は解雇されるか自分から退職した

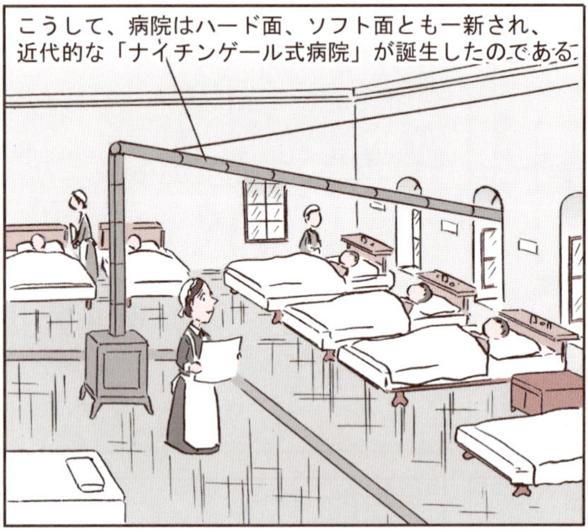
こうして、病院はハード面、ソフト面とも一新され、
近代的な「ナイチンゲール式病院」が誕生したのである

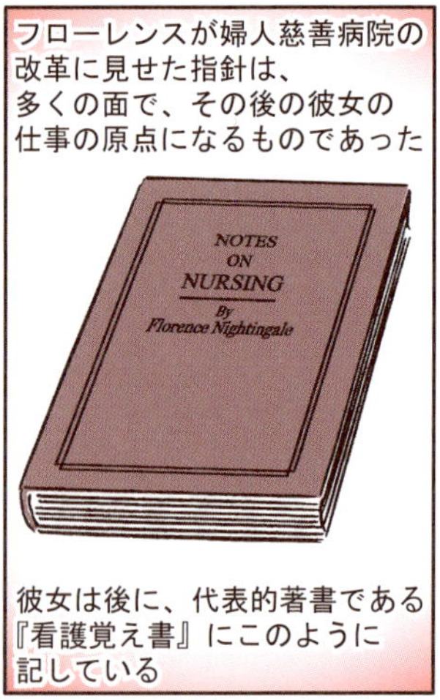
フローレンスが婦人慈善病院の
改革に見せた指針は、
多くの面で、その後の彼女の
仕事の原点になるものであった
NOTES
ON
NURSING
By
Florence Nightingale
彼女は後に、代表的著書である
『看護覚え書』にこのように
記している

「『あなたがそこにいるとき自分がすることを、あなたがそこにいないときにも行われるよう管理する方法』を知らないならば、その結果は、すべてが台無しになったり、まるで逆効果になったりしてしまうであろう。
　最も献身的な家族や看護師といえども、常時その《持ち場》に詰めていられるとはかぎらないし、またそれを強制するのも望ましいことではない」

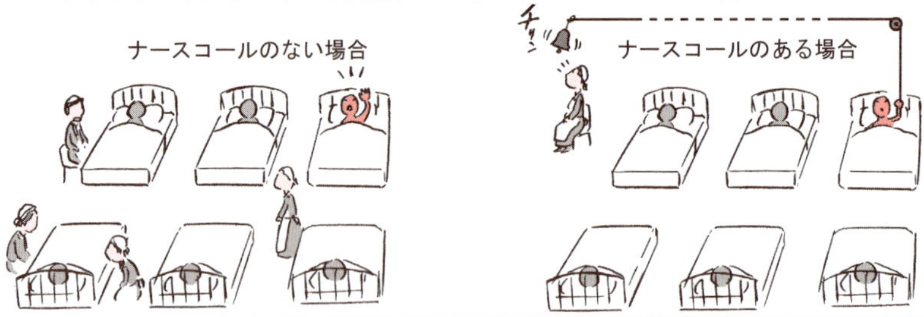
ナースコールのない場合
ナースコールのある場合

「そして、ある看護師が、自分の健康も顧みず、ほかのあらゆる仕事をなげうって看護に打ち込んだとしても、たびたびひとつの小さな管理が欠けているならば、その半分も打ち込んでいないが『自分自身を拡大する技術』を持っている別の看護師にくらべて、その半分も十分な看護を行えないのである」

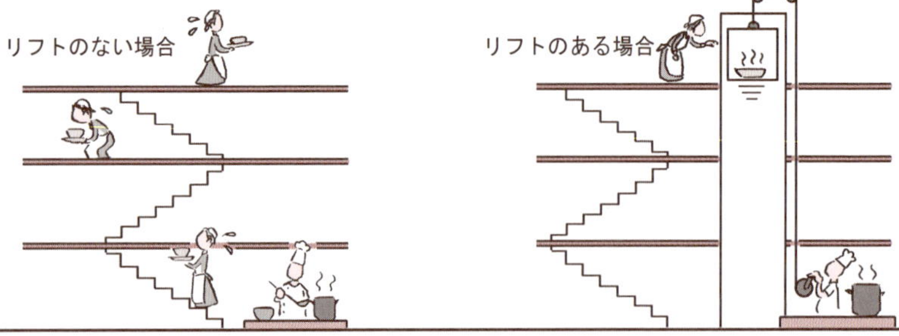
リフトのない場合
リフトのある場合

「すなわち、前者に看取られる患者はきっと、後者に看取られる患者ほど十分には、世話を受けられないはずである」

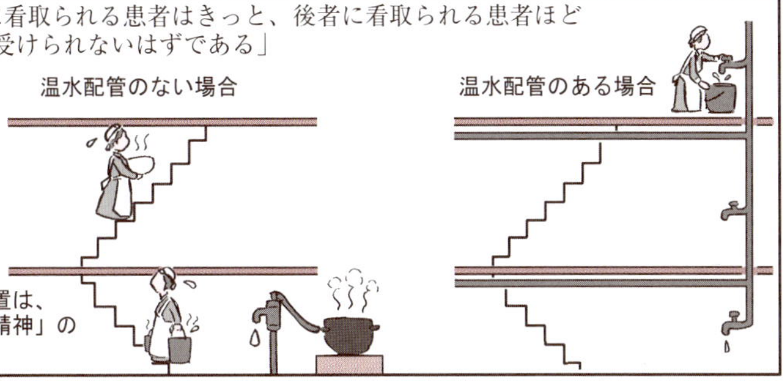
温水配管のない場合
温水配管のある場合

病院に設置された装置は、まさに彼女の「合理精神」の現れであった

また、彼女はその本の中で繰り返し、看護の基本が「環境整備」にあるのだということを述べている

「看護とはこれまで、せいぜい薬を服ませたり湿布剤を貼ったりすること、その程度の意味に限られてきている。しかし、看護とは、新鮮な空気、陽光、暖かさ、清潔さ、静かさなどを適切に整え、これらを活かして用いること、また食事内容を適切に選択し適切に与えること―こういったすべてのことを、患者の生命力の消耗を最小にするように整えること、を意味すべきである」

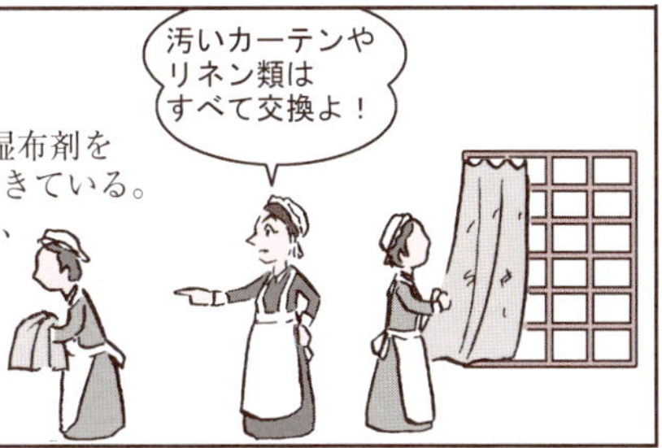
汚いカーテンやリネン類はすべて交換よ！

当時のヨーロッパは、「公衆衛生」という考えがようやく芽生えつつあった時代であった

“公衆衛生の父”と称されるイギリス人医師ジョン・スノウが、汚染された下水がコレラの原因であることをつきとめ、衛生事業の重要性を説いたのもこの頃である

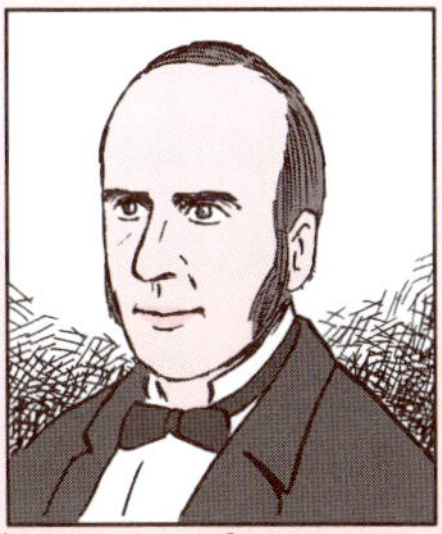

ジョン・スノウ (1813~1858)

1854年ロンドンでのコレラ発生時、感染源となっていた井戸のポンプの取っ手を取り払うことで、流行を終息させた

もっとも、“細菌学の父”と呼ばれるドイツ人医師ロベルト・コッホがコレラ菌を発見するのは1883年になってからのこと

彼の登場までは「微生物」が感染症を引き起こすという概念は一般的ではなく、フローレンス自身も「瘴気」*などが疫病の最大原因であると考えていたのだが

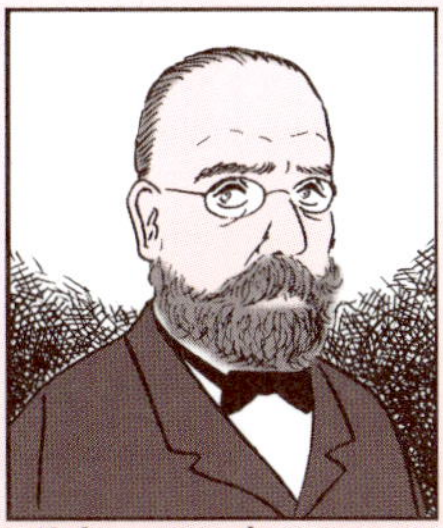

ロベルト・コッホ (1843~1910)

炭疽菌、結核菌など多くの細菌を発見し細菌感染が感染症の原因であることを最初に証明して、細菌学の基礎を作った

ともあれ、人の健康のために徹底した環境整備の必要性を説いた彼女の姿勢は、後に病院改革のみならず公衆衛生インフラすべてを変えていく原動力となるのである

＊ 病気を引き起こすと考えられていた大気中の毒素のようなもの

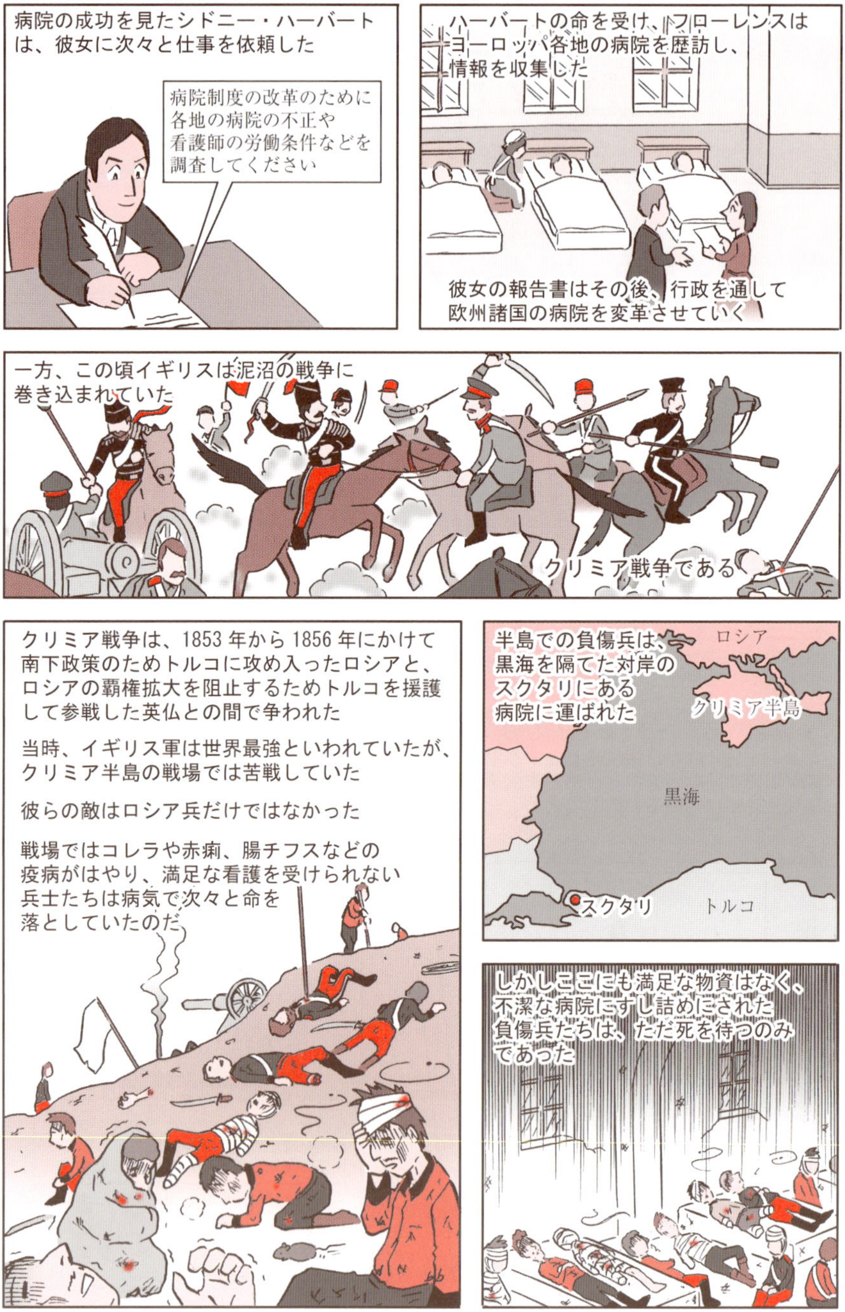
病院の成功を見たシドニー・ハーバートは、彼女に次々と仕事を依頼した
病院制度の改革のために各地の病院の不正や看護師の労働条件などを調査してください
ハーバートの命を受け、フローレンスはヨーロッパ各地の病院を歴訪し、情報を収集した
彼女の報告書はその後、行政を通して欧州諸国の病院を変革させていく
一方、この頃イギリスは泥沼の戦争に巻き込まれていた
クリミア戦争である
クリミア戦争は、1853 年から 1856 年にかけて南下政策のためトルコに攻め入ったロシアと、ロシアの覇権拡大を阻止するためトルコを援護して参戦した英仏との間で争われた
当時、イギリス軍は世界最強といわれていたが、クリミア半島の戦場では苦戦していた
彼らの敵はロシア兵だけではなかった
戦場ではコレラや赤痢、腸チフスなどの疫病がはやり、満足な看護を受けられない兵士たちは病気で次々と命を落としていたのだ
半島での負傷兵は、黒海を隔てた対岸のスクタリにある病院に運ばれた
ロシア
クリミア半島
黒海
スクタリ
トルコ
しかしここにも満足な物資はなく、不潔な病院にすし詰めにされた負傷兵たちは、ただ死を待つのみであった

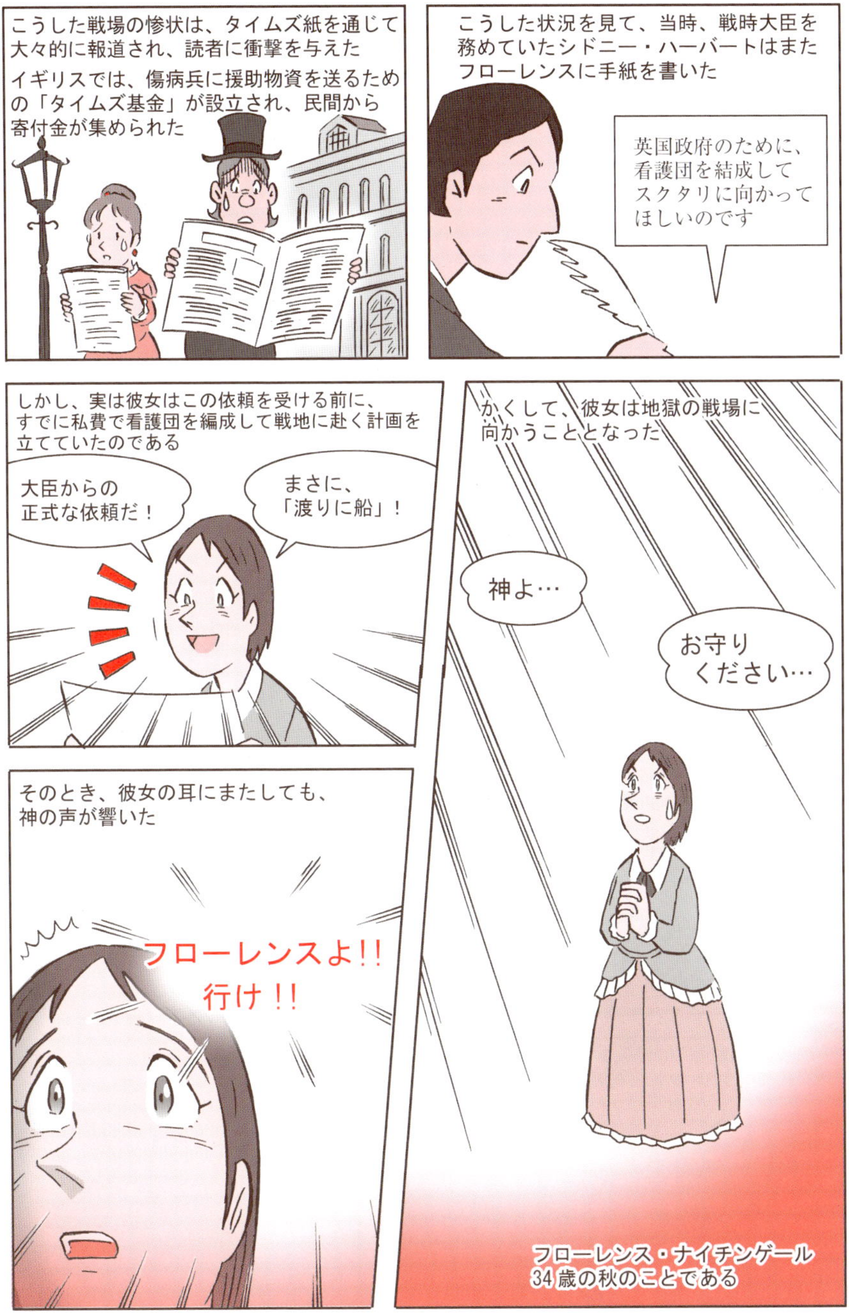
こうした戦場の惨状は、タイムズ紙を通じて大々的に報道され、読者に衝撃を与えた
イギリスでは、傷病兵に援助物資を送るための「タイムズ基金」が設立され、民間から寄付金が集められた
こうした状況を見て、当時、戦時大臣を務めていたシドニー・ハーバートはまたフローレンスに手紙を書いた
英国政府のために、看護団を結成してスクタリに向かってほしいのです
しかし、実は彼女はこの依頼を受ける前に、すでに私費で看護団を編成して戦地に赴く計画を立てていたのである
大臣からの正式な依頼だ！
まさに、「渡りに船」！
そのとき、彼女の耳にまたしても、神の声が響いた
フローレンスよ!!
行け!!
かくして、彼女は地獄の戦場に向かうこととなった
神よ…
お守りください…
フローレンス・ナイチンゲール
34歳の秋のことである

第 8 話

地獄の戦場

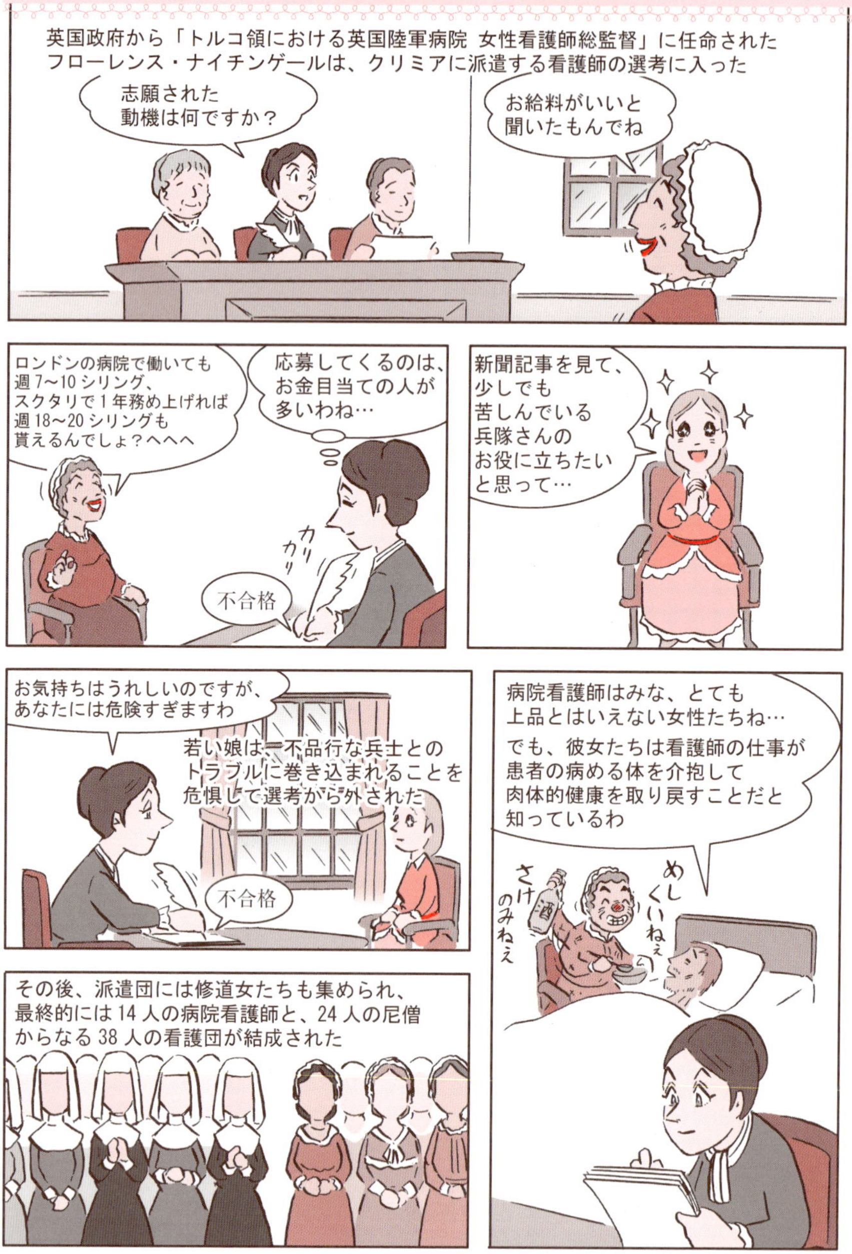

英国政府から「トルコ領における英国陸軍病院 女性看護師総監督」に任命された
フローレンス・ナイチンゲールは、クリミアに派遣する看護師の選考に入った
志願された
動機は何ですか？
お給料がいいと
聞いたもんでね
ロンドンの病院で働いても
週 7〜10 シリング、
スクタリで 1 年務め上げれば
週 18〜20 シリングも
貰えるんでしょ？へへへ
応募してくるのは、
お金目当ての人が
多いわね…
カリ
カリ
不合格
新聞記事を見て、
少しでも
苦しんでいる
兵隊さんの
お役に立ちたい
と思って…
お気持ちはうれしいのですが、
あなたには危険すぎますわ
若い娘は、不品行な兵士との
トラブルに巻き込まれることを
危惧して選考から外された
不合格
病院看護師はみな、とても
上品とはいえない女性たちね…
でも、彼女たちは看護師の仕事が
患者の病める体を介抱して
肉体的健康を取り戻すことだと
知っているわ
さけのみねぇ
めしくいねぇ
酒
その後、派遣団には修道女たちも集められ、
最終的には 14 人の病院看護師と、24 人の尼僧
からなる 38 人の看護団が結成された

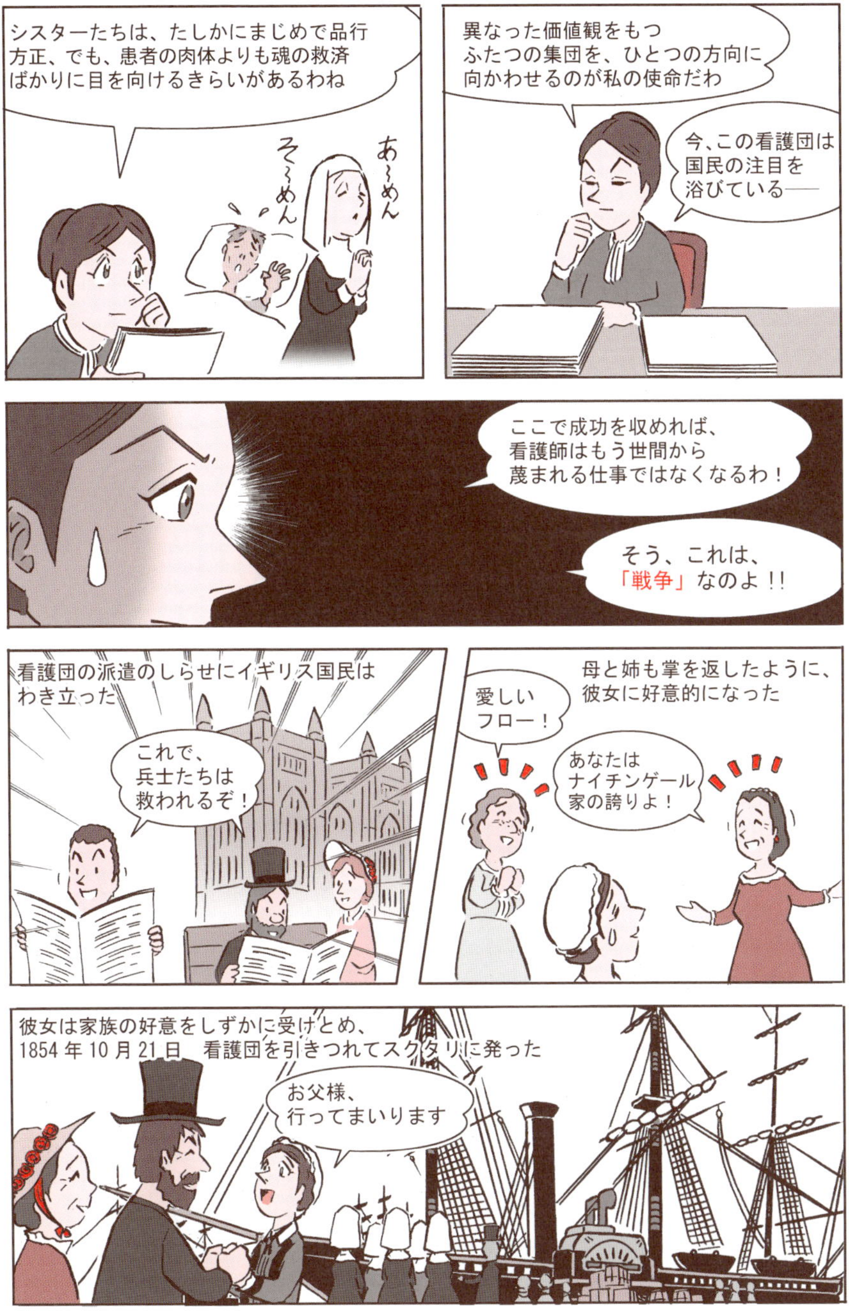
シスターたちは、たしかにまじめで品行方正、でも、患者の肉体よりも魂の救済ばかりに目を向けるきらいがあるわね
そ〜めん
あ〜めん
異なった価値観をもつふたつの集団を、ひとつの方向に向かわせるのが私の使命だわ
今、この看護団は国民の注目を浴びている——
ここで成功を収めれば、看護師はもう世間から蔑まれる仕事ではなくなるわ！
そう、これは、「戦争」なのよ!!
看護団の派遣のしらせにイギリス国民はわき立った
これで、兵士たちは救われるぞ！
母と姉も掌を返したように、彼女に好意的になった
愛しいフロー！
あなたはナイチンゲール家の誇りよ！
彼女は家族の好意をしずかに受けとめ、1854 年 10 月 21 日、看護団を引きつれてスクタリに発った
お父様、行ってまいります

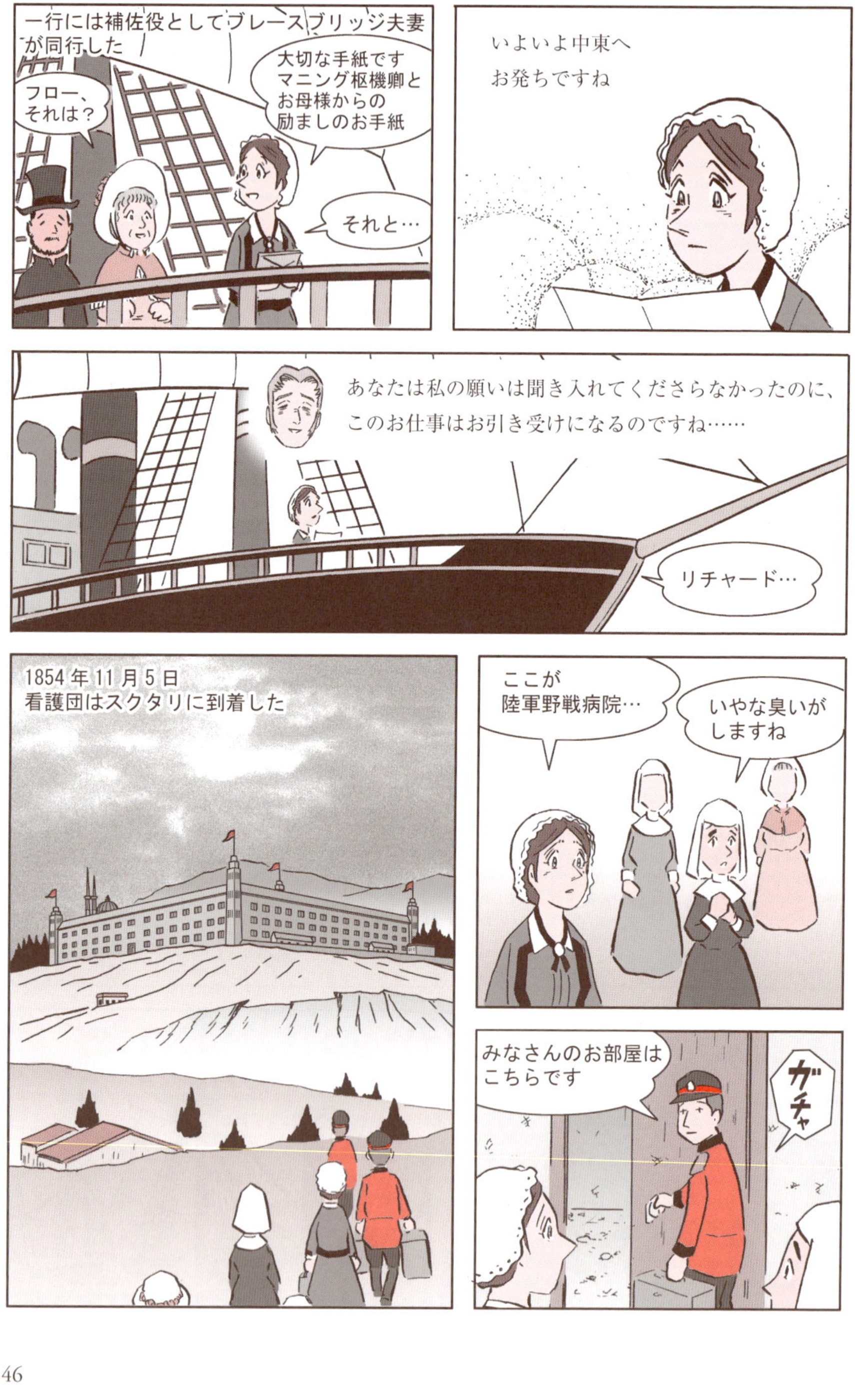
一行には補佐役としてブレースブリッジ夫妻が同行した
フロー、それは？
大切な手紙です
マニング枢機卿と
お母様からの
励ましのお手紙
それと…
いよいよ中東へ
お発ちですね
あなたは私の願いは聞き入れてくださらなかったのに、
このお仕事はお引き受けになるのですね……
リチャード…
1854 年 11 月 5 日
看護団はスクタリに到着した
ここが
陸軍野戦病院…
いやな臭いが
しますね
みなさんのお部屋は
こちらです
ガチャ

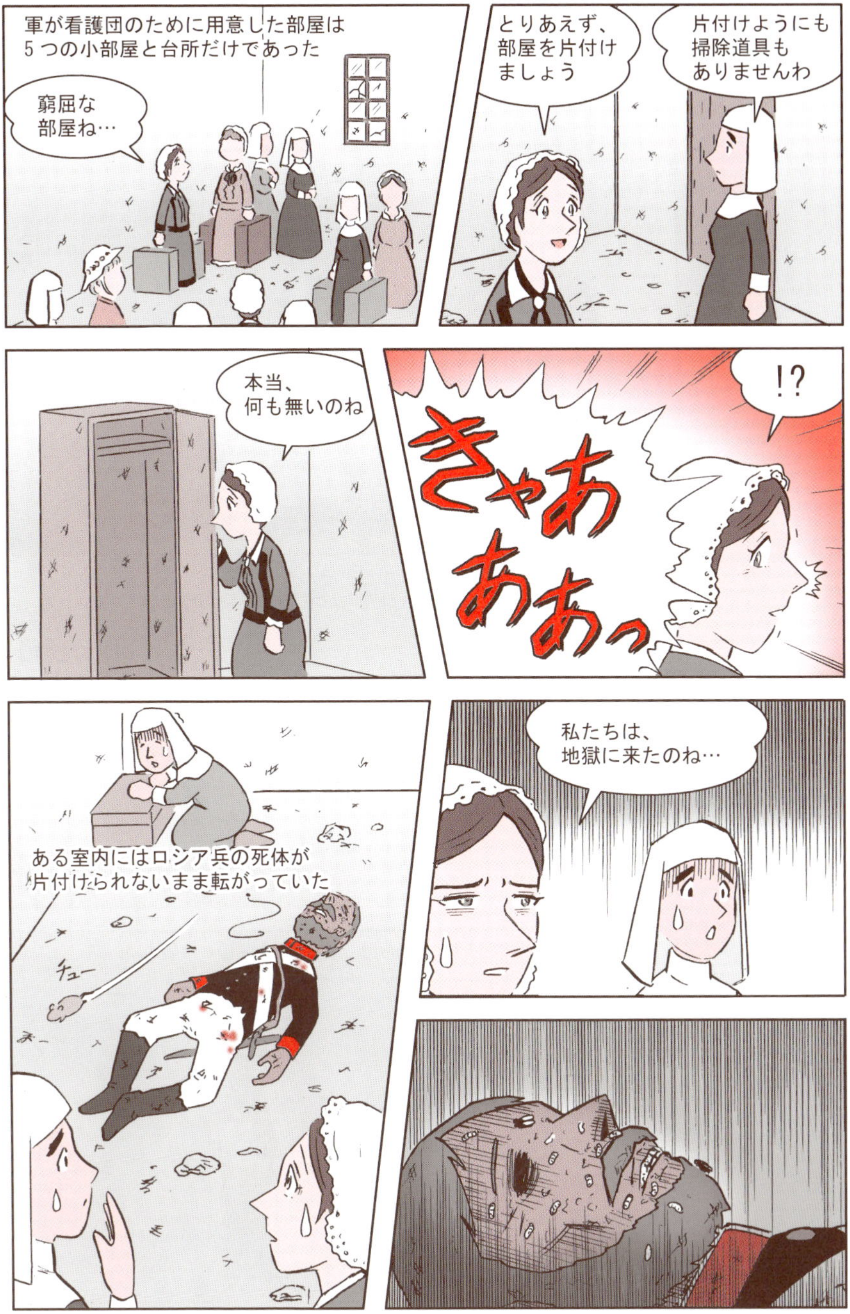
軍が看護団のために用意した部屋は
5つの小部屋と台所だけであった
窮屈な
部屋ね…
とりあえず、
部屋を片付け
ましょう
片付けようにも
掃除道具も
ありませんわ
本当、
何も無いのね
!?
きゃあああっ
ある室内にはロシア兵の死体が
片付けられないまま転がっていた
チュー
私たちは、
地獄に来たのね…

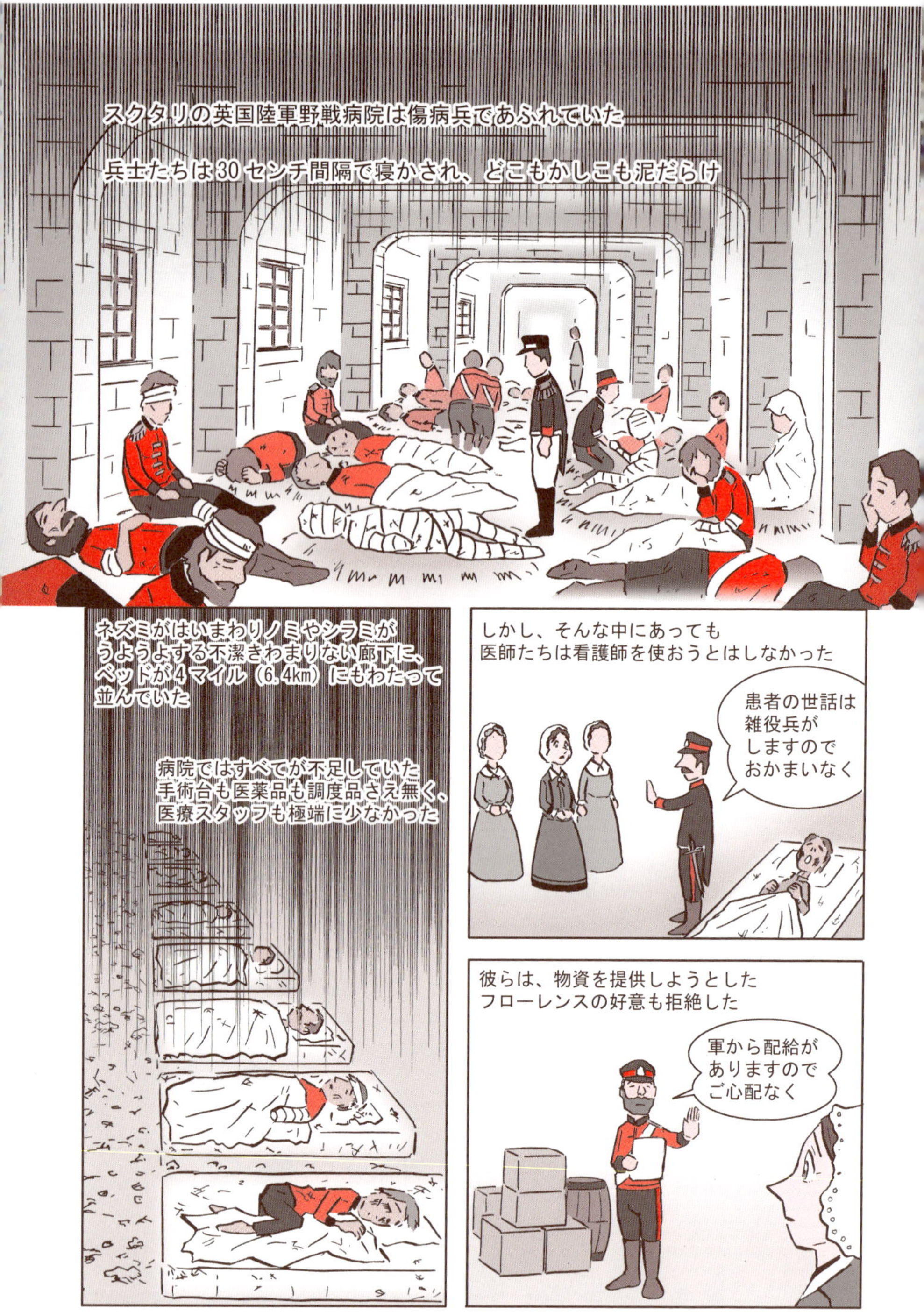

スクタリの英国陸軍野戦病院は傷病兵であふれていた
兵士たちは30センチ間隔で寝かされ、どこもかしこも泥だらけ
ネズミがはいまわりノミやシラミがうようよする不潔きわまりない廊下に、ベッドが4マイル（6.4㎞）にもわたって並んでいた
病院ではすべてが不足していた　手術台も医薬品も調度品さえ無く、医療スタッフも極端に少なかった
しかし、そんな中にあっても医師たちは看護師を使おうとはしなかった
患者の世話は雑役兵がしますのでおかまいなく
彼らは、物資を提供しようとしたフローレンスの好意も拒絶した
軍から配給がありますのでご心配なく

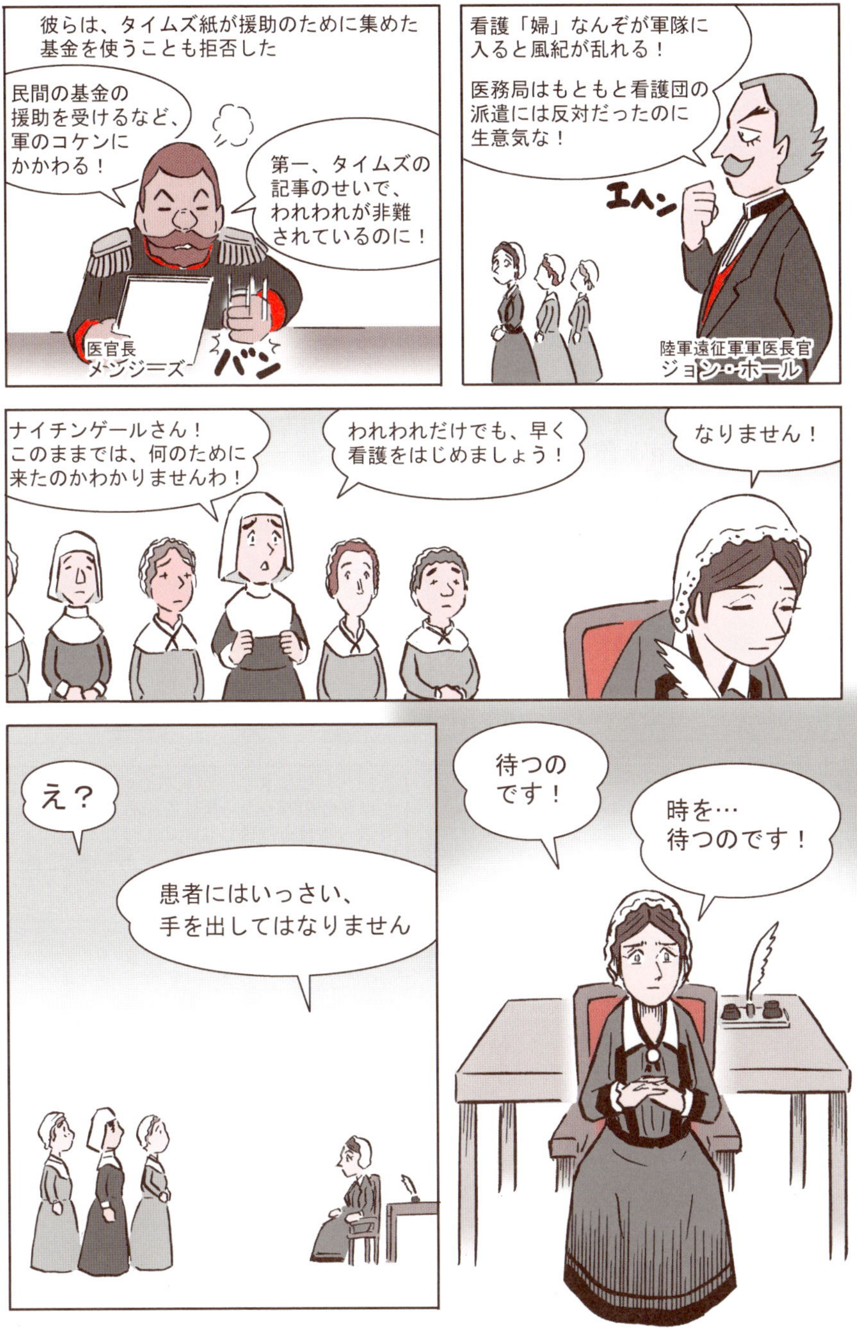
彼らは、タイムズ紙が援助のために集めた基金を使うことも拒否した
民間の基金の援助を受けるなど、軍のコケンにかかわる！
第一、タイムズの記事のせいで、われわれが非難されているのに！
医官長
メンジーズ
バン
看護「婦」なんぞが軍隊に入ると風紀が乱れる！
医務局はもともと看護団の派遣には反対だったのに生意気な！
エヘン
陸軍遠征軍軍医長官
ジョン・ホール
ナイチンゲールさん！このままでは、何のために来たのかわかりませんわ！
われわれだけでも、早く看護をはじめましょう！
なりません！
え？
患者にはいっさい、手を出してはなりません
待つのです！
時を…待つのです！

第 9 話

軍の掟

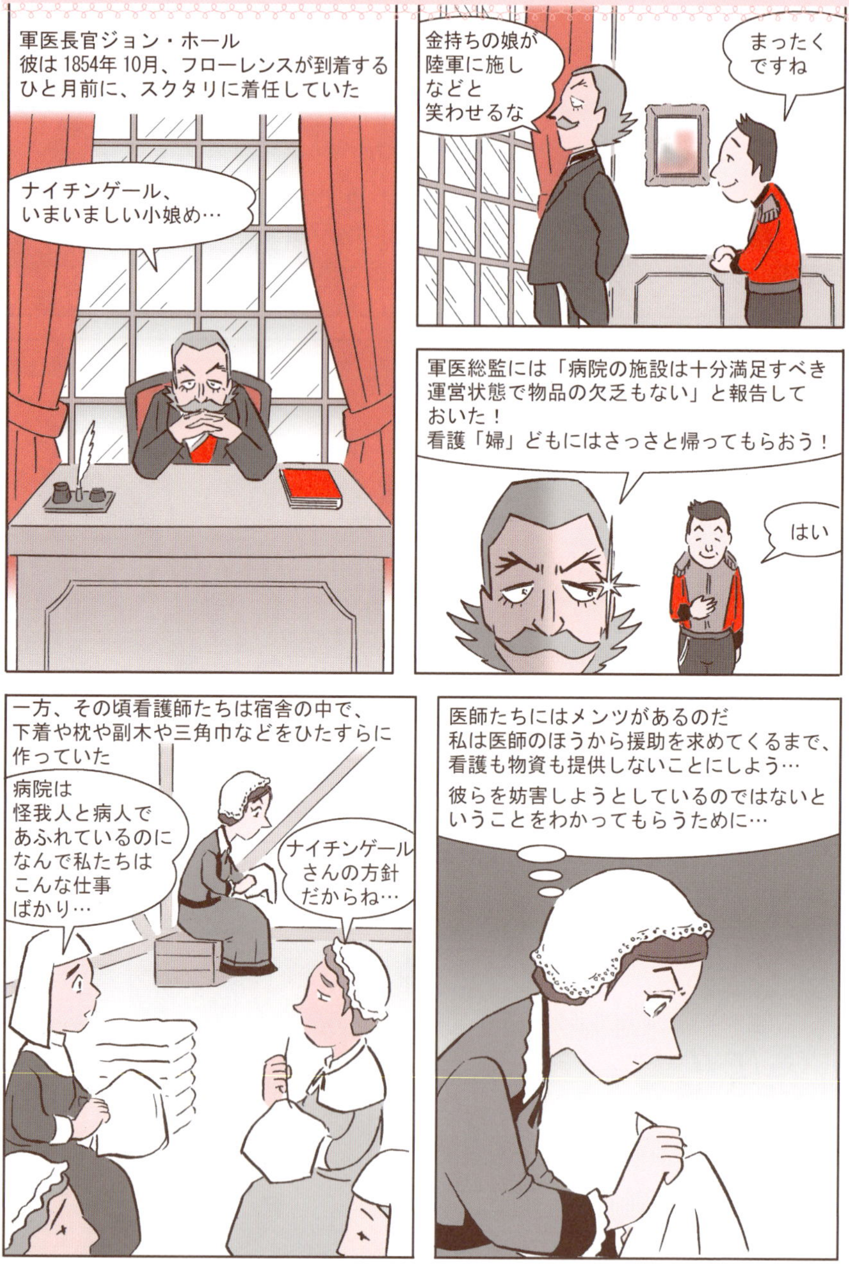
軍医長官ジョン・ホール
彼は 1854年 10月、フローレンスが到着するひと月前に、スクタリに着任していた
ナイチンゲール、いまいましい小娘め…
金持ちの娘が陸軍に施しなどと笑わせるな
まったくですね
軍医総監には「病院の施設は十分満足すべき運営状態で物品の欠乏もない」と報告しておいた！
看護「婦」どもにはさっさと帰ってもらおう！
はい
一方、その頃看護師たちは宿舎の中で、下着や枕や副木や三角巾などをひたすらに作っていた
病院は怪我人と病人であふれているのになんで私たちはこんな仕事ばかり…
ナイチンゲールさんの方針だからね…
医師たちにはメンツがあるのだ
私は医師のほうから援助を求めてくるまで、看護も物資も提供しないことにしよう…
彼らを妨害しようとしているのではないということをわかってもらうために…

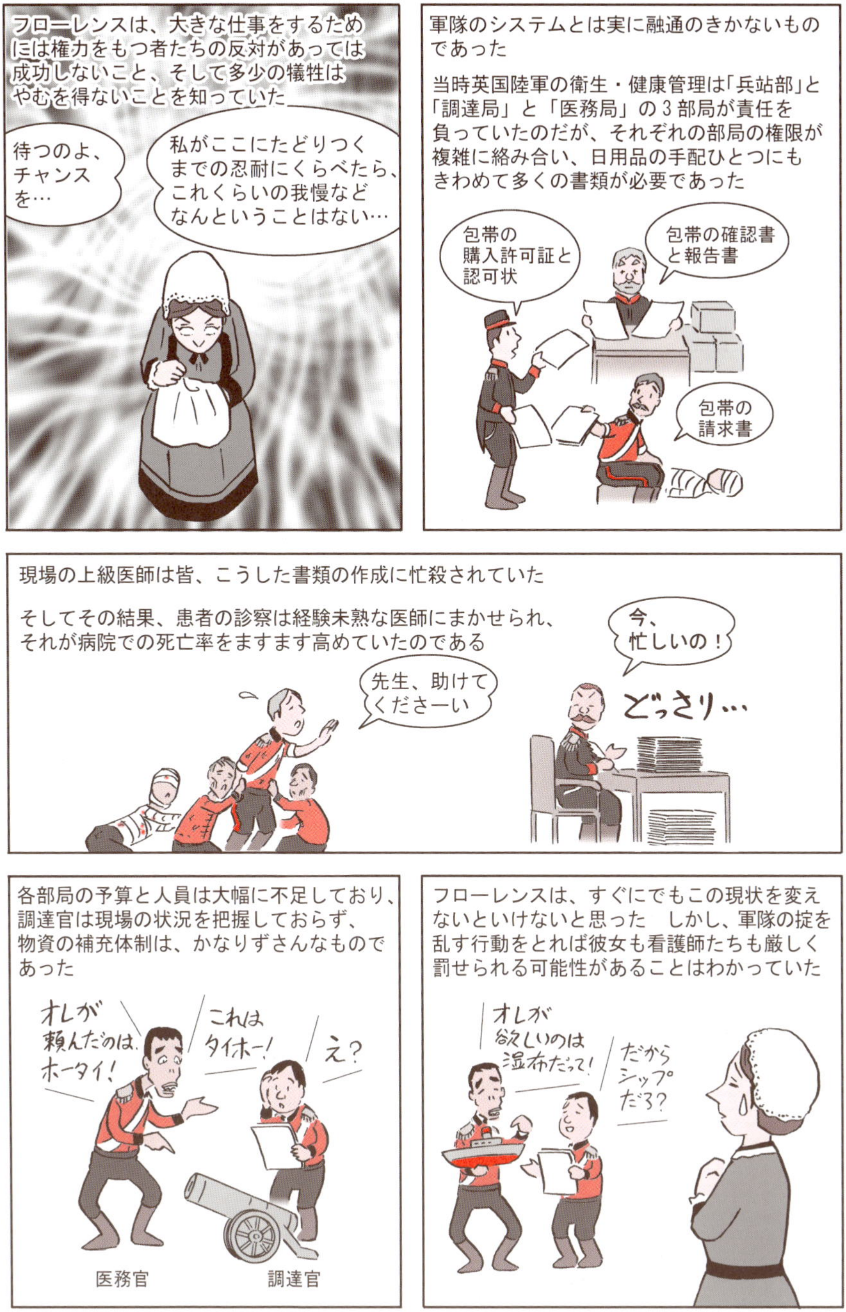
フローレンスは、大きな仕事をするためには権力をもつ者たちの反対があっては成功しないこと、そして多少の犠牲はやむを得ないことを知っていた
待つのよ、チャンスを…
私がここにたどりつくまでの忍耐にくらべたら、これくらいの我慢などなんということはない…
軍隊のシステムとは実に融通のきかないものであった
当時英国陸軍の衛生・健康管理は「兵站部」と「調達局」と「医務局」の3部局が責任を負っていたのだが、それぞれの部局の権限が複雑に絡み合い、日用品の手配ひとつにもきわめて多くの書類が必要であった
包帯の購入許可証と認可状
包帯の確認書と報告書
包帯の請求書
現場の上級医師は皆、こうした書類の作成に忙殺されていた
そしてその結果、患者の診察は経験未熟な医師にまかせられ、それが病院での死亡率をますます高めていたのである
今、忙しいの！
先生、助けてくださーい
どっさり…
各部局の予算と人員は大幅に不足しており、調達官は現場の状況を把握しておらず、物資の補充体制は、かなりずさんなものであった
オレが頼んだのは、ホータイ！
これはタイホー！
え？
医務官
調達官
フローレンスは、すぐにでもこの現状を変えないといけないと思った　しかし、軍隊の掟を乱す行動をとれば彼女も看護師たちも厳しく罰せられる可能性があることはわかっていた
オレが欲しいのは湿布だって！
だからシップだろ？

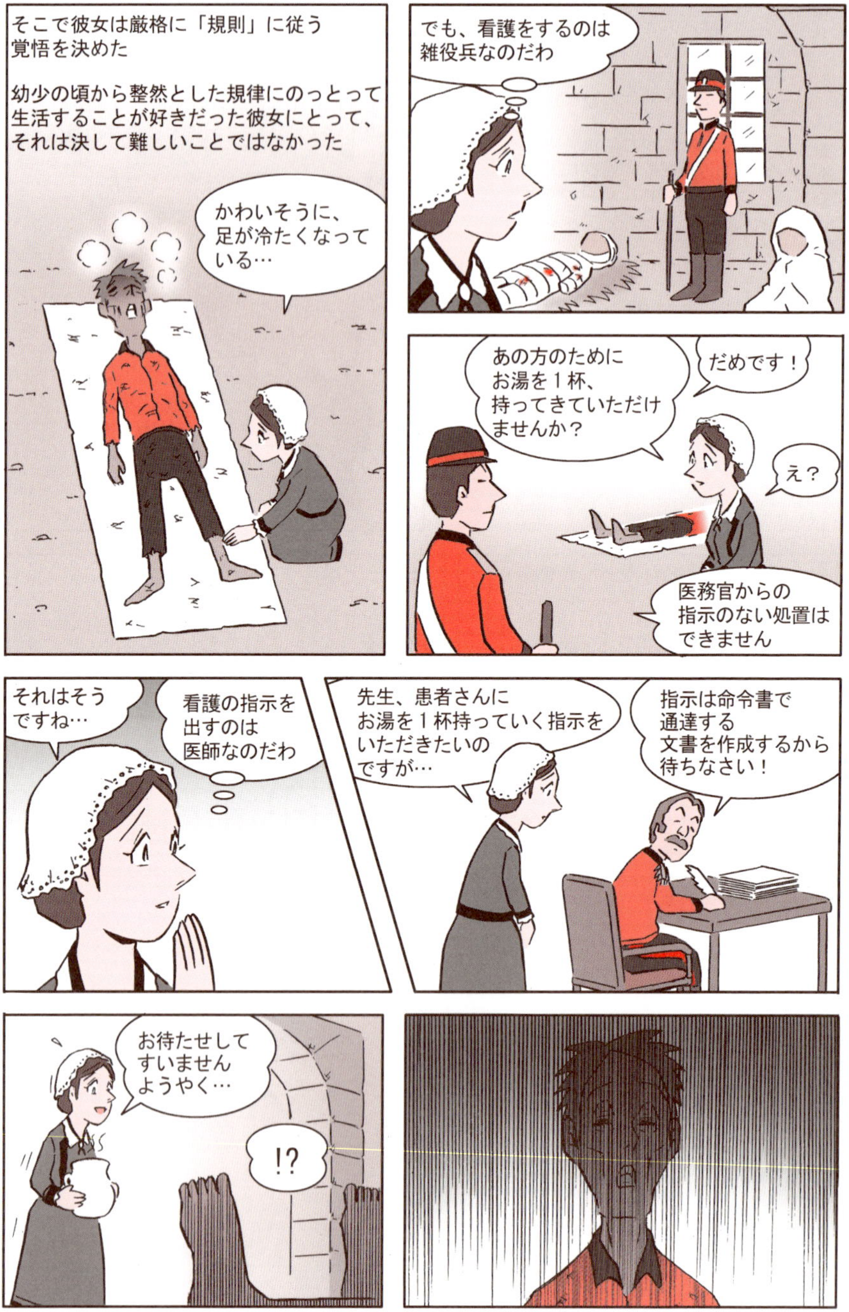
そこで彼女は厳格に「規則」に従う
覚悟を決めた
幼少の頃から整然とした規律にのっとって
生活することが好きだった彼女にとって、
それは決して難しいことではなかった
かわいそうに、足が冷たくなっている…
でも、看護をするのは雑役兵なのだわ
あの方のためにお湯を1杯、持ってきていただけませんか？
だめです！
え？
医務官からの指示のない処置はできません
それはそうですね…
看護の指示を出すのは医師なのだわ
先生、患者さんにお湯を1杯持っていく指示をいただきたいのですが…
指示は命令書で通達する文書を作成するから待ちなさい！
お待たせしてすいませんようやく…
!?

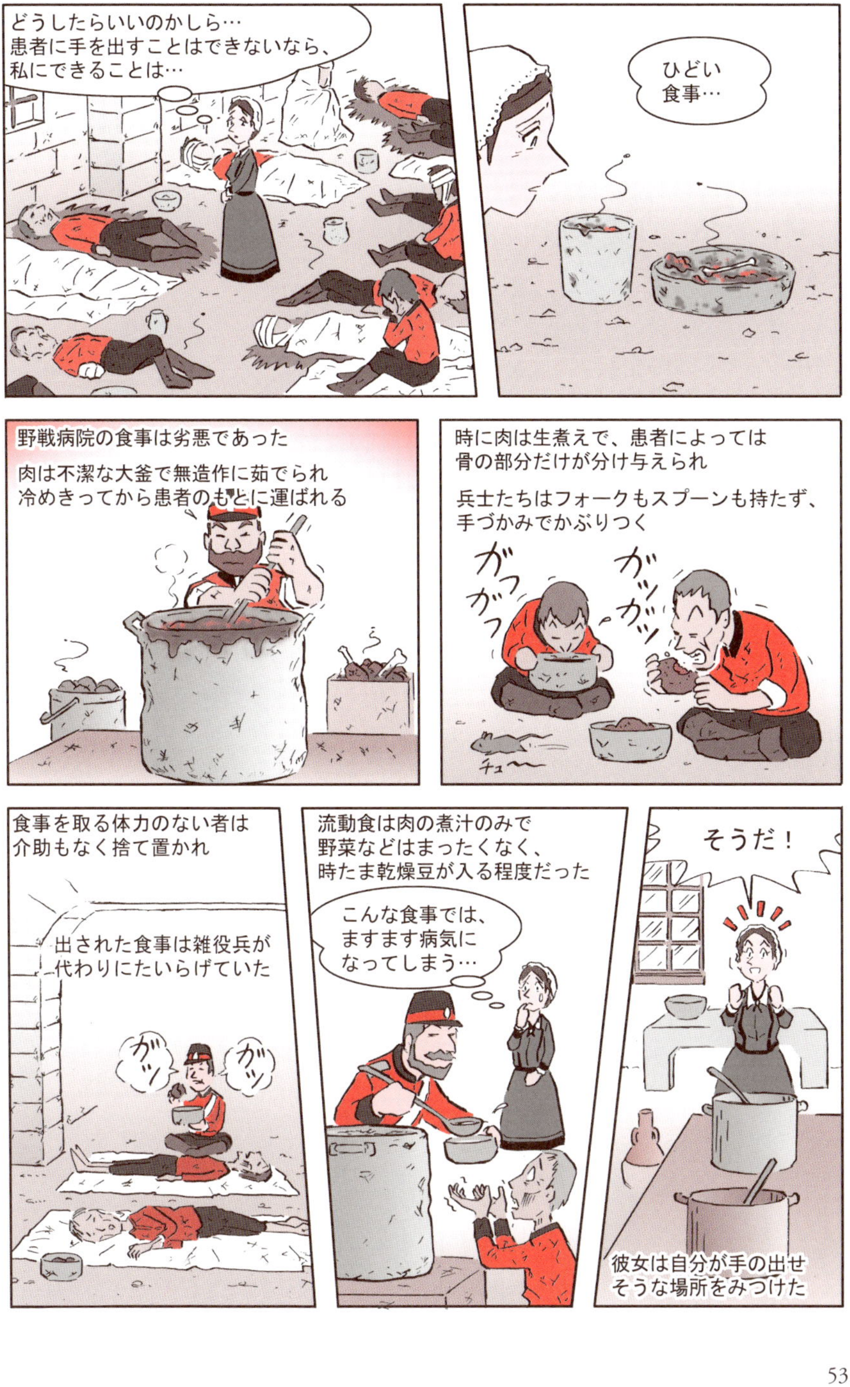

どうしたらいいのかしら…
患者に手を出すことはできないなら、
私にできることは…
ひどい
食事…
野戦病院の食事は劣悪であった
肉は不潔な大釜で無造作に茹でられ
冷めきってから患者のもとに運ばれる
時に肉は生煮えで、患者によっては
骨の部分だけが分け与えられ
兵士たちはフォークもスプーンも持たず、
手づかみでかぶりつく
がつがつ
ガツガツ
チュ～
食事を取る体力のない者は
介助もなく捨て置かれ
出された食事は雑役兵が
代わりにたいらげていた
ガツ
ガツ
流動食は肉の煮汁のみで
野菜などはまったくなく、
時たま乾燥豆が入る程度だった
こんな食事では、
ますます病気に
なってしまう…
そうだ！
彼女は自分が手の出せ
そうな場所をみつけた

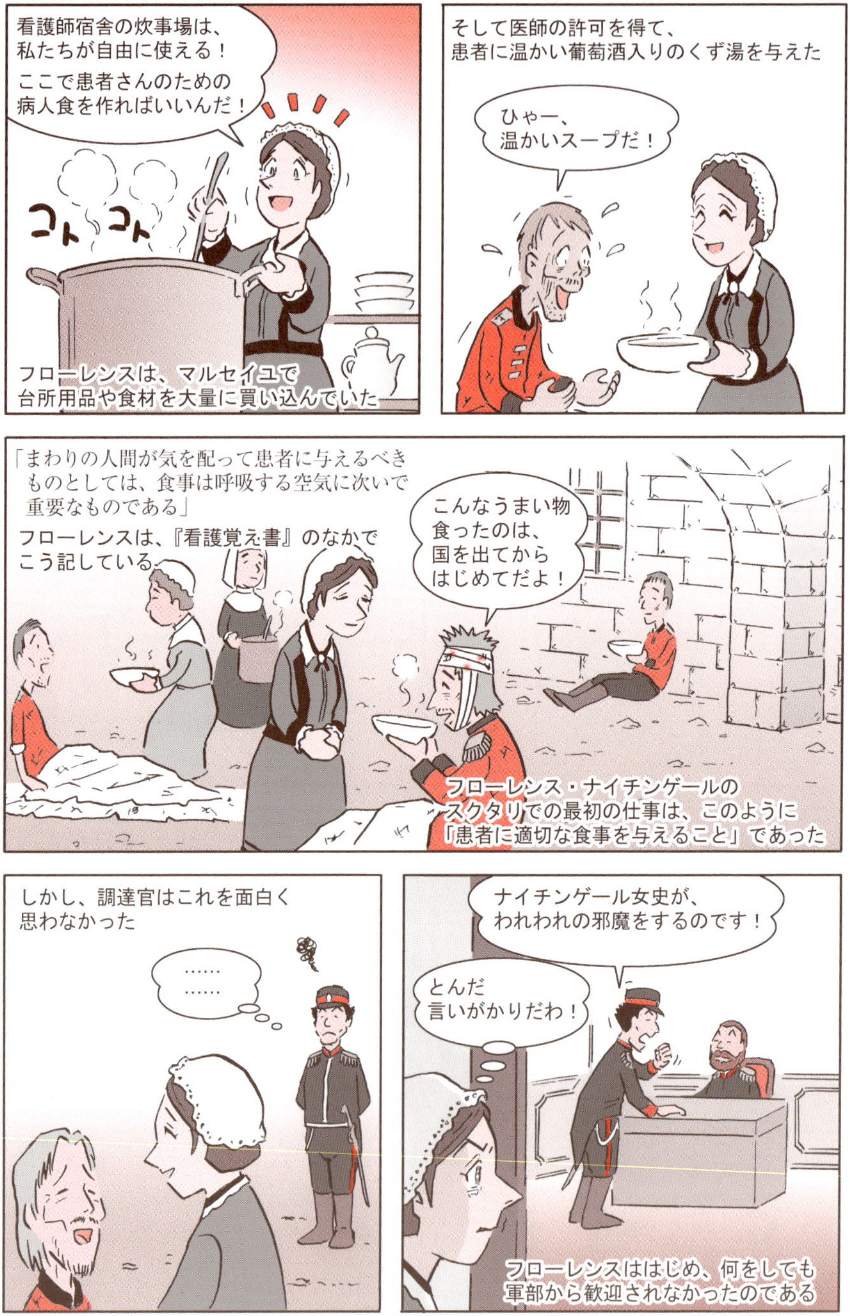

看護師宿舎の炊事場は、
私たちが自由に使える！
ここで患者さんのための
病人食を作ればいいんだ！
コトコト
フローレンスは、マルセイユで
台所用品や食材を大量に買い込んでいた
そして医師の許可を得て、
患者に温かい葡萄酒入りのくず湯を与えた
ひゃー、
温かいスープだ！
「まわりの人間が気を配って患者に与えるべき
ものとしては、食事は呼吸する空気に次いで
重要なものである」
フローレンスは、『看護覚え書』のなかで
こう記している
こんなうまい物
食ったのは、
国を出てから
はじめてだよ！
フローレンス・ナイチンゲールの
スクタリでの最初の仕事は、このように
「患者に適切な食事を与えること」であった
しかし、調達官はこれを面白く
思わなかった
……
……
ナイチンゲール女史が、
われわれの邪魔をするのです！
とんだ
言いがかりだわ！
フローレンスははじめ、何をしても
軍部から歓迎されなかったのである

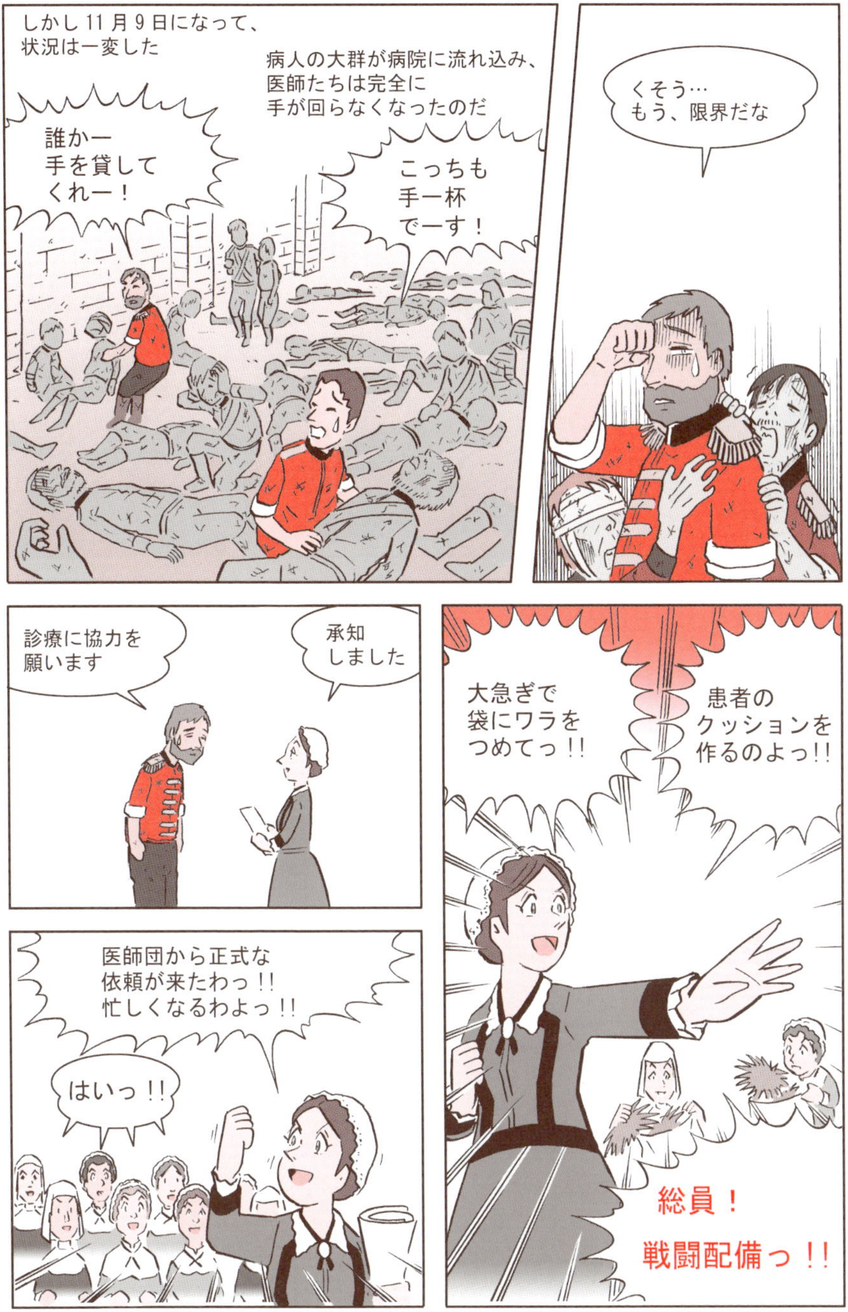
しかし11月9日になって、
状況は一変した
病人の大群が病院に流れ込み、
医師たちは完全に
手が回らなくなったのだ
誰かー
手を貸して
くれー！
こっちも
手一杯
でーす！
くそう…
もう、限界だな
診療に協力を
願います
承知
しました
医師団から正式な
依頼が来たわっ!!
忙しくなるわよっ!!
はいっ!!
大急ぎで
袋にワラを
つめてっ!!
患者の
クッションを
作るのよっ!!
総員！
戦闘配備っ!!

第10話
金槌を持った婦人

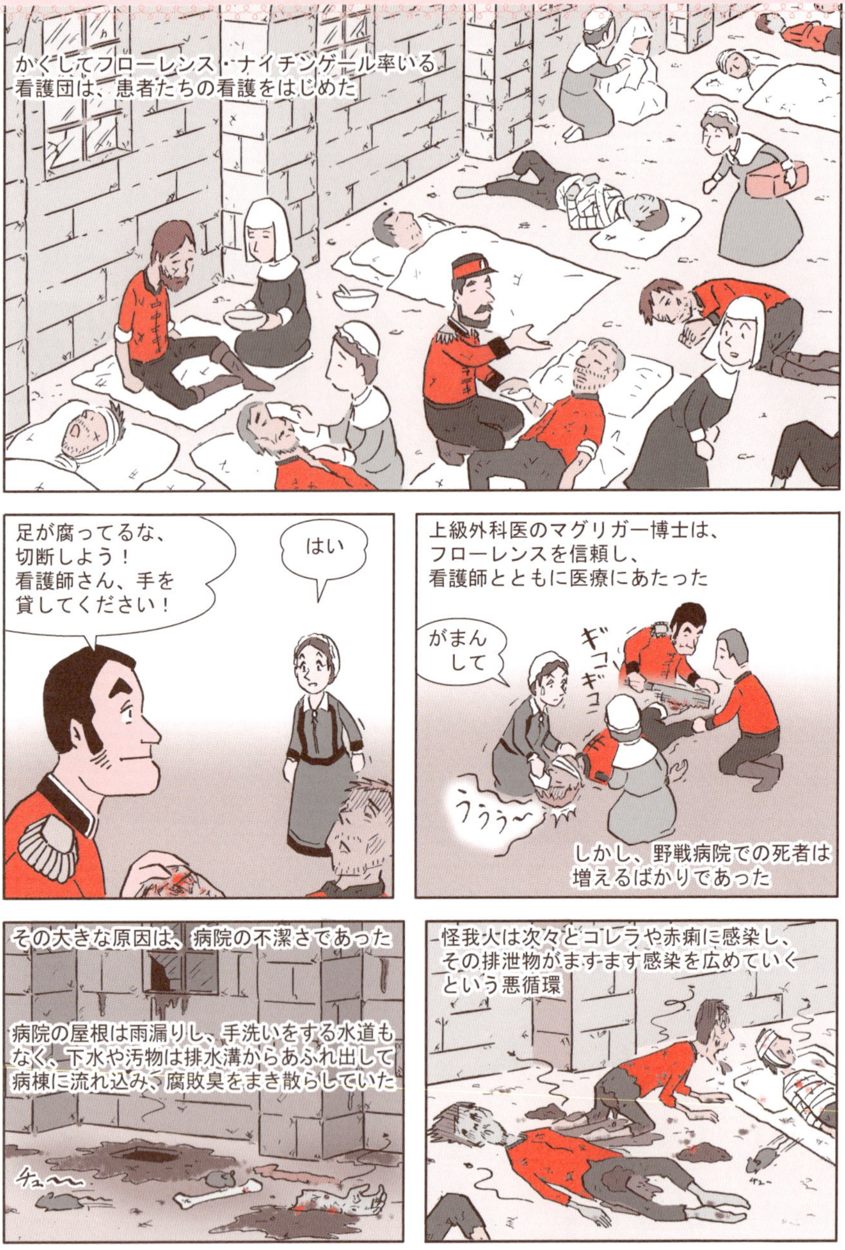
かくしてフローレンス・ナイチンゲール率いる
看護団は、患者たちの看護をはじめた
足が腐ってるな、
切断しよう！
看護師さん、手を
貸してください！
はい
上級外科医のマグリガー博士は、
フローレンスを信頼し、
看護師とともに医療にあたった
がまん
して
ギコギコ
ううう〜
しかし、野戦病院での死者は
増えるばかりであった
その大きな原因は、病院の不潔さであった
病院の屋根は雨漏りし、手洗いをする水道も
なく、下水や汚物は排水溝からあふれ出して
病棟に流れ込み、腐敗臭をまき散らしていた
チュ〜
怪我人は次々とコレラや赤痢に感染し、
その排泄物がますます感染を広めていく
という悪循環

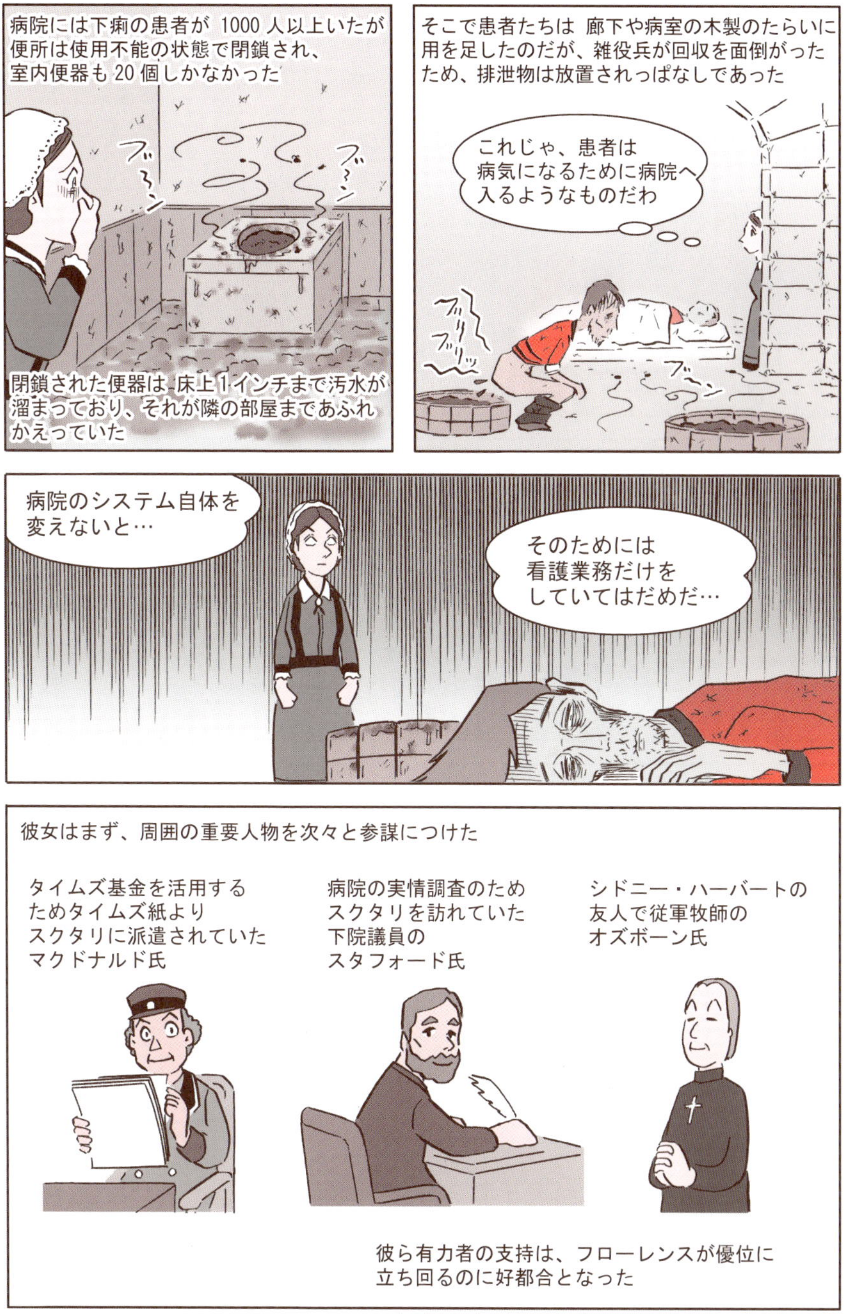
病院には下痢の患者が 1000 人以上いたが
便所は使用不能の状態で閉鎖され、
室内便器も 20 個しかなかった
閉鎖された便器は 床上 1 インチまで汚水が
溜まっており、それが隣の部屋まであふれ
かえっていた
そこで患者たちは 廊下や病室の木製のたらいに
用を足したのだが、雑役兵が回収を面倒がった
ため、排泄物は放置されっぱなしであった
これじゃ、患者は
病気になるために病院へ
入るようなものだわ
病院のシステム自体を
変えないと…
そのためには
看護業務だけを
していてはだめだ…
彼女はまず、周囲の重要人物を次々と参謀につけた
タイムズ基金を活用する
ためタイムズ紙より
スクタリに派遣されていた
マクドナルド氏
病院の実情調査のため
スクタリを訪れていた
下院議員の
スタフォード氏
シドニー・ハーバートの
友人で従軍牧師の
オズボーン氏
彼ら有力者の支持は、フローレンスが優位に
立ち回るのに好都合となった

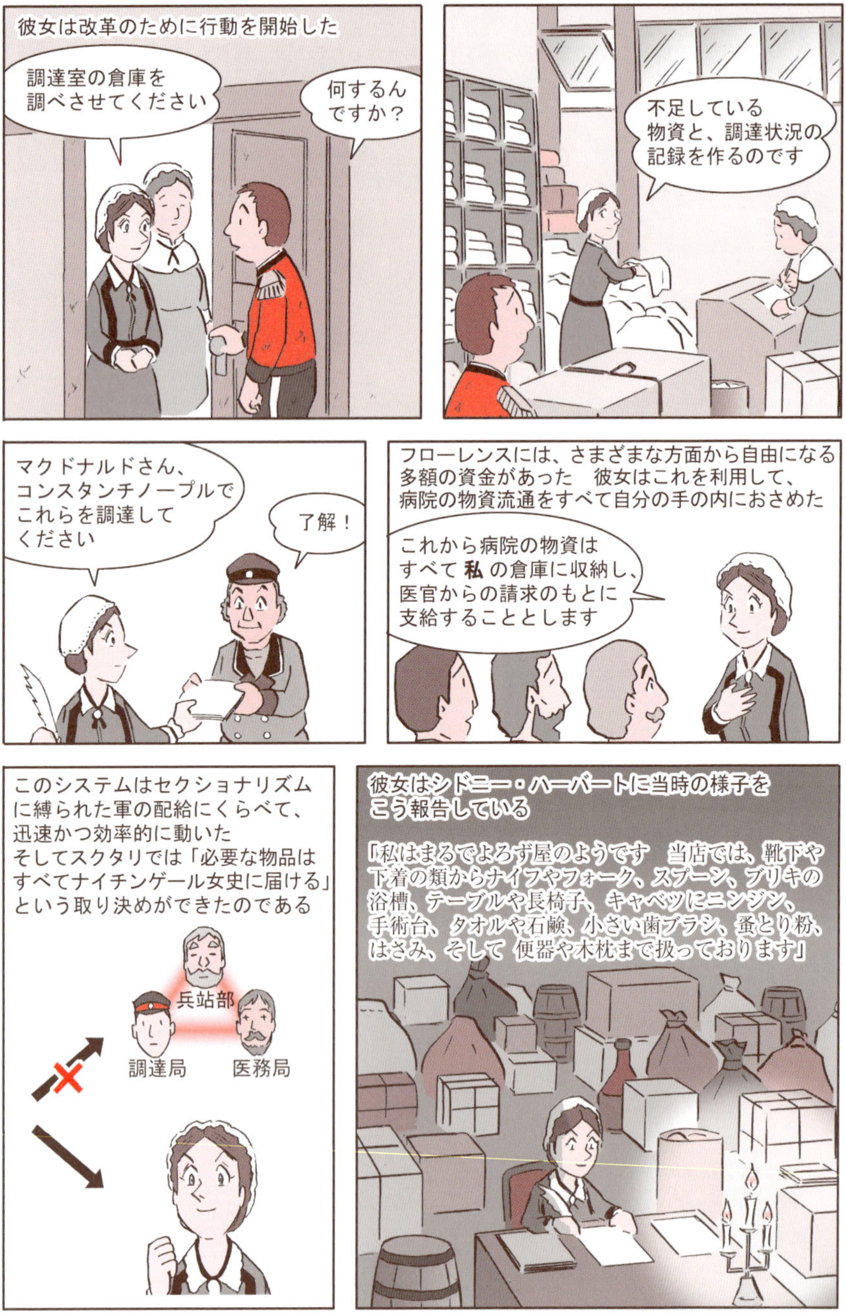
彼女は改革のために行動を開始した
調達室の倉庫を調べさせてください
何するんですか？
不足している物資と、調達状況の記録を作るのです
マクドナルドさん、コンスタンチノープルでこれらを調達してください
了解！
フローレンスには、さまざまな方面から自由になる多額の資金があった　彼女はこれを利用して、病院の物資流通をすべて自分の手の内におさめた
これから病院の物資はすべて**私**の倉庫に収納し、医官からの請求のもとに支給することとします
このシステムはセクショナリズムに縛られた軍の配給にくらべて、迅速かつ効率的に動いた
そしてスクタリでは「必要な物品はすべてナイチンゲール女史に届ける」という取り決めができたのである
兵站部
調達局
医務局
彼女はシドニー・ハーバートに当時の様子をこう報告している
「私はまるでよろず屋のようです　当店では、靴下や下着の類からナイフやフォーク、スプーン、ブリキの浴槽、テーブルや長椅子、キャベツにニンジン、手術台、タオルや石鹸、小さい歯ブラシ、蚤とり粉、はさみ、そして 便器や木枕まで扱っております」

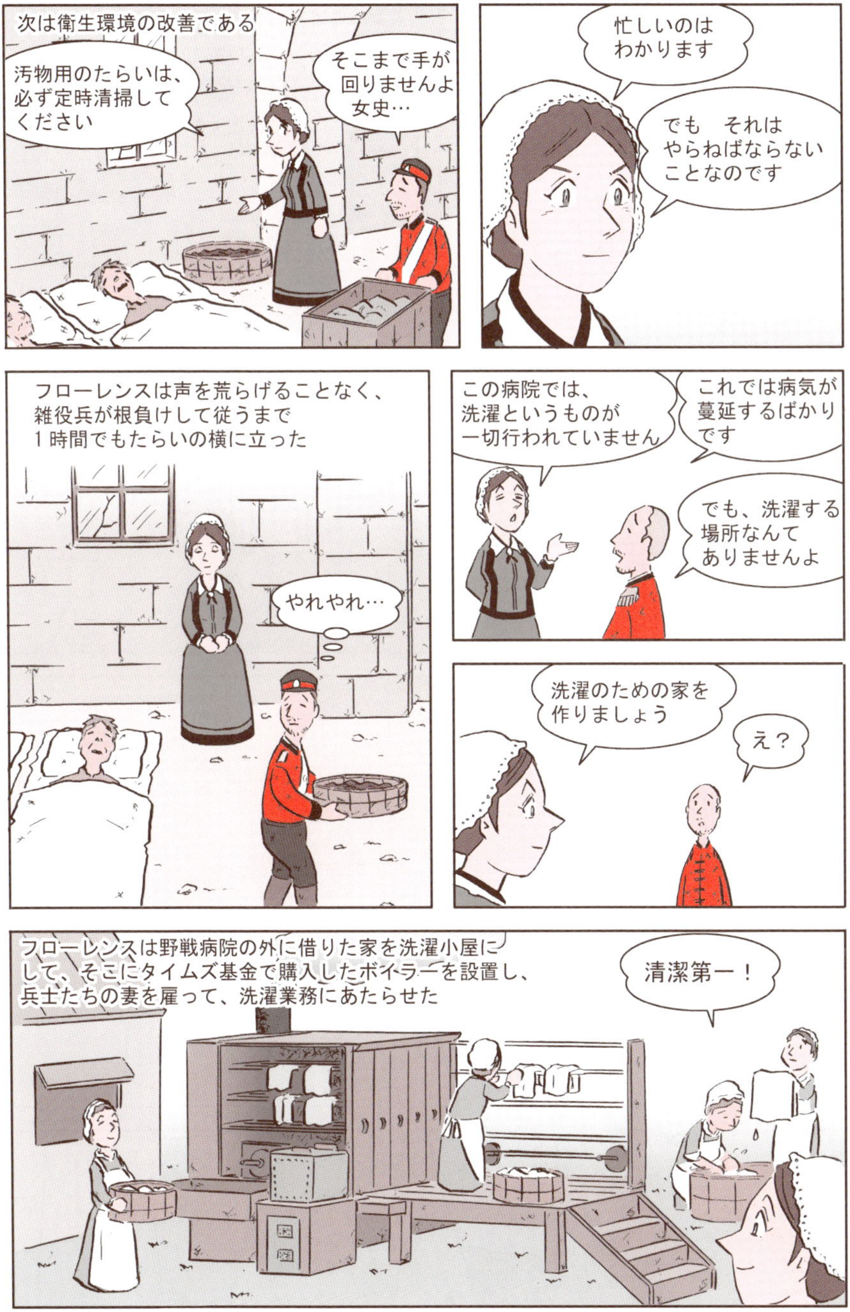
次は衛生環境の改善である
汚物用のたらいは、必ず定時清掃してください
そこまで手が回りませんよ女史…
忙しいのはわかります
でも　それはやらねばならないことなのです
フローレンスは声を荒らげることなく、雑役兵が根負けして従うまで1時間でもたらいの横に立った
やれやれ…
この病院では、洗濯というものが一切行われていません
これでは病気が蔓延するばかりです
でも、洗濯する場所なんてありませんよ
洗濯のための家を作りましょう
え？
フローレンスは野戦病院の外に借りた家を洗濯小屋にして、そこにタイムズ基金で購入したボイラーを設置し、兵士たちの妻を雇って、洗濯業務にあたらせた
清潔第一！

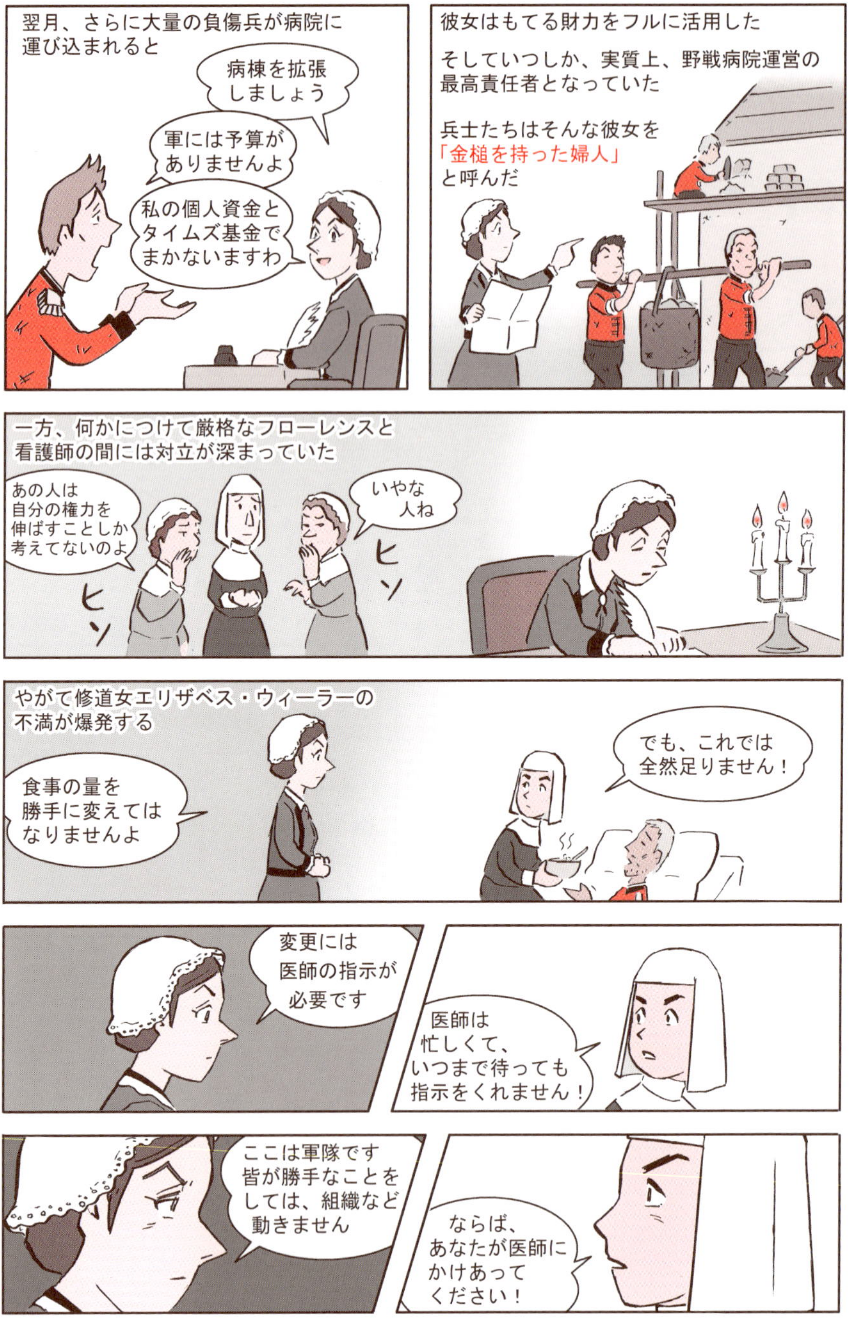

翌月、さらに大量の負傷兵が病院に運び込まれると
病棟を拡張しましょう
軍には予算がありませんよ
私の個人資金とタイムズ基金でまかないますわ
彼女はもてる財力をフルに活用した
そしていつしか、実質上、野戦病院運営の最高責任者となっていた
兵士たちはそんな彼女を「金槌を持った婦人」と呼んだ
一方、何かにつけて厳格なフローレンスと看護師の間には対立が深まっていた
いやな人ね
ヒソ
あの人は自分の権力を伸ばすことしか考えてないのよ
ヒソ
やがて修道女エリザベス・ウィーラーの不満が爆発する
食事の量を勝手に変えてはなりませんよ
でも、これでは全然足りません！
変更には医師の指示が必要です
医師は忙しくて、いつまで待っても指示をくれません！
ここは軍隊です 皆が勝手なことをしては、組織など動きません
ならば、あなたが医師にかけあってください！

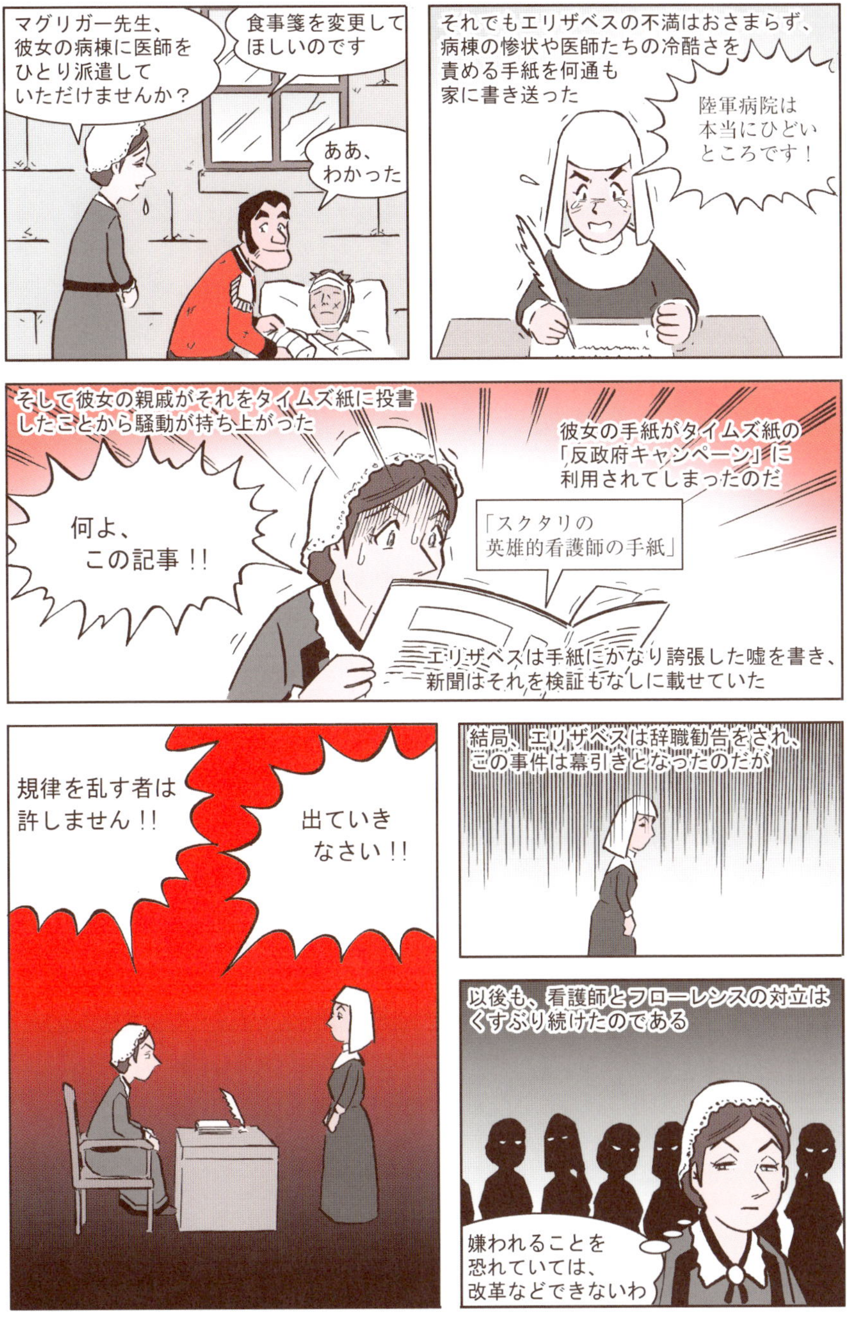
マグリガー先生、
彼女の病棟に医師を
ひとり派遣して
いただけませんか？
食事箋を変更して
ほしいのです
ああ、
わかった
それでもエリザベスの不満はおさまらず、
病棟の惨状や医師たちの冷酷さを
責める手紙を何通も
家に書き送った
陸軍病院は
本当にひどい
ところです！
そして彼女の親戚がそれをタイムズ紙に投書
したことから騒動が持ち上がった
彼女の手紙がタイムズ紙の
「反政府キャンペーン」に
利用されてしまったのだ
何よ、
この記事!!
「スクタリの
英雄的看護師の手紙」
エリザベスは手紙にかなり誇張した嘘を書き、
新聞はそれを検証もなしに載せていた
規律を乱す者は
許しません!!
出ていき
なさい!!
結局、エリザベスは辞職勧告をされ、
この事件は幕引きとなったのだが
以後も、看護師とフローレンスの対立は
くすぶり続けたのである
嫌われることを
恐れていては、
改革などできないわ

第11話

ランプを持った淑女

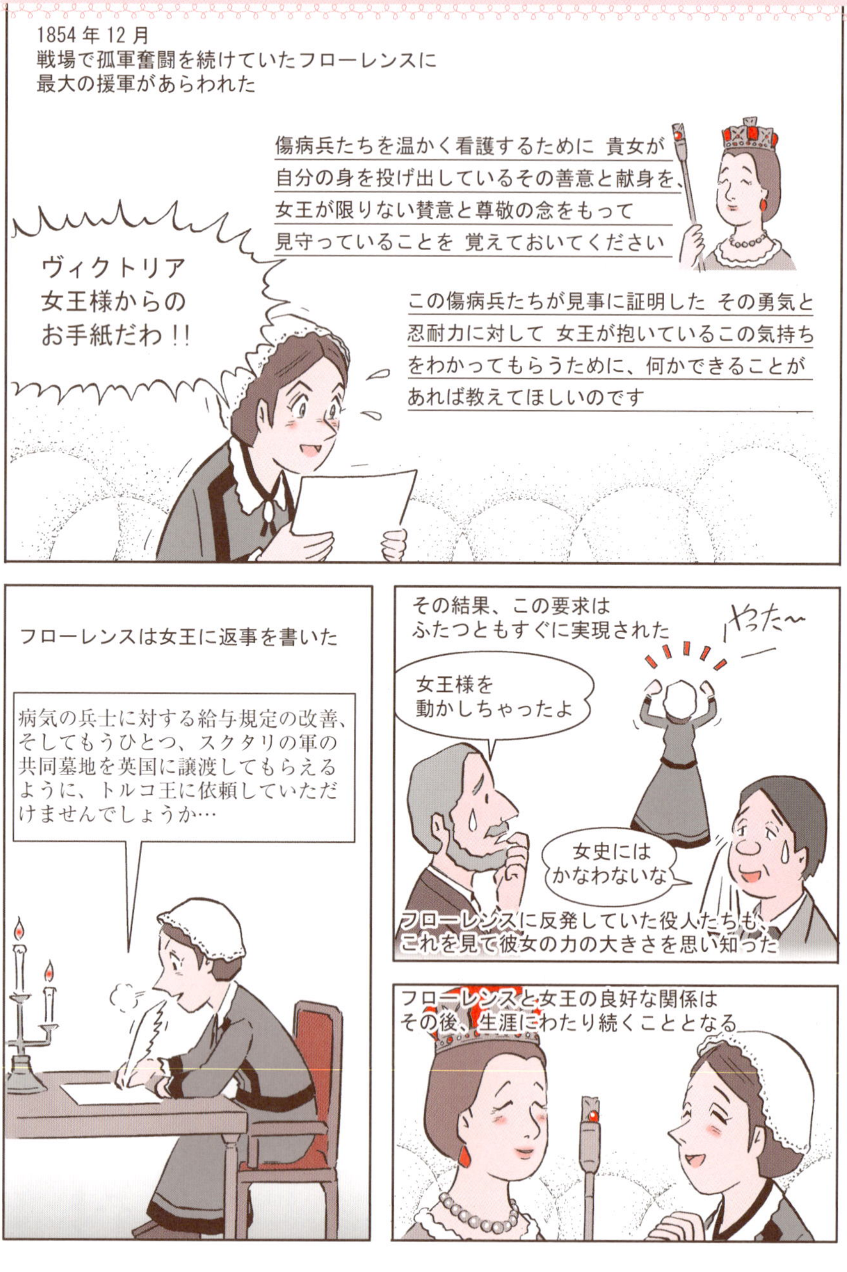

1854年12月
戦場で孤軍奮闘を続けていたフローレンスに
最大の援軍があらわれた
ヴィクトリア女王様からのお手紙だわ!!
傷病兵たちを温かく看護するために 貴女が自分の身を投げ出しているその善意と献身を、女王が限りない賛意と尊敬の念をもって見守っていることを 覚えておいてください
この傷病兵たちが見事に証明した その勇気と忍耐力に対して 女王が抱いているこの気持ちをわかってもらうために、何かできることがあれば教えてほしいのです
フローレンスは女王に返事を書いた
病気の兵士に対する給与規定の改善、そしてもうひとつ、スクタリの軍の共同墓地を英国に譲渡してもらえるように、トルコ王に依頼していただけませんでしょうか…
その結果、この要求はふたつともすぐに実現された
やった〜
女王様を動かしちゃったよ
女史にはかなわないな
フローレンスに反発していた役人たちも、これを見て彼女の力の大きさを思い知った
フローレンスと女王の良好な関係はその後、生涯にわたり続くこととなる

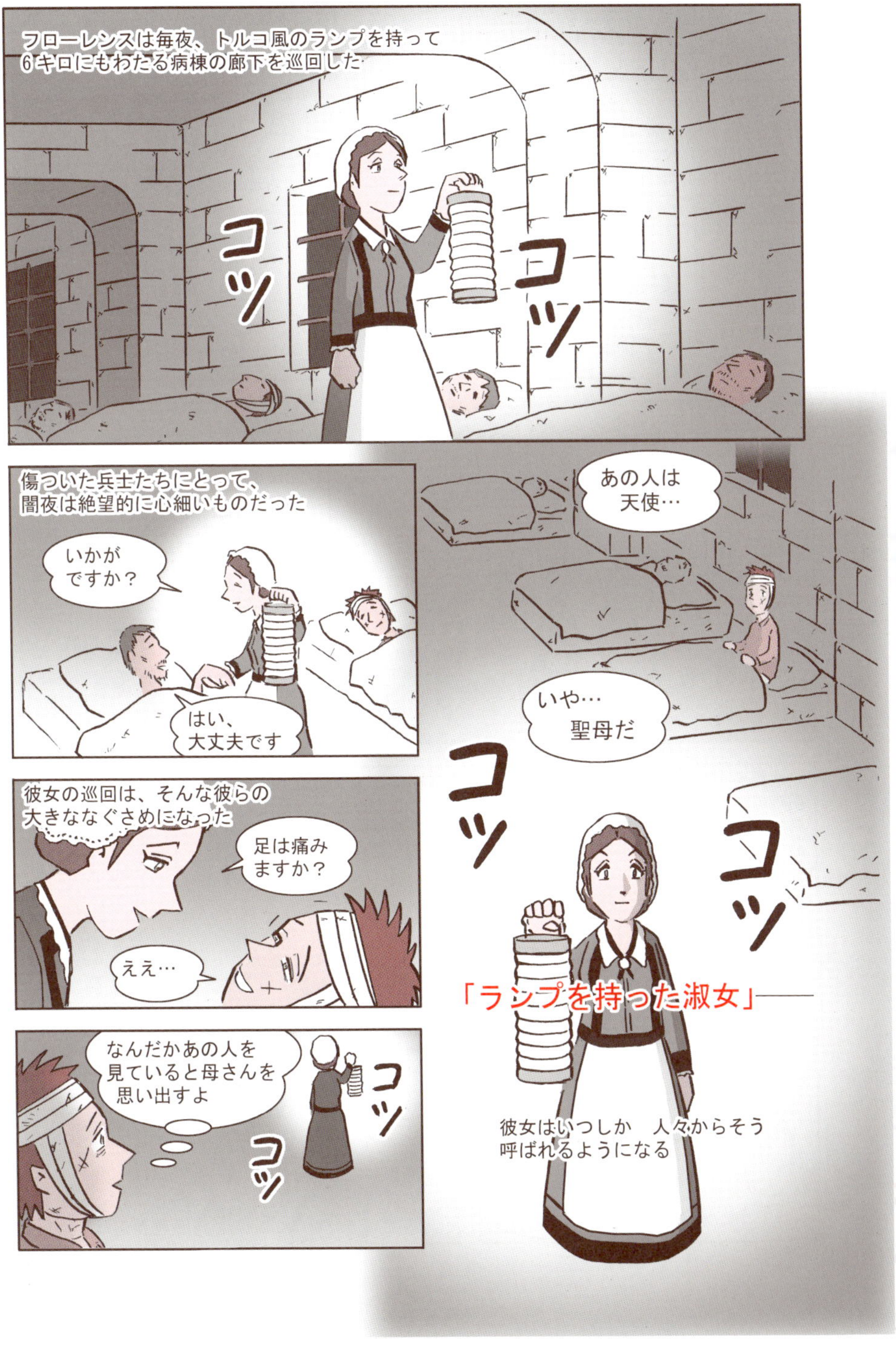
フローレンスは毎夜、トルコ風のランプを持って
6キロにもわたる病棟の廊下を巡回した
コツ
コツ
傷ついた兵士たちにとって、
闇夜は絶望的に心細いものだった
いかがですか？
はい、大丈夫です
彼女の巡回は、そんな彼らの
大きななぐさめになった
足は痛みますか？
ええ…
なんだかあの人を見ていると母さんを思い出すよ
コツ
コツ
あの人は天使…
いや…聖母だ
コツ
コツ
「ランプを持った淑女」――
彼女はいつしか　人々からそう
呼ばれるようになる

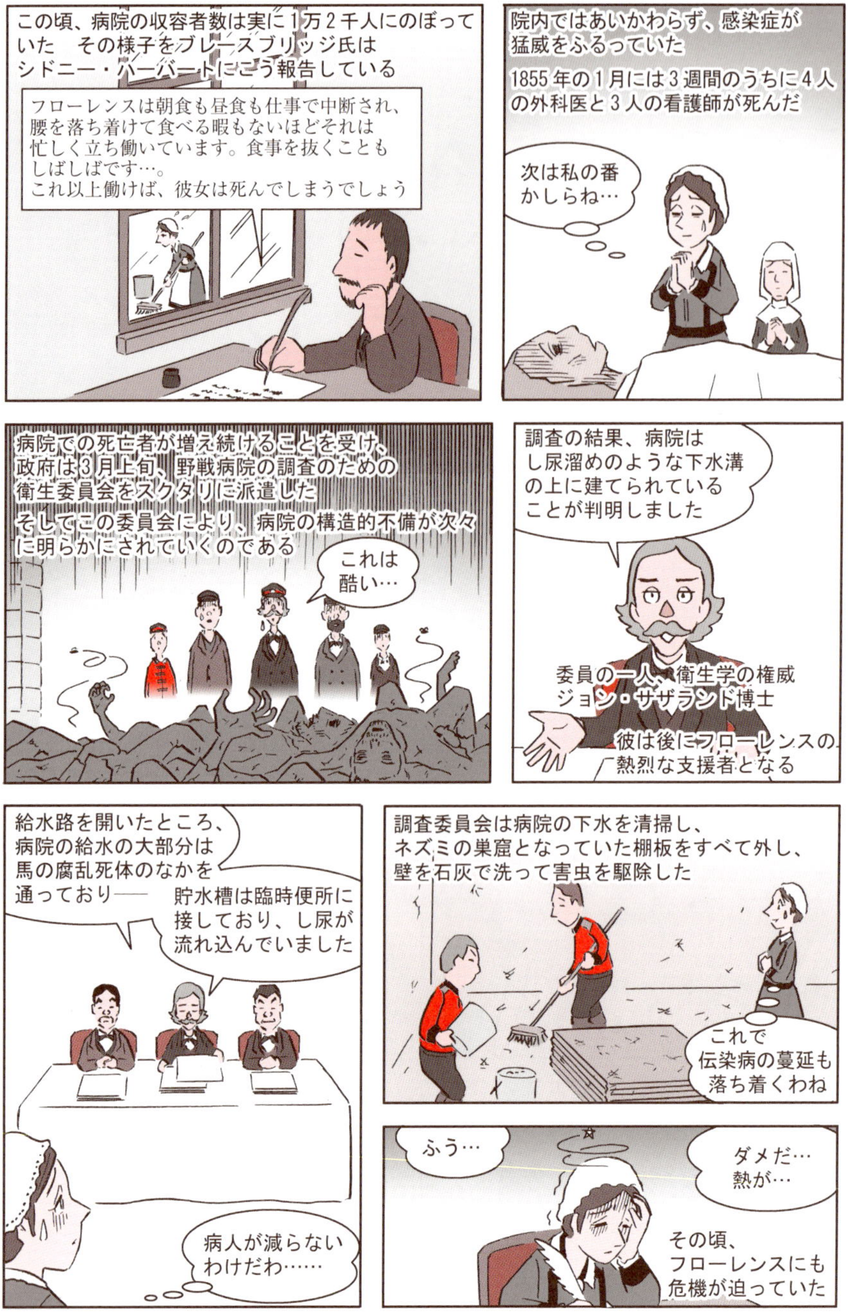

この頃、病院の収容者数は実に1万2千人にのぼっていた　その様子をブレースブリッジ氏はシドニー・ハーバートにこう報告している
フローレンスは朝食も昼食も仕事で中断され、腰を落ち着けて食べる暇もないほどそれは忙しく立ち働いています。食事を抜くこともしばしばです…。これ以上働けば、彼女は死んでしまうでしょう
院内ではあいかわらず、感染症が猛威をふるっていた
1855年の1月には3週間のうちに4人の外科医と3人の看護師が死んだ
次は私の番かしらね…
病院での死亡者が増え続けることを受け、政府は3月上旬、野戦病院の調査のための衛生委員会をスクタリに派遣した
そしてこの委員会により、病院の構造的不備が次々に明らかにされていくのである
これは酷い…
調査の結果、病院はし尿溜めのような下水溝の上に建てられていることが判明しました
委員の一人、衛生学の権威ジョン・サザランド博士
彼は後にフローレンスの熱烈な支援者となる
給水路を開いたところ、病院の給水の大部分は馬の腐乱死体のなかを通っており──
貯水槽は臨時便所に接しており、し尿が流れ込んでいました
病人が減らないわけだわ……
調査委員会は病院の下水を清掃し、ネズミの巣窟となっていた棚板をすべて外し、壁を石灰で洗って害虫を駆除した
これで伝染病の蔓延も落ち着くわね
ふう…
ダメだ…熱が…
その頃、フローレンスにも危機が迫っていた

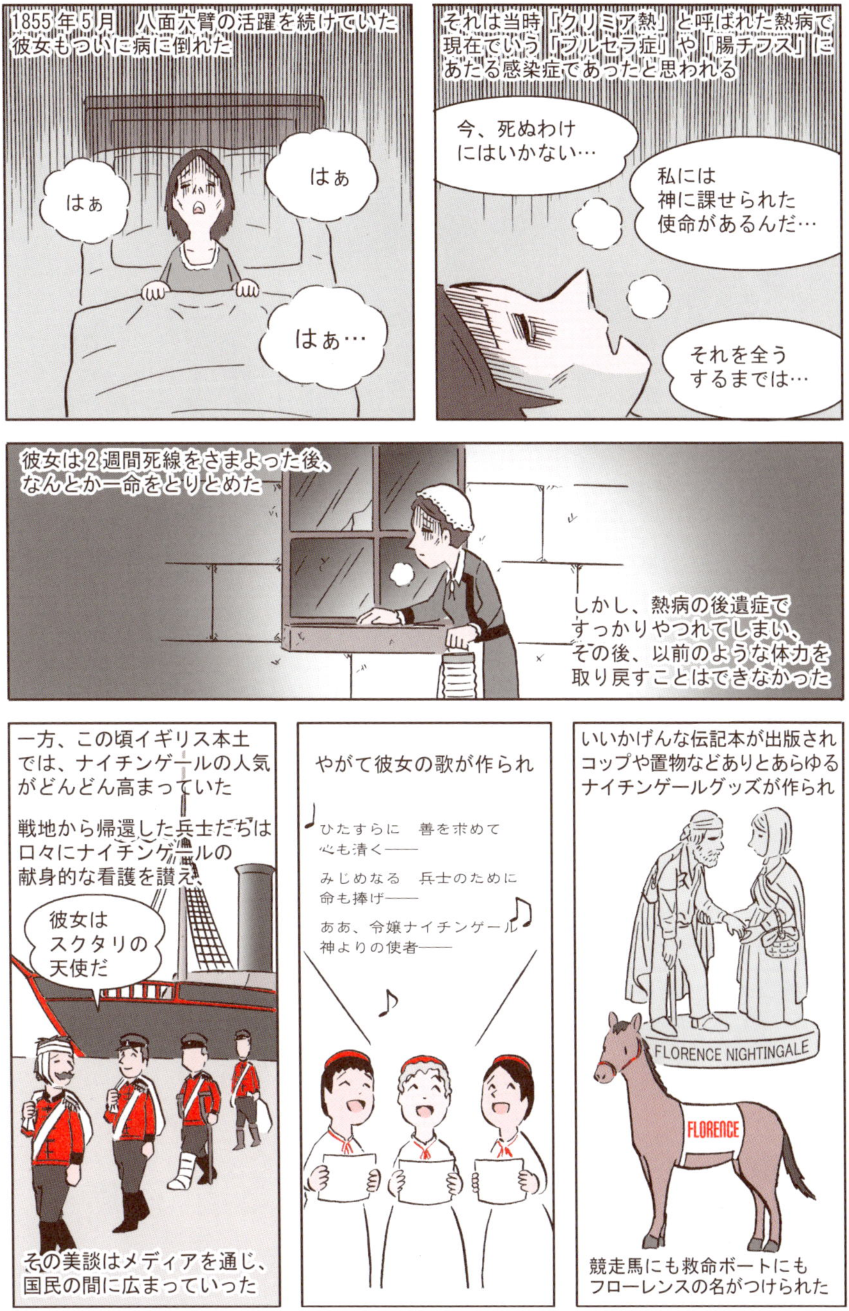
1855年5月　八面六臂の活躍を続けていた
彼女もついに病に倒れた
はぁ
はぁ
はぁ…
それは当時「クリミア熱」と呼ばれた熱病で
現在でいう「ブルセラ症」や「腸チフス」に
あたる感染症であったと思われる
今、死ぬわけにはいかない…
私には神に課せられた使命があるんだ…
それを全うするまでは…
彼女は2週間死線をさまよった後、
なんとか一命をとりとめた
しかし、熱病の後遺症で
すっかりやつれてしまい、
その後、以前のような体力を
取り戻すことはできなかった
一方、この頃イギリス本土では、ナイチンゲールの人気がどんどん高まっていた
戦地から帰還した兵士たちは口々にナイチンゲールの献身的な看護を讃え、
彼女はスクタリの天使だ
その美談はメディアを通じ、国民の間に広まっていった
やがて彼女の歌が作られ
ひたすらに　善を求めて
心も清く――
みじめなる　兵士のために
命も捧げ――
ああ、令嬢ナイチンゲール
神よりの使者――
いいかげんな伝記本が出版され
コップや置物などありとあらゆる
ナイチンゲールグッズが作られ
FLORENCE NIGHTINGALE
FLORENCE
競走馬にも救命ボートにも
フローレンスの名がつけられた

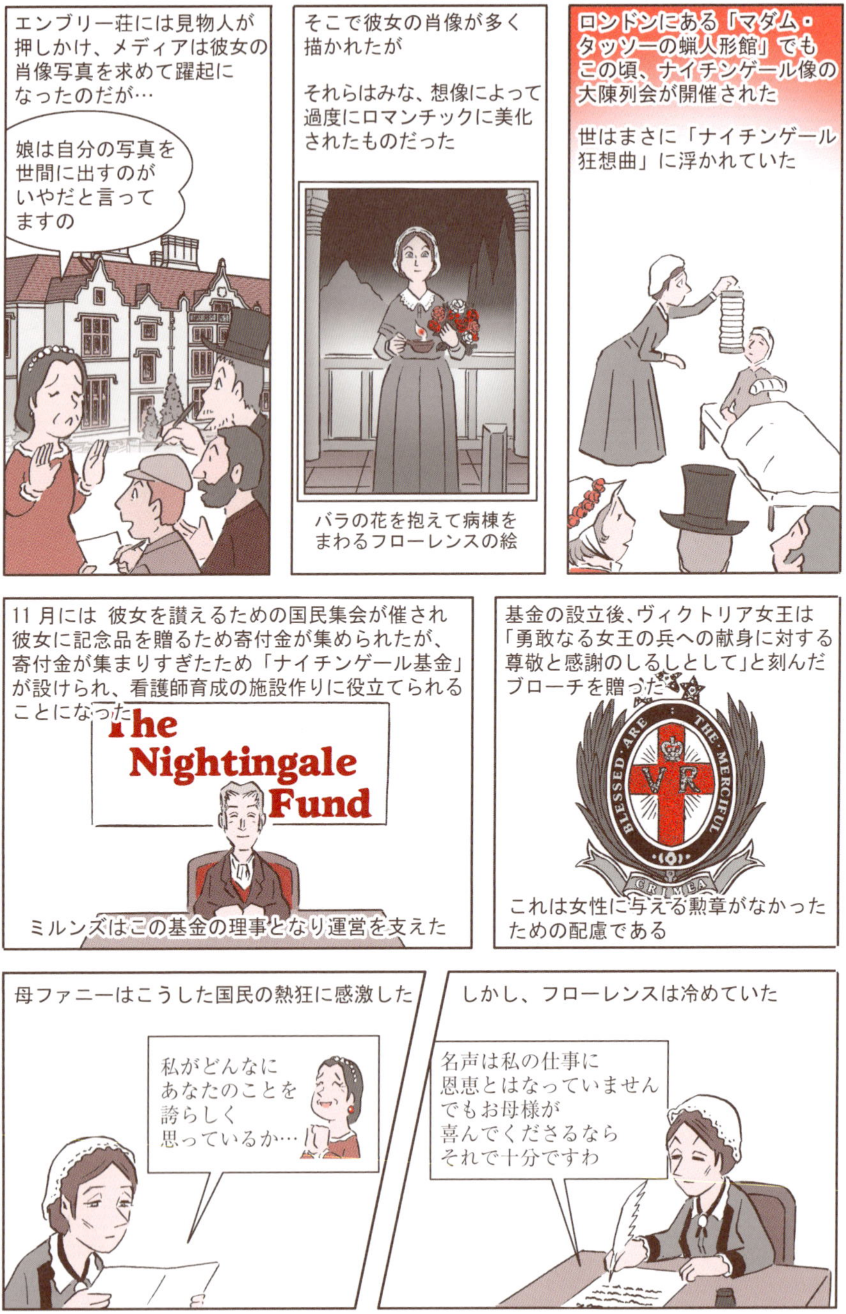
エンブリー荘には見物人が押しかけ、メディアは彼女の肖像写真を求めて躍起になったのだが…
娘は自分の写真を世間に出すのがいやだと言ってますの
そこで彼女の肖像が多く描かれたが
それらはみな、想像によって過度にロマンチックに美化されたものだった
バラの花を抱えて病棟をまわるフローレンスの絵
ロンドンにある「マダム・タッソーの蝋人形館」でもこの頃、ナイチンゲール像の大陳列会が開催された
世はまさに「ナイチンゲール狂想曲」に浮かれていた
11 月には 彼女を讃えるための国民集会が催され彼女に記念品を贈るため寄付金が集められたが、寄付金が集まりすぎたため「ナイチンゲール基金」が設けられ、看護師育成の施設作りに役立てられることになった
The Nightingale Fund
ミルンズはこの基金の理事となり運営を支えた
基金の設立後、ヴィクトリア女王は「勇敢なる女王の兵への献身に対する尊敬と感謝のしるしとして」と刻んだブローチを贈った
BLESSED ARE THE MERCIFUL
VR
CRIMEA
これは女性に与える勲章がなかったための配慮である
母ファニーはこうした国民の熱狂に感激した
私がどんなにあなたのことを誇らしく思っているか…
しかし、フローレンスは冷めていた
名声は私の仕事に恩恵とはなっていませんでもお母様が喜んでくださるならそれで十分ですわ

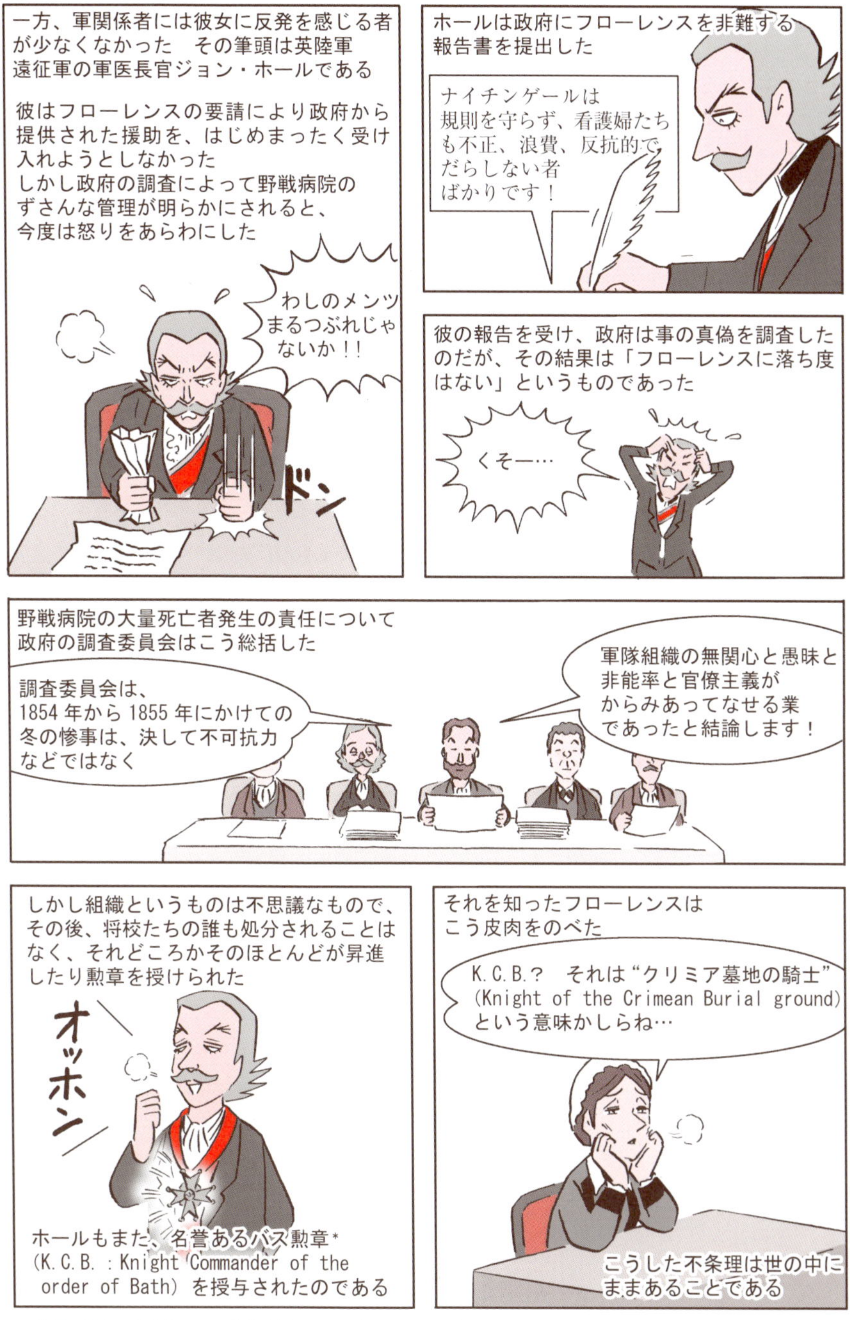
一方、軍関係者には彼女に反発を感じる者が少なくなかった　その筆頭は英陸軍遠征軍の軍医長官ジョン・ホールである
彼はフローレンスの要請により政府から提供された援助を、はじめまったく受け入れようとしなかった
しかし政府の調査によって野戦病院のずさんな管理が明らかにされると、今度は怒りをあらわにした
わしのメンツまるつぶれじゃないか！！
ドン
ホールは政府にフローレンスを非難する報告書を提出した
ナイチンゲールは規則を守らず、看護婦たちも不正、浪費、反抗的で、だらしない者ばかりです！
彼の報告を受け、政府は事の真偽を調査したのだが、その結果は「フローレンスに落ち度はない」というものであった
くそー…
野戦病院の大量死亡者発生の責任について政府の調査委員会はこう総括した
調査委員会は、1854年から1855年にかけての冬の惨事は、決して不可抗力などではなく
軍隊組織の無関心と愚昧と非能率と官僚主義がからみあってなせる業であったと結論します！
しかし組織というものは不思議なもので、その後、将校たちの誰も処分されることはなく、それどころかそのほとんどが昇進したり勲章を授けられた
オッホン
ホールもまた、名誉あるバス勲章*(K.C.B.：Knight Commander of the order of Bath) を授与されたのである
それを知ったフローレンスはこう皮肉をのべた
K.C.B.？　それは“クリミア墓地の騎士”(Knight of the Crimean Burial ground) という意味かしらね…
こうした不条理は世の中にままあることである

＊ 英国の勲章。入浴後にこの勲位を授けられた慣習からこの名がある。3階級あり、K.C.B. は2番目の階級

第12話

クリミアの悪夢

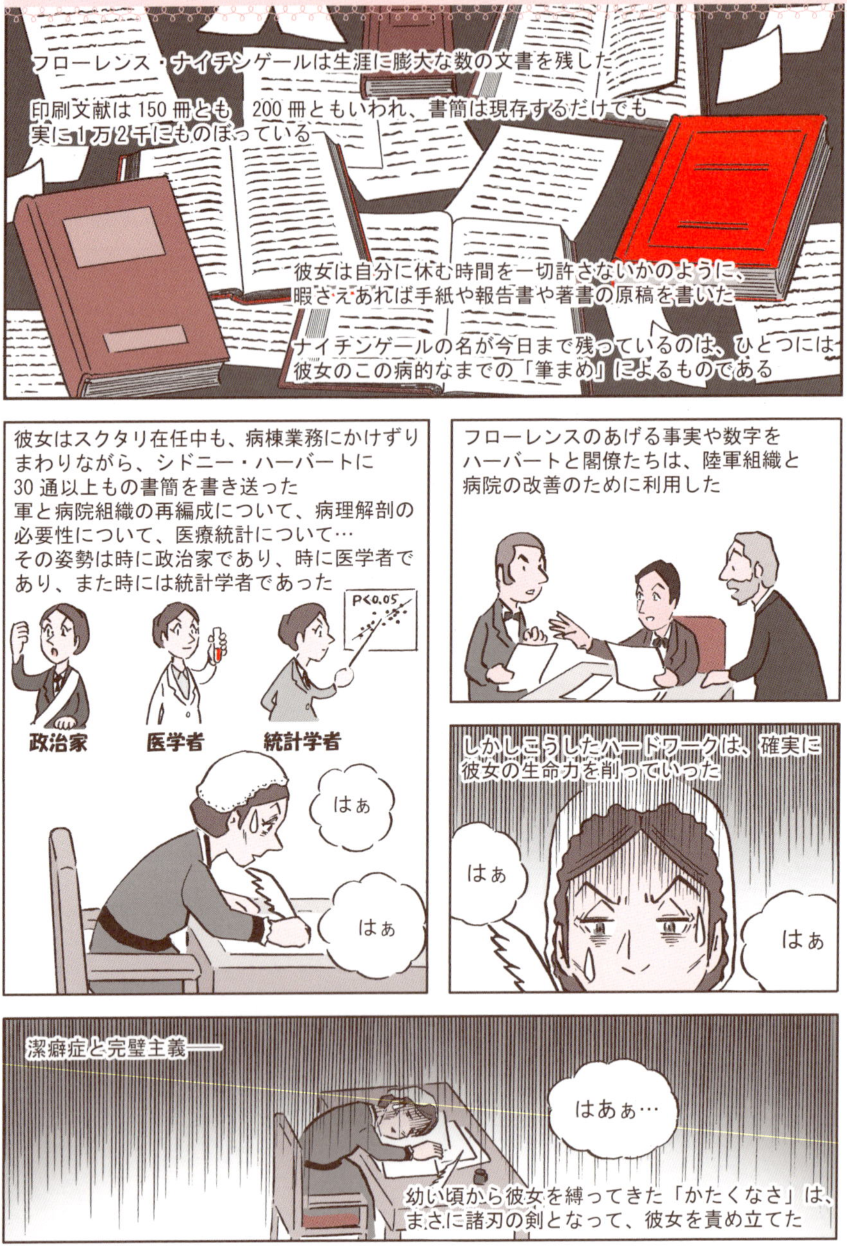
フローレンス・ナイチンゲールは生涯に膨大な数の文書を残した
印刷文献は150冊とも，200冊ともいわれ、書簡は現存するだけでも実に1万2千にものぼっている
彼女は自分に休む時間を一切許さないかのように、暇さえあれば手紙や報告書や著書の原稿を書いた
ナイチンゲールの名が今日まで残っているのは、ひとつには彼女のこの病的なまでの「筆まめ」によるものである
彼女はスクタリ在任中も、病棟業務にかけずりまわりながら、シドニー・ハーバートに30通以上もの書簡を書き送った
軍と病院組織の再編成について、病理解剖の必要性について、医療統計について…
その姿勢は時に政治家であり、時に医学者であり、また時には統計学者であった
P<0.05
政治家
医学者
統計学者
はぁ
はぁ
フローレンスのあげる事実や数字をハーバートと閣僚たちは、陸軍組織と病院の改善のために利用した
しかしこうしたハードワークは、確実に彼女の生命力を削っていった
はぁ
はぁ
潔癖症と完璧主義──
はあぁ…
幼い頃から彼女を縛ってきた「かたくなさ」は、まさに諸刃の剣となって、彼女を責め立てた

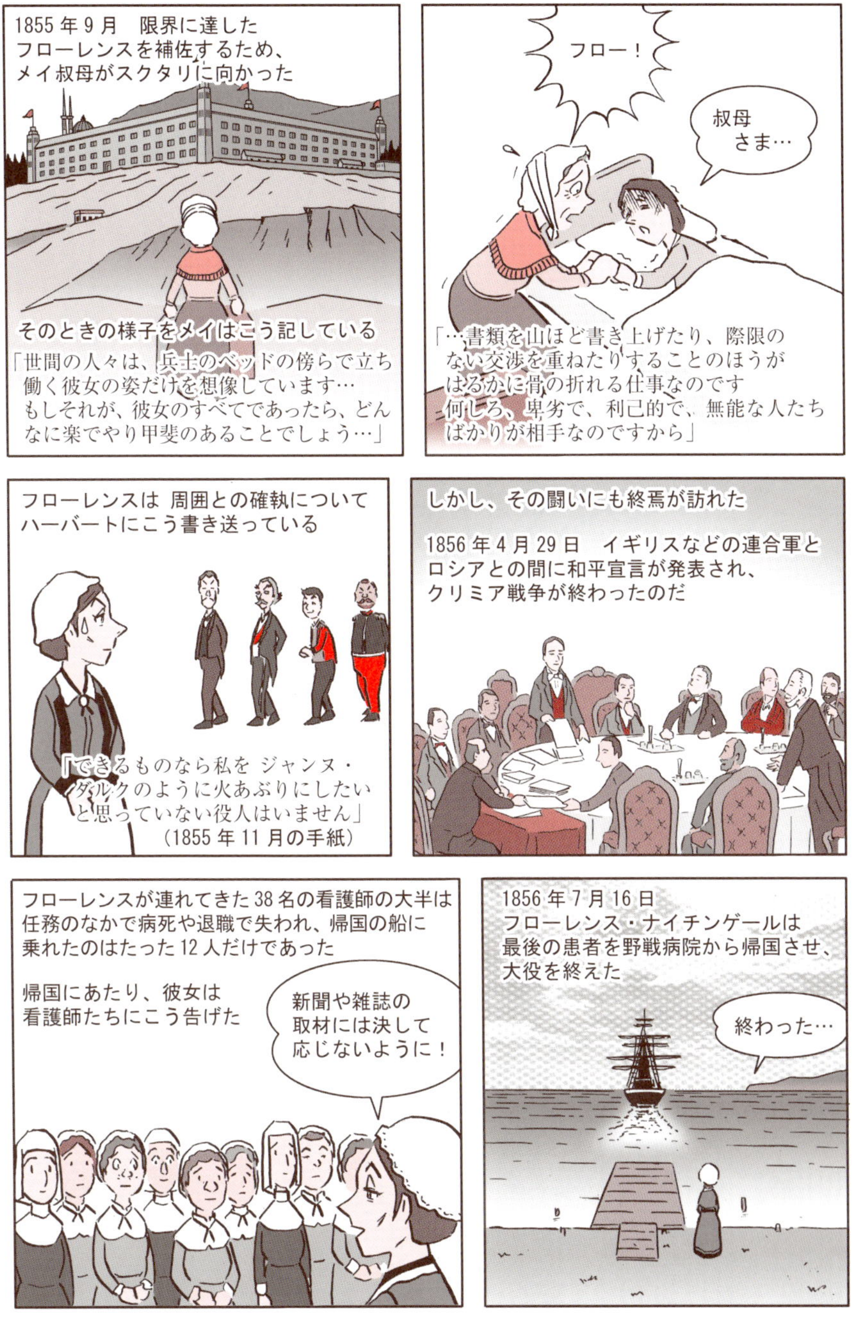
1855年9月　限界に達した
フローレンスを補佐するため、
メイ叔母がスクタリに向かった
そのときの様子をメイはこう記している
「世間の人々は、兵士のベッドの傍らで立ち働く彼女の姿だけを想像しています…
もしそれが、彼女のすべてであったら、どんなに楽でやり甲斐のあることでしょう…」
フロー！
叔母さま…
「…書類を山ほど書き上げたり、際限のない交渉を重ねたりすることのほうがはるかに骨の折れる仕事なのです
何しろ、卑劣で、利己的で、無能な人たちばかりが相手なのですから」
フローレンスは 周囲との確執について
ハーバートにこう書き送っている
「できるものなら私を ジャンヌ・ダルクのように火あぶりにしたいと思っていない役人はいません」
(1855年11月の手紙)
しかし、その闘いにも終焉が訪れた
1856年4月29日　イギリスなどの連合軍とロシアとの間に和平宣言が発表され、
クリミア戦争が終わったのだ
フローレンスが連れてきた38名の看護師の大半は任務のなかで病死や退職で失われ、帰国の船に乗れたのはたった12人だけであった
帰国にあたり、彼女は
看護師たちにこう告げた
新聞や雑誌の取材には決して応じないように！
1856年7月16日
フローレンス・ナイチンゲールは
最後の患者を野戦病院から帰国させ、
大役を終えた
終わった…

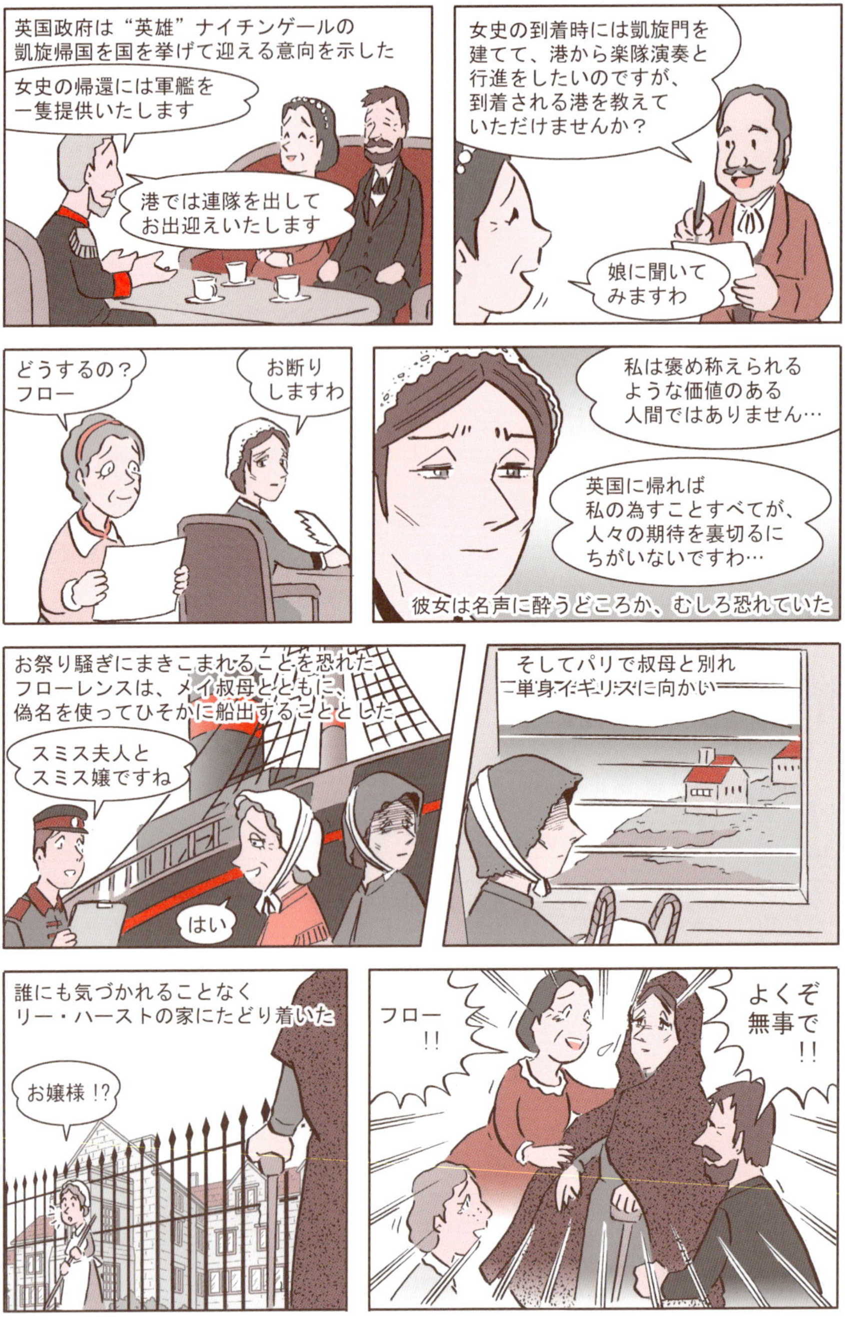
英国政府は“英雄”ナイチンゲールの凱旋帰国を国を挙げて迎える意向を示した
女史の帰還には軍艦を一隻提供いたします
港では連隊を出してお出迎えいたします
女史の到着時には凱旋門を建てて、港から楽隊演奏と行進をしたいのですが、到着される港を教えていただけませんか？
娘に聞いてみますわ
どうするの？フロー
お断りしますわ
私は褒め称えられるような価値のある人間ではありません…
英国に帰れば私の為すことすべてが、人々の期待を裏切るにちがいないですわ…
彼女は名声に酔うどころか、むしろ恐れていた
お祭り騒ぎにまきこまれることを恐れたフローレンスは、メイ叔母とともに、偽名を使ってひそかに船出することとした
スミス夫人とスミス嬢ですね
はい
そしてパリで叔母と別れ単身イギリスに向かい
誰にも気づかれることなくリー・ハーストの家にたどり着いた
お嬢様!?
フロー!!
よくぞ無事で!!

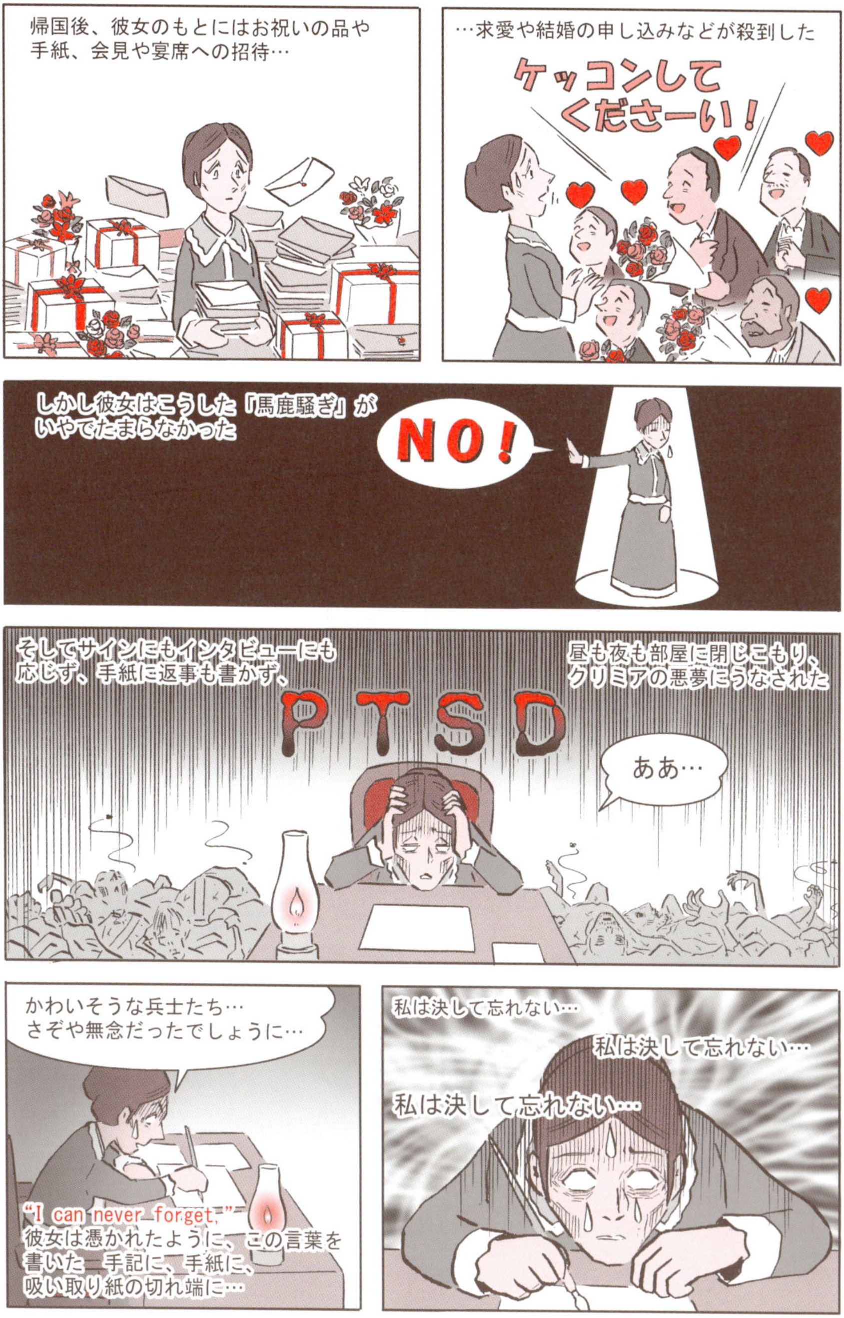
帰国後、彼女のもとにはお祝いの品や
手紙、会見や宴席への招待…
…求愛や結婚の申し込みなどが殺到した
ケッコンしてくださーい!
しかし彼女はこうした「馬鹿騒ぎ」が
いやでたまらなかった
NO!
そしてサインにもインタビューにも
応じず、手紙に返事も書かず、
昼も夜も部屋に閉じこもり、
クリミアの悪夢にうなされた
PTSD
ああ…
かわいそうな兵士たち…
さぞや無念だったでしょうに…
"I can never forget,"
彼女は憑かれたように、この言葉を
書いた 手記に、手紙に、
吸い取り紙の切れ端に…
私は決して忘れない…
私は決して忘れない…
私は決して忘れない…

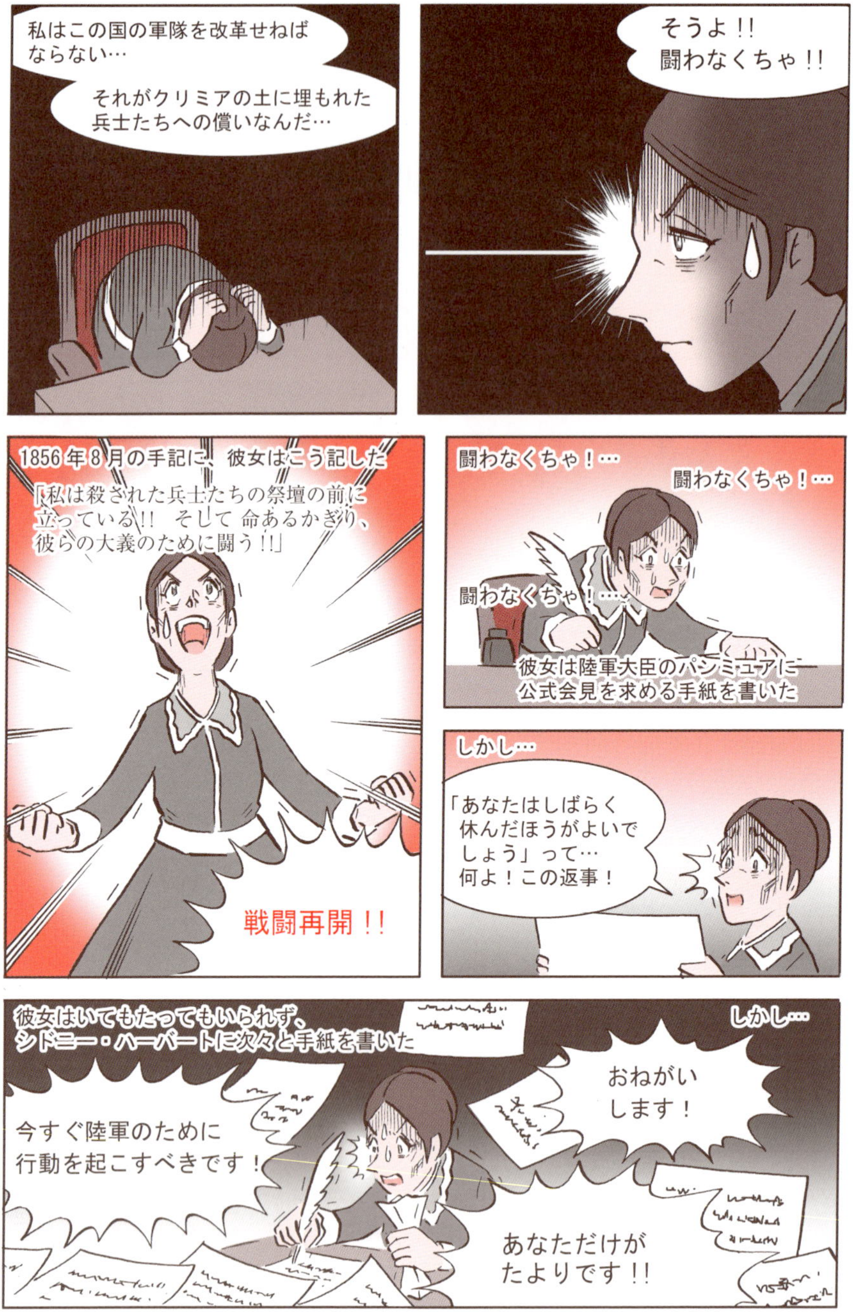

私はこの国の軍隊を改革せねばならない…
それがクリミアの土に埋もれた兵士たちへの償いなんだ…
そうよ!!
闘わなくちゃ!!
1856年8月の手記に、彼女はこう記した
「私は殺された兵士たちの祭壇の前に立っている!! そして 命あるかぎり、彼らの大義のために闘う!!」
戦闘再開!!
闘わなくちゃ!…
闘わなくちゃ!…
闘わなくちゃ!…
彼女は陸軍大臣のパンミュアに公式会見を求める手紙を書いた
しかし…
「あなたはしばらく休んだほうがよいでしょう」って…
何よ!この返事!
彼女はいてもたってもいられず、シドニー・ハーバートに次々と手紙を書いた
しかし…
今すぐ陸軍のために行動を起こすべきです!
おねがいします!
あなただけがたよりです!!

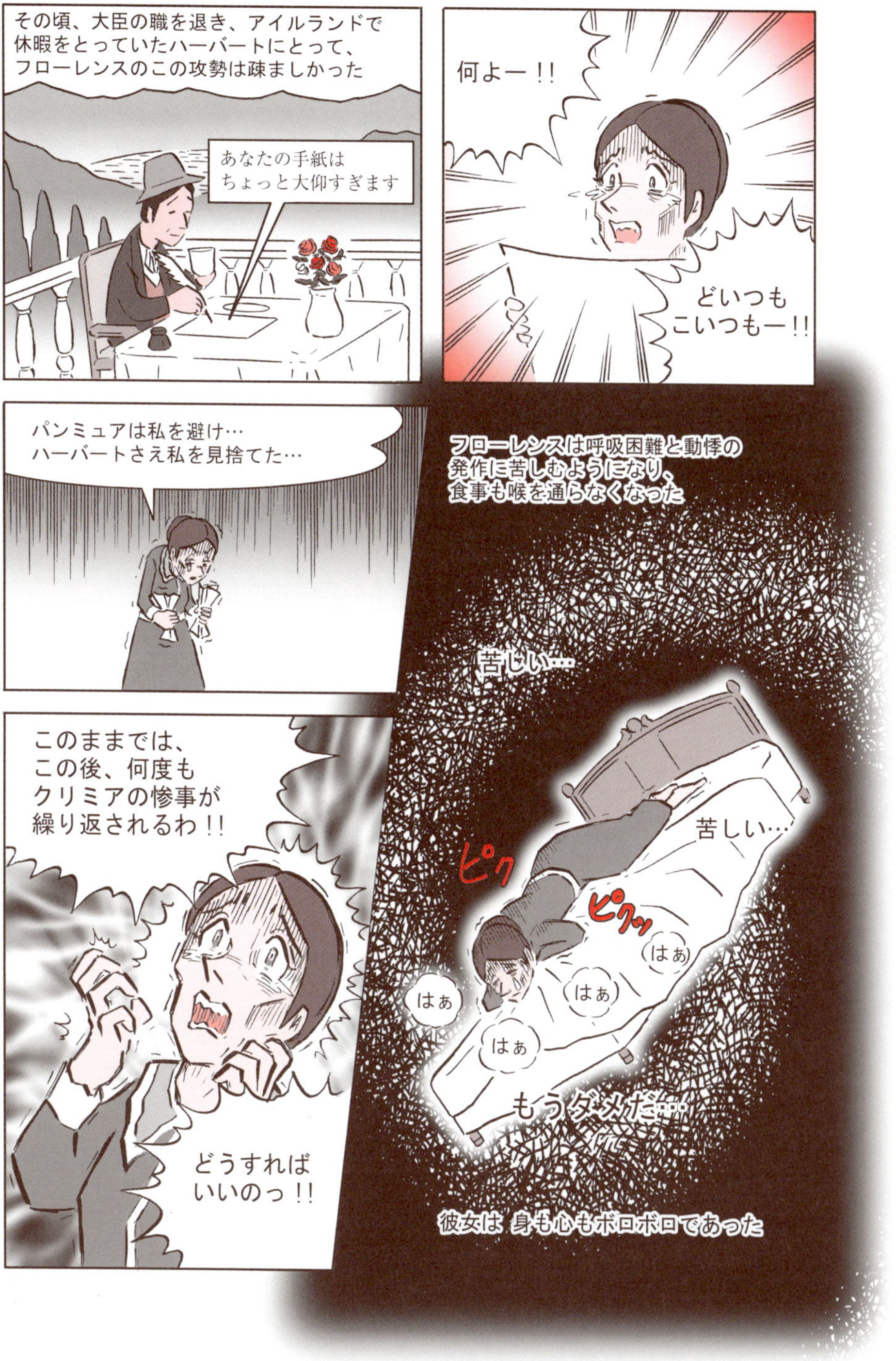
その頃、大臣の職を退き、アイルランドで
休暇をとっていたハーバートにとって、
フローレンスのこの攻勢は疎ましかった
あなたの手紙は
ちょっと大仰すぎます
何よー!!
どいつも
こいつもー!!
パンミュアは私を避け…
ハーバートさえ私を見捨てた…
このままでは、
この後、何度も
クリミアの惨事が
繰り返されるわ!!
どうすれば
いいのっ!!
フローレンスは呼吸困難と動悸の
発作に苦しむようになり、
食事も喉を通らなくなった
苦しい…
苦しい…
ピク
ピクッ
はぁ
はぁ
はぁ
はぁ
もうダメだ…
彼女は 身も心もボロボロであった

第13話
リビドーとデストルドー

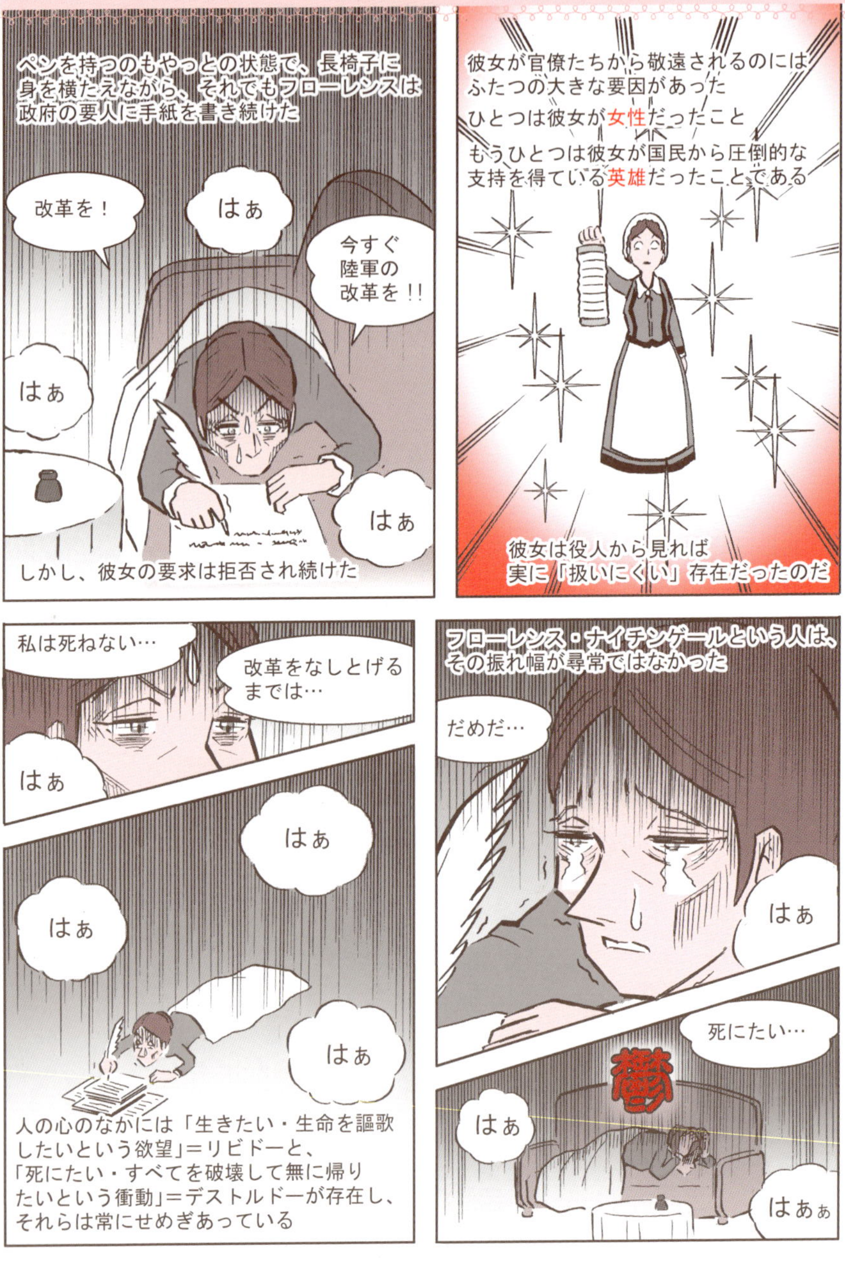

ペンを持つのもやっとの状態で、長椅子に身を横たえながら、それでもフローレンスは政府の要人に手紙を書き続けた
改革を！
はぁ
今すぐ陸軍の改革を!!
はぁ
はぁ
しかし、彼女の要求は拒否され続けた
彼女が官僚たちから敬遠されるのにはふたつの大きな要因があった
ひとつは彼女が女性だったこと
もうひとつは彼女が国民から圧倒的な支持を得ている英雄だったことである
彼女は役人から見れば実に「扱いにくい」存在だったのだ
私は死ねない…
改革をなしとげるまでは…
はぁ
はぁ
はぁ
はぁ
人の心のなかには「生きたい・生命を謳歌したいという欲望」＝リビドーと、「死にたい・すべてを破壊して無に帰りたいという衝動」＝デストルドーが存在し、それらは常にせめぎあっている
フローレンス・ナイチンゲールという人は、その振れ幅が尋常ではなかった
だめだ…
はぁ
死にたい…
鬱
はぁ
はぁぁ

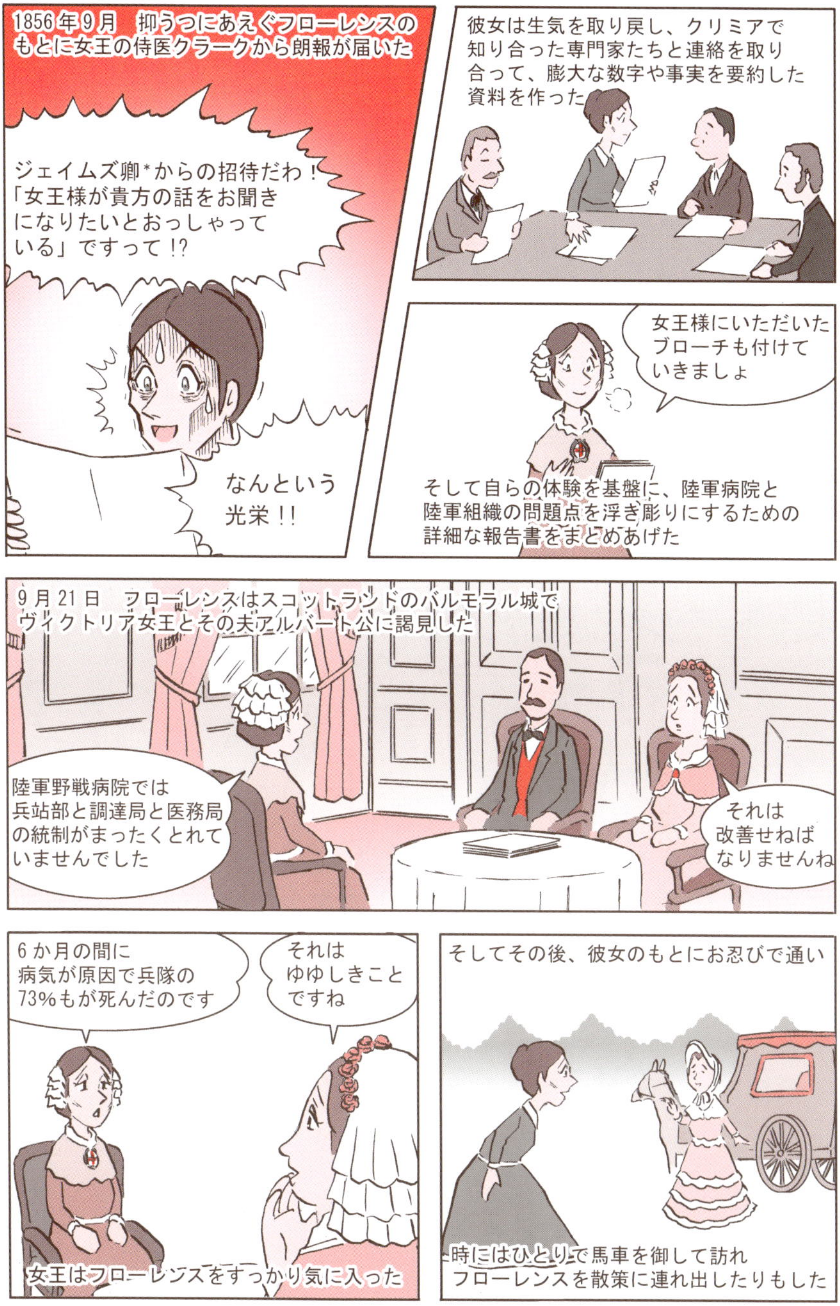

＊ ジェイムズ・クラークはナイチンゲール家と交流があり、バルモラル城の近くに私邸を所有していた

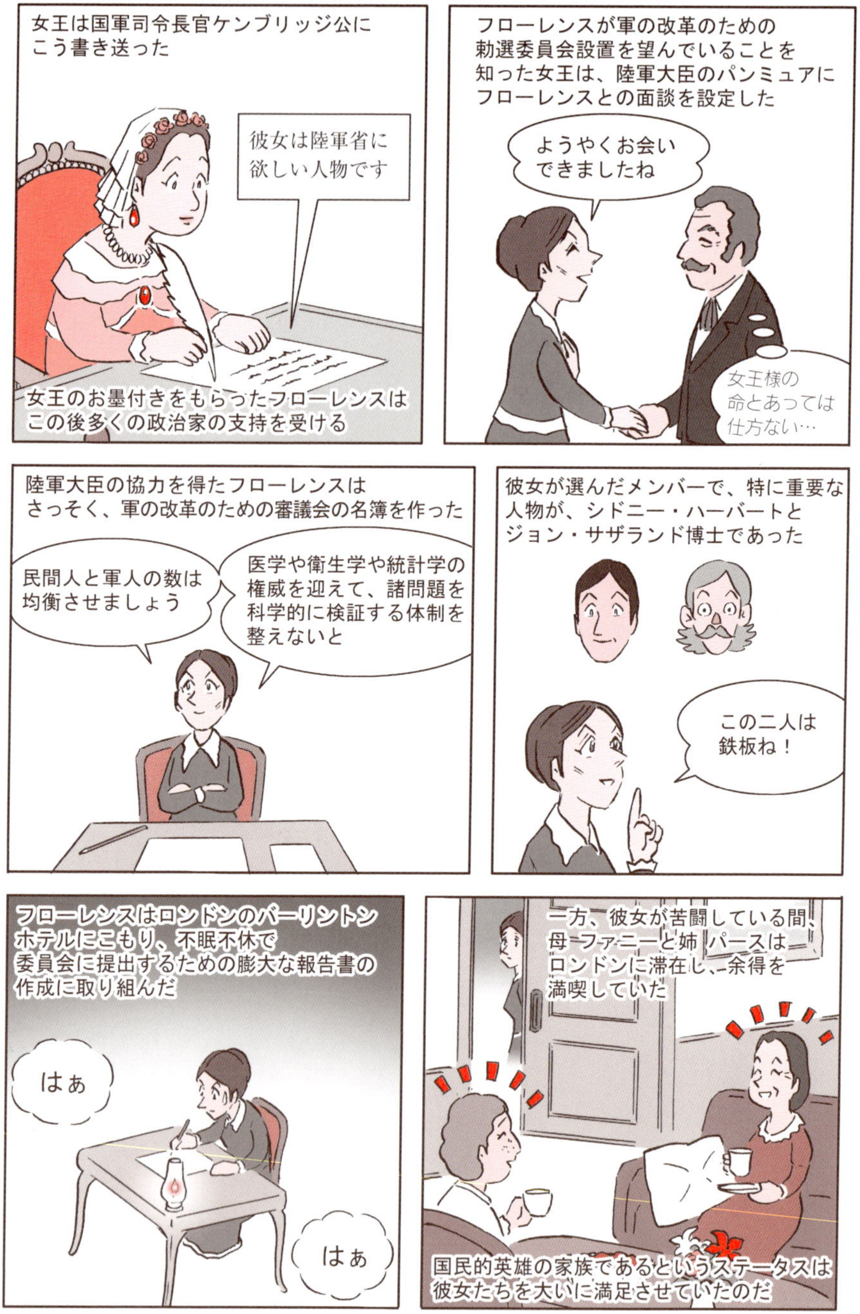

女王は国軍司令長官ケンブリッジ公に
こう書き送った
彼女は陸軍省に欲しい人物です
女王のお墨付きをもらったフローレンスは
この後多くの政治家の支持を受ける
フローレンスが軍の改革のための
勅選委員会設置を望んでいることを
知った女王は、陸軍大臣のパンミュアに
フローレンスとの面談を設定した
ようやくお会いできましたね
女王様の命とあっては仕方ない…
陸軍大臣の協力を得たフローレンスは
さっそく、軍の改革のための審議会の名簿を作った
民間人と軍人の数は均衡させましょう
医学や衛生学や統計学の権威を迎えて、諸問題を科学的に検証する体制を整えないと
彼女が選んだメンバーで、特に重要な
人物が、シドニー・ハーバートと
ジョン・サザランド博士であった
この二人は鉄板ね！
フローレンスはロンドンのバーリントン
ホテルにこもり、不眠不休で
委員会に提出するための膨大な報告書の
作成に取り組んだ
はぁ
はぁ
一方、彼女が苦闘している間、
母ファニーと姉パースは
ロンドンに滞在し、余得を
満喫していた
国民的英雄の家族であるというステータスは
彼女たちを大いに満足させていたのだ

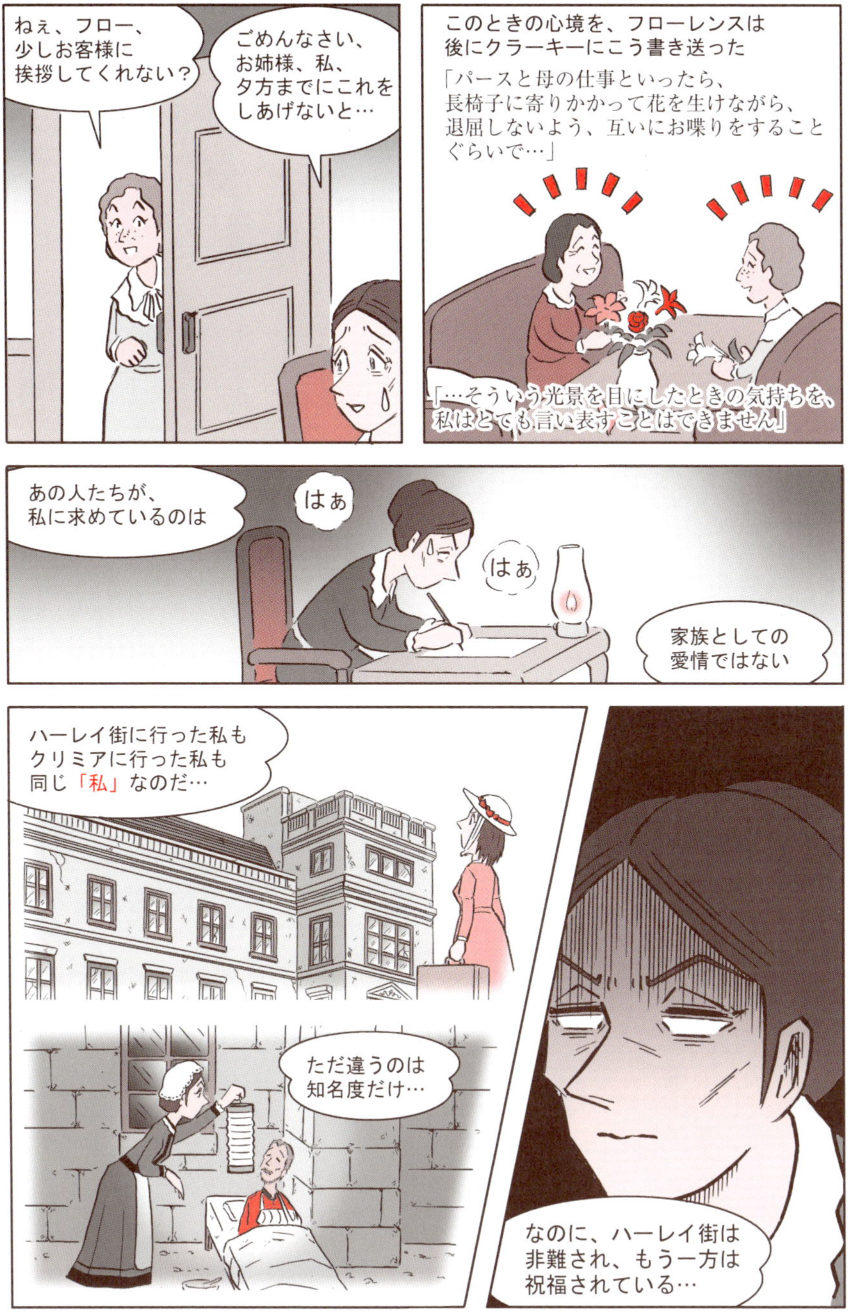
ねぇ、フロー、
少しお客様に
挨拶してくれない？
ごめんなさい、
お姉様、私、
夕方までにこれを
しあげないと…
このときの心境を、フローレンスは
後にクラーキーにこう書き送った
「パースと母の仕事といったら、
長椅子に寄りかかって花を生けながら、
退屈しないよう、互いにお喋りをすること
ぐらいで…」
「…そういう光景を目にしたときの気持ちを、
私はとても言い表すことはできません」
あの人たちが、
私に求めているのは
はぁ
はぁ
家族としての
愛情ではない
ハーレイ街に行った私も
クリミアに行った私も
同じ「私」なのだ…
ただ違うのは
知名度だけ…
なのに、ハーレイ街は
非難され、もう一方は
祝福されている…

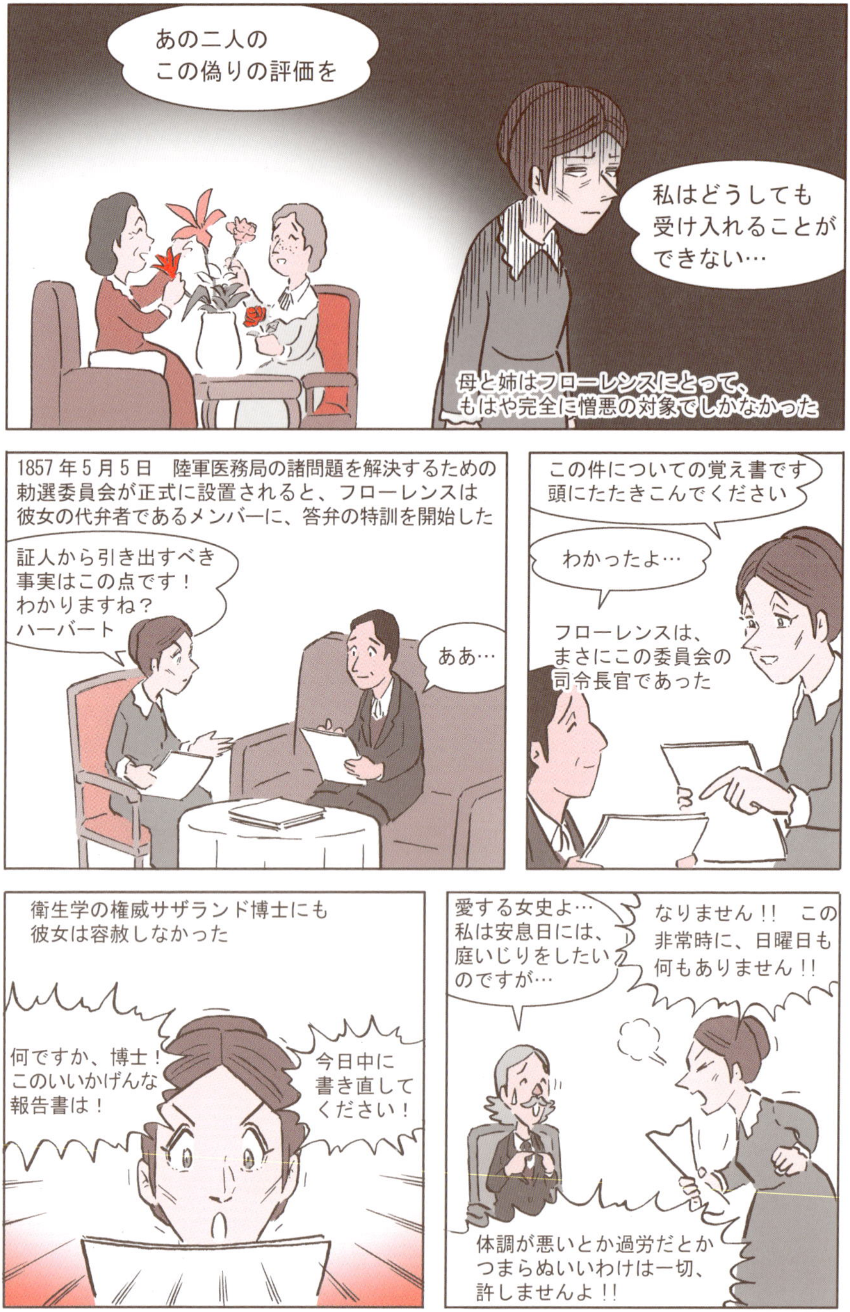

あの二人の
この偽りの評価を
私はどうしても
受け入れることが
できない…
母と姉はフローレンスにとって、
もはや完全に憎悪の対象でしかなかった
1857年5月5日　陸軍医務局の諸問題を解決するための
勅選委員会が正式に設置されると、フローレンスは
彼女の代弁者であるメンバーに、答弁の特訓を開始した
証人から引き出すべき
事実はこの点です！
わかりますね？
ハーバート
ああ…
この件についての覚え書です
頭にたたきこんでください
わかったよ…
フローレンスは、
まさにこの委員会の
司令長官であった
衛生学の権威サザランド博士にも
彼女は容赦しなかった
何ですか、博士！
このいいかげんな
報告書は！
今日中に
書き直して
ください！
愛する女史よ…
私は安息日には、
庭いじりをしたい
のですが…
なりません!!　この
非常時に、日曜日も
何もありません!!
体調が悪いとか過労だとか
つまらぬいいわけは一切、
許しませんよ!!

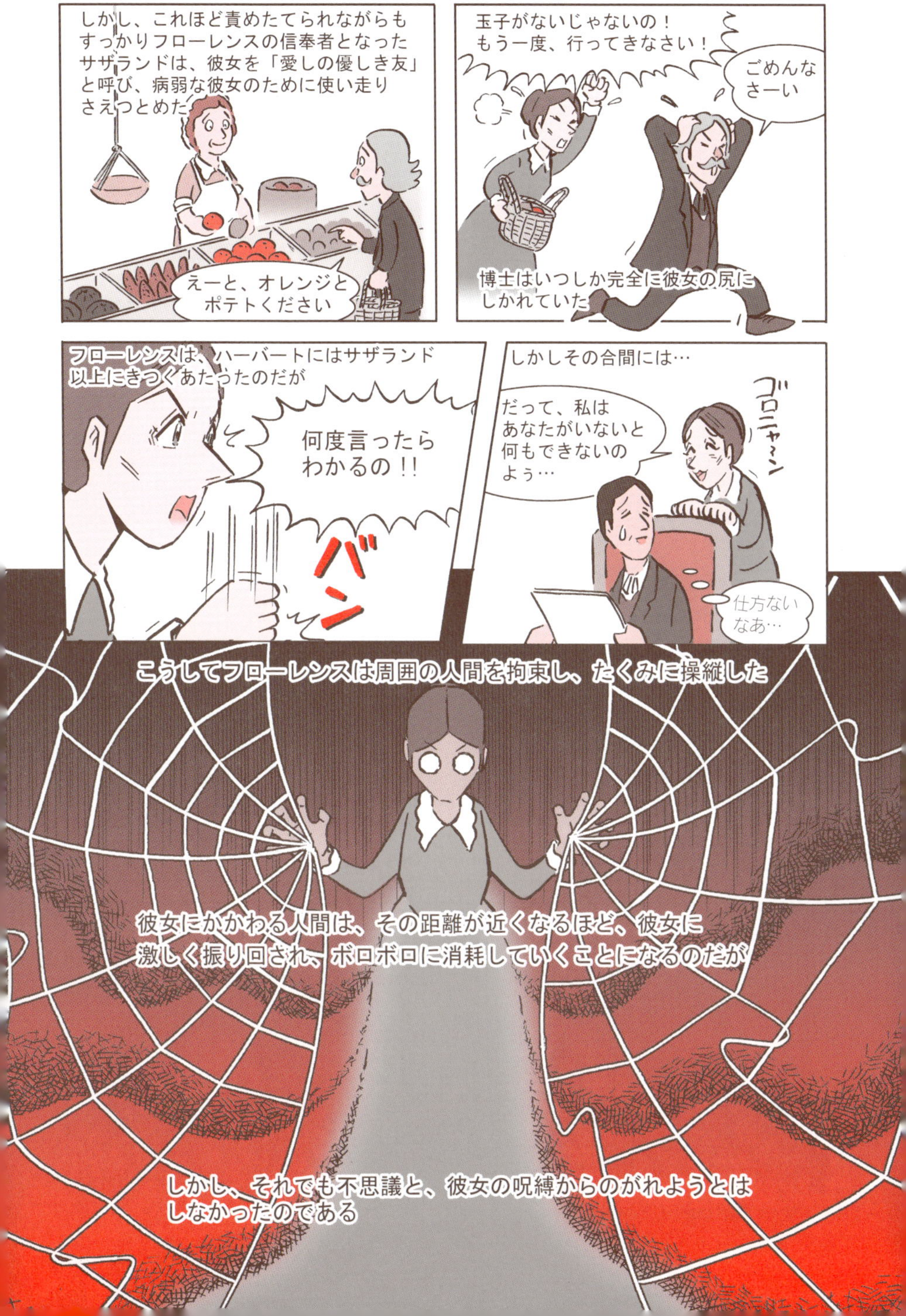
しかし、これほど責めたてられながらも
すっかりフローレンスの信奉者となった
サザランドは、彼女を「愛しの優しき友」
と呼び、病弱な彼女のために使い走り
さえつとめた
えーと、オレンジと
ポテトください
玉子がないじゃないの！
もう一度、行ってきなさい！
ごめんな
さーい
博士はいつしか完全に彼女の尻に
しかれていた
フローレンスは、ハーバートにはサザランド
以上にきつくあたったのだが
何度言ったら
わかるの！！
バン
しかしその合間には…
だって、私は
あなたがいないと
何もできないの
よぅ…
ゴロニャ〜ン
仕方ない
なあ…
こうしてフローレンスは周囲の人間を拘束し、たくみに操縦した
彼女にかかわる人間は、その距離が近くなるほど、彼女に
激しく振り回され、ボロボロに消耗していくことになるのだが
しかし、それでも不思議と、彼女の呪縛からのがれようとは
しなかったのである

第 14 話

小陸軍省

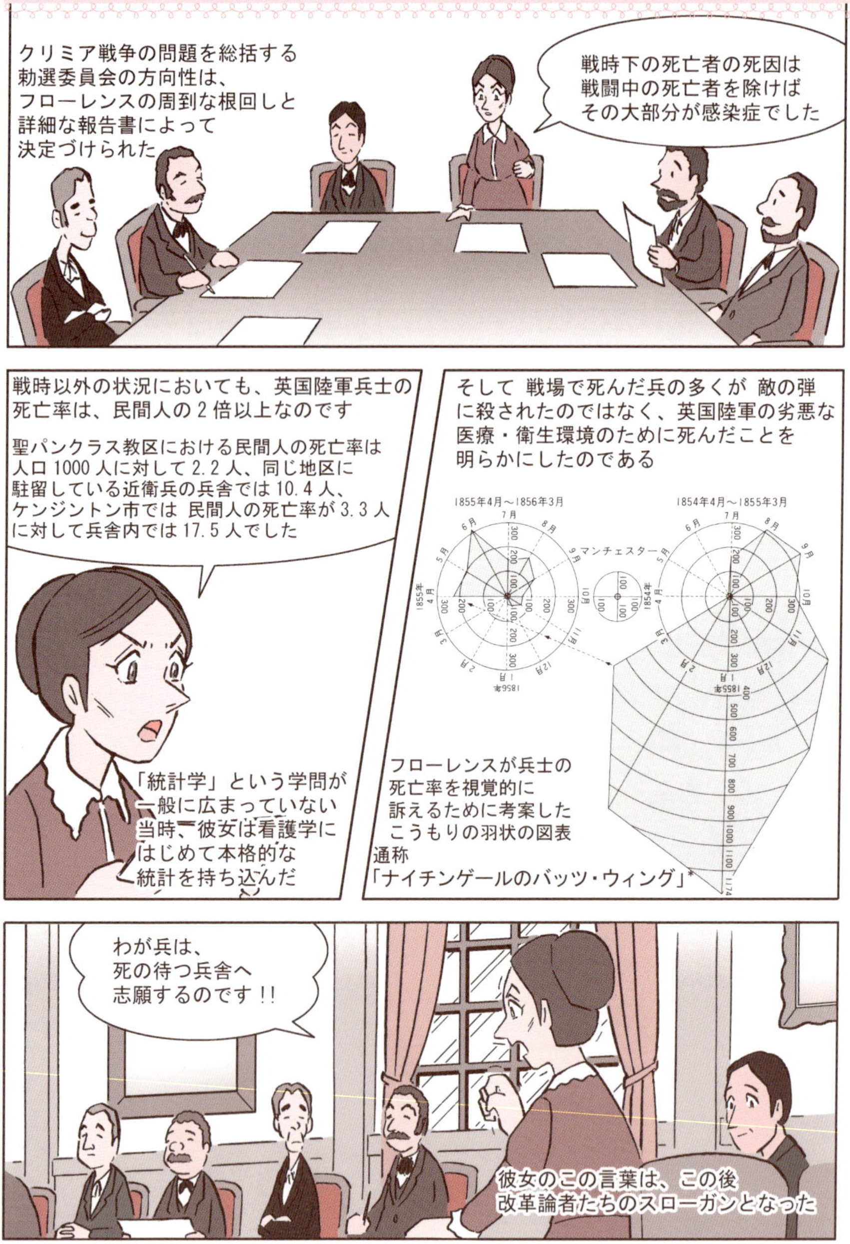

クリミア戦争の問題を総括する勅選委員会の方向性は、フローレンスの周到な根回しと詳細な報告書によって決定づけられた
戦時下の死亡者の死因は戦闘中の死亡者を除けばその大部分が感染症でした
戦時以外の状況においても、英国陸軍兵士の死亡率は、民間人の 2 倍以上なのです
聖パンクラス教区における民間人の死亡率は人口 1000 人に対して 2.2 人、同じ地区に駐留している近衛兵の兵舎では 10.4 人、ケンジントン市では 民間人の死亡率が 3.3 人に対して兵舎内では 17.5 人でした
「統計学」という学問が一般に広まっていない当時、彼女は看護学にはじめて本格的な統計を持ち込んだ
そして 戦場で死んだ兵の多くが 敵の弾に殺されたのではなく、英国陸軍の劣悪な医療・衛生環境のために死んだことを明らかにしたのである
1855年4月～1856年3月
1854年4月～1855年3月
マンチェスター
フローレンスが兵士の死亡率を視覚的に訴えるために考案したこうもりの羽状の図表
通称
「ナイチンゲールのバッツ・ウィング」*
わが兵は、死の待つ兵舎へ志願するのです !!
彼女のこの言葉は、この後改革論者たちのスローガンとなった

＊ 多尾清子『統計学者としてのナイチンゲール』(医学書院、1991 年)、53 頁より

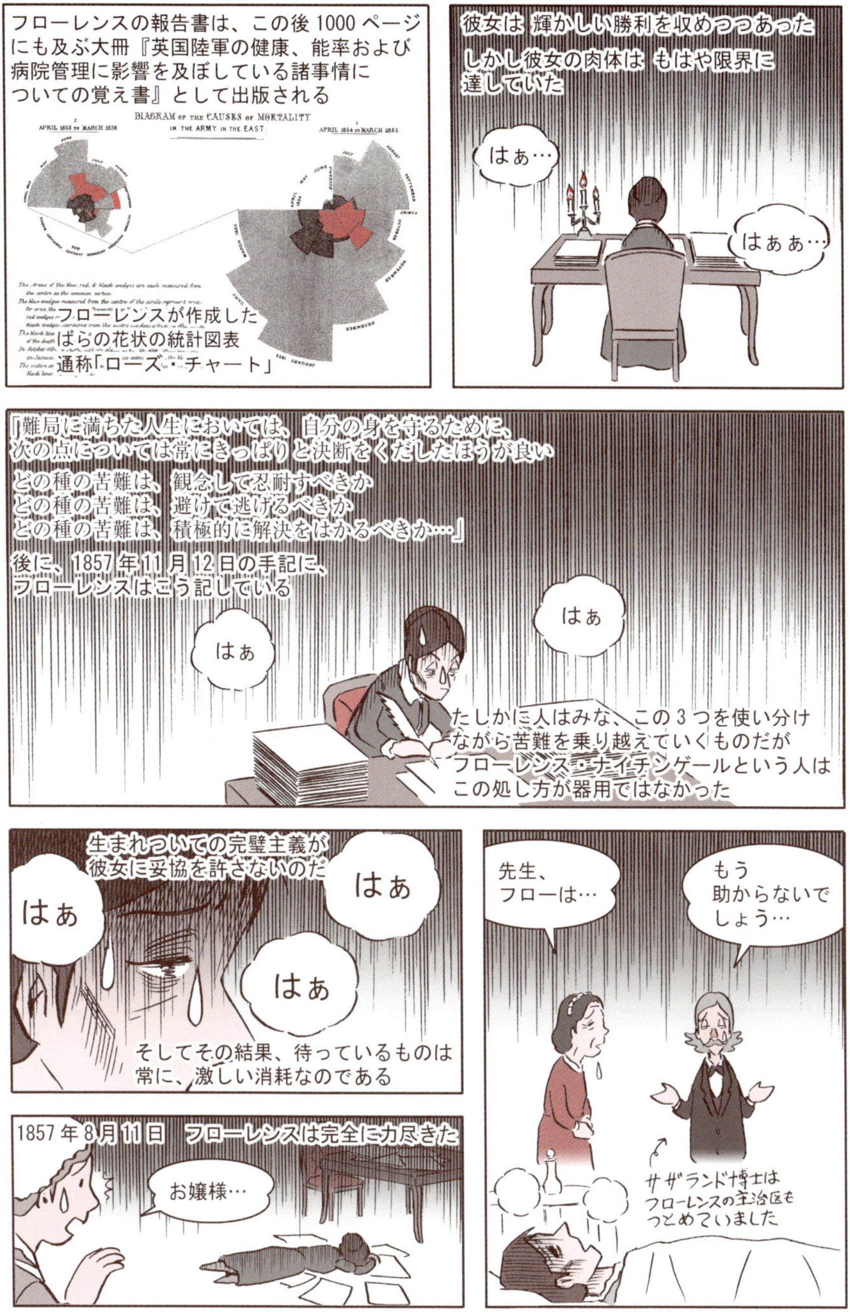
フローレンスの報告書は、この後 1000 ページにも及ぶ大冊『英国陸軍の健康、能率および病院管理に影響を及ぼしている諸事情についての覚え書』として出版される
DIAGRAM of the CAUSES of MORTALITY IN THE ARMY IN THE EAST.
APRIL 1855 to MARCH 1856.
APRIL 1854 to MARCH 1855.
フローレンスが作成したばらの花状の統計図表 通称「ローズ・チャート」
彼女は 輝かしい勝利を収めつつあった
しかし彼女の肉体は もはや限界に達していた
はぁ…
はぁぁぁ…
「難局に満ちた人生においては、自分の身を守るために、次の点については常にきっぱりと決断をくだしたほうが良い
どの種の苦難は、観念して忍耐すべきか
どの種の苦難は、避けて逃げるべきか
どの種の苦難は、積極的に解決をはかるべきか…」
後に、1857 年 11 月 12 日の手記に、フローレンスはこう記している
はぁ
はぁ
たしかに人はみな、この 3 つを使い分けながら苦難を乗り越えていくものだがフローレンス・ナイチンゲールという人はこの処し方が器用ではなかった
生まれついての完璧主義が彼女に妥協を許さないのだ
はぁ
はぁ
はぁ
そしてその結果、待っているものは常に、激しい消耗なのである
1857 年 8 月 11 日 フローレンスは完全に力尽きた
お嬢様…
先生、フローは…
もう助からないでしょう…
サザランド博士はフローレンスの主治医もつとめていました

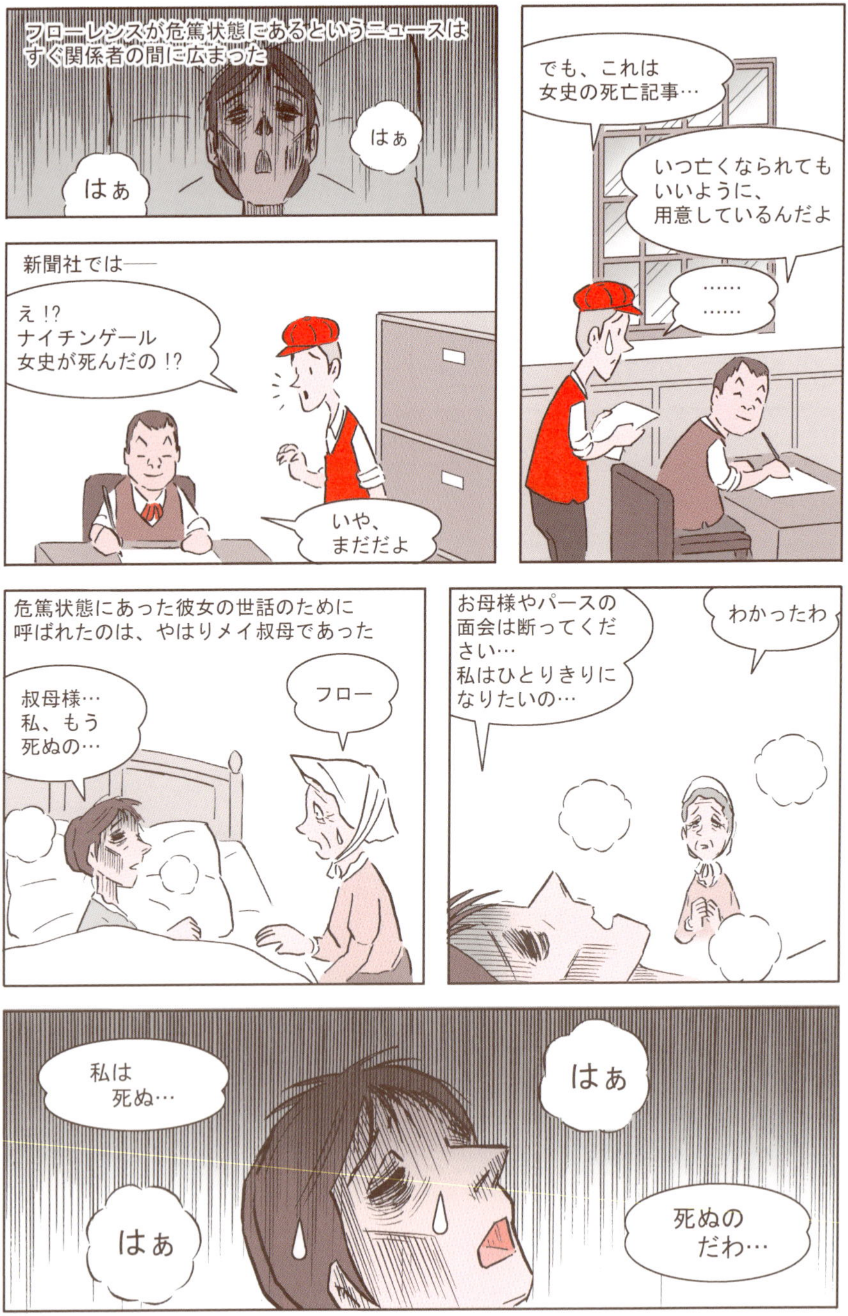
フローレンスが危篤状態にあるというニュースはすぐ関係者の間に広まった
はぁ
はぁ
新聞社では──
え!?
ナイチンゲール
女史が死んだの!?
いや、
まだだよ
でも、これは
女史の死亡記事…
いつ亡くなられても
いいように、
用意しているんだよ
……
……
危篤状態にあった彼女の世話のために
呼ばれたのは、やはりメイ叔母であった
フロー
叔母様…
私、もう
死ぬの…
お母様やパースの
面会は断ってください…
私はひとりきりに
なりたいの…
わかったわ
私は
死ぬ…
はぁ
はぁ
死ぬの
だわ…

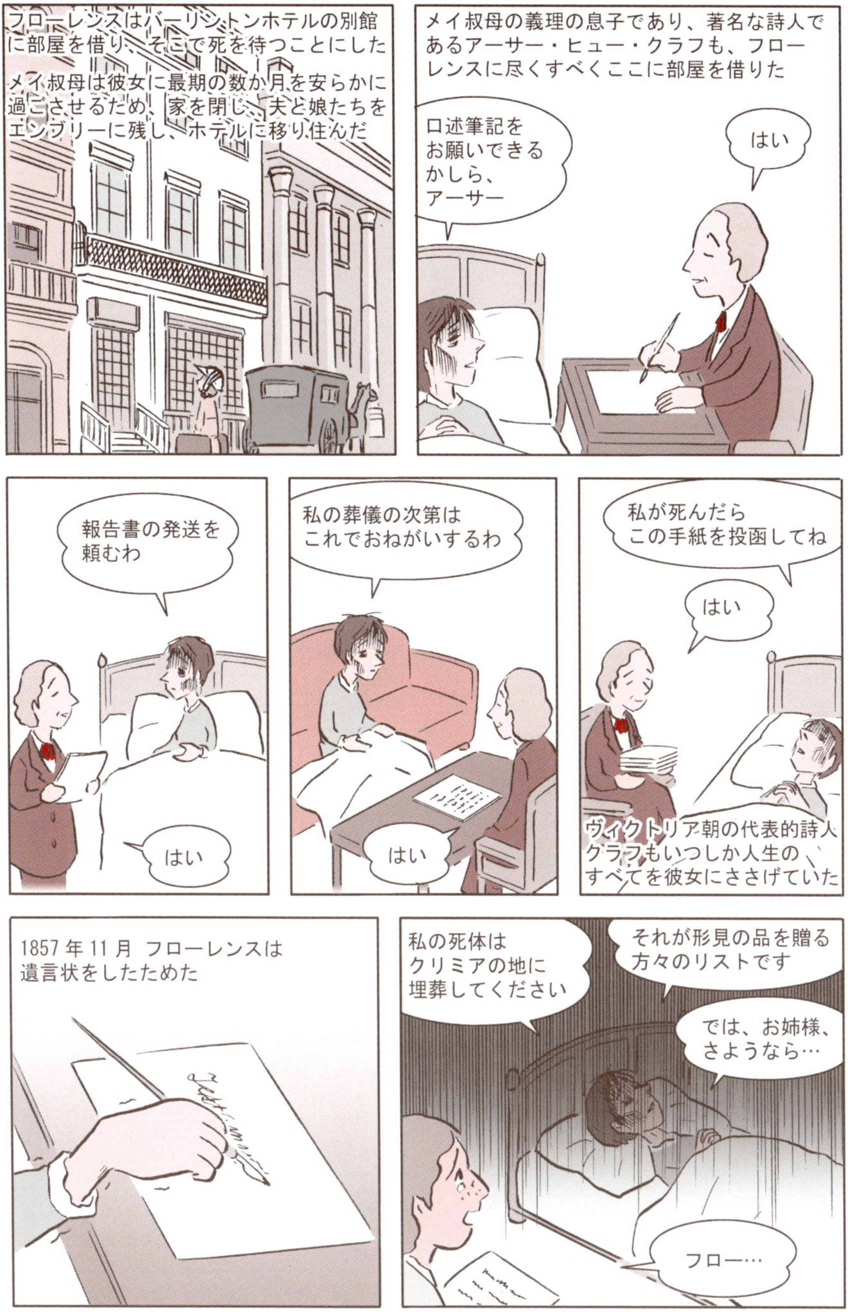
フローレンスはバーリントンホテルの別館に部屋を借り、そこで死を待つことにした
メイ叔母は彼女に最期の数か月を安らかに過ごさせるため、家を閉じ、夫と娘たちをエンブリーに残し、ホテルに移り住んだ
メイ叔母の義理の息子であり、著名な詩人であるアーサー・ヒュー・クラフも、フローレンスに尽くすべくここに部屋を借りた
口述筆記をお願いできるかしら、アーサー
はい
報告書の発送を頼むわ
はい
私の葬儀の次第はこれでおねがいするわ
はい
私が死んだらこの手紙を投函してね
はい
ヴィクトリア朝の代表的詩人クラフもいつしか人生のすべてを彼女にささげていた
1857年11月 フローレンスは遺言状をしたためた
私の死体はクリミアの地に埋葬してください
それが形見の品を贈る方々のリストです
では、お姉様、さようなら…
フロー…

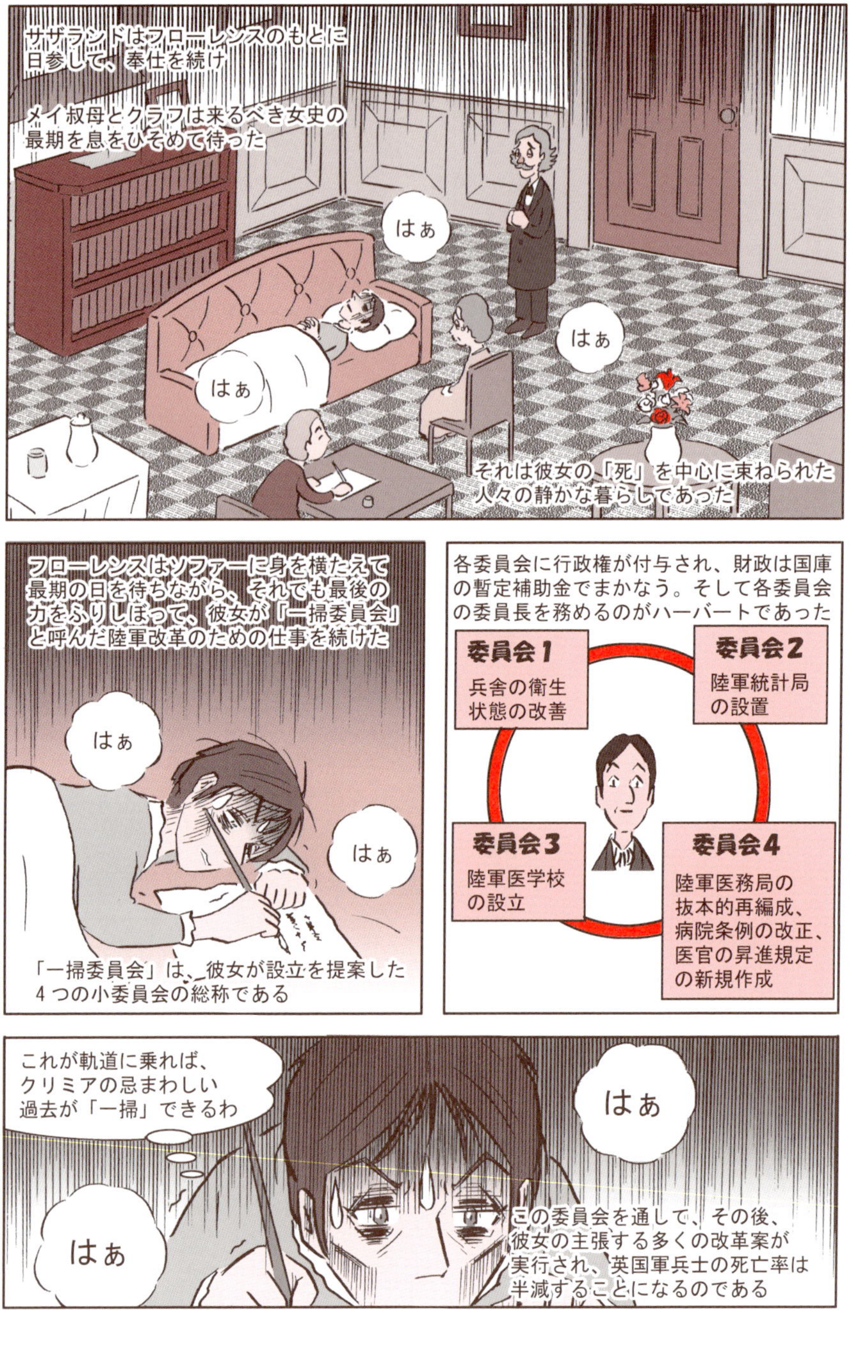
サザランドはフローレンスのもとに日参して、奉仕を続け
メイ叔母とクラフは来るべき女史の最期を息をひそめて待った
はぁ
はぁ
はぁ
それは彼女の「死」を中心に束ねられた人々の静かな暮らしであった
フローレンスはソファーに身を横たえて最期の日を待ちながら、それでも最後の力をふりしぼって、彼女が「一掃委員会」と呼んだ陸軍改革のための仕事を続けた
はぁ
はぁ
「一掃委員会」は、彼女が設立を提案した4つの小委員会の総称である
各委員会に行政権が付与され、財政は国庫の暫定補助金でまかなう。そして各委員会の委員長を務めるのがハーバートであった
委員会1
兵舎の衛生状態の改善
委員会2
陸軍統計局の設置
委員会3
陸軍医学校の設立
委員会4
陸軍医務局の抜本的再編成、病院条例の改正、医官の昇進規定の新規作成
これが軌道に乗れば、クリミアの忌まわしい過去が「一掃」できるわ
はぁ
はぁ
この委員会を通して、その後、彼女の主張する多くの改革案が実行され、英国軍兵士の死亡率は半減することになるのである

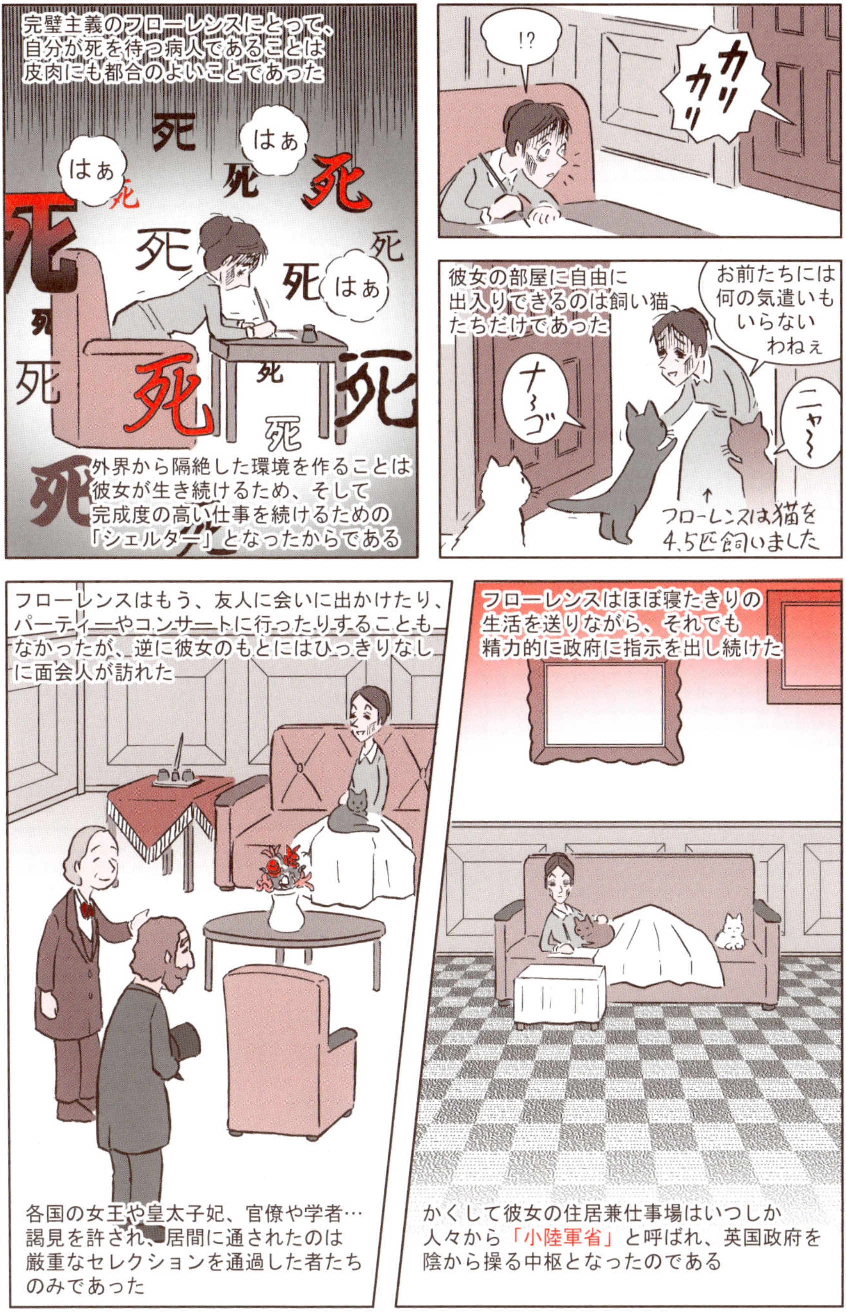
完璧主義のフローレンスにとって、
自分が死を待つ病人であることは
皮肉にも都合のよいことであった
死
はぁ
はぁ
死
死
死
死
死
はぁ
死
死
死
死
死
死
外界から隔絶した環境を作ることは
彼女が生き続けるため、そして
完成度の高い仕事を続けるための
「シェルター」となったからである
!?
カリカリ
彼女の部屋に自由に
出入りできるのは飼い猫
たちだけであった
お前たちには
何の気遣いも
いらない
わねぇ
ナ〜ゴ
ニャ〜
フローレンスは猫を
4、5匹飼いました
フローレンスはもう、友人に会いに出かけたり、
パーティーやコンサートに行ったりすることも
なかったが、逆に彼女のもとにはひっきりなし
に面会人が訪れた
各国の女王や皇太子妃、官僚や学者…
謁見を許され、居間に通されたのは
厳重なセレクションを通過した者たち
のみであった
フローレンスはほぼ寝たきりの
生活を送りながら、それでも
精力的に政府に指示を出し続けた
かくして彼女の住居兼仕事場はいつしか
人々から「小陸軍省」と呼ばれ、英国政府を
陰から操る中枢となったのである

第15話

病み人フローレンス

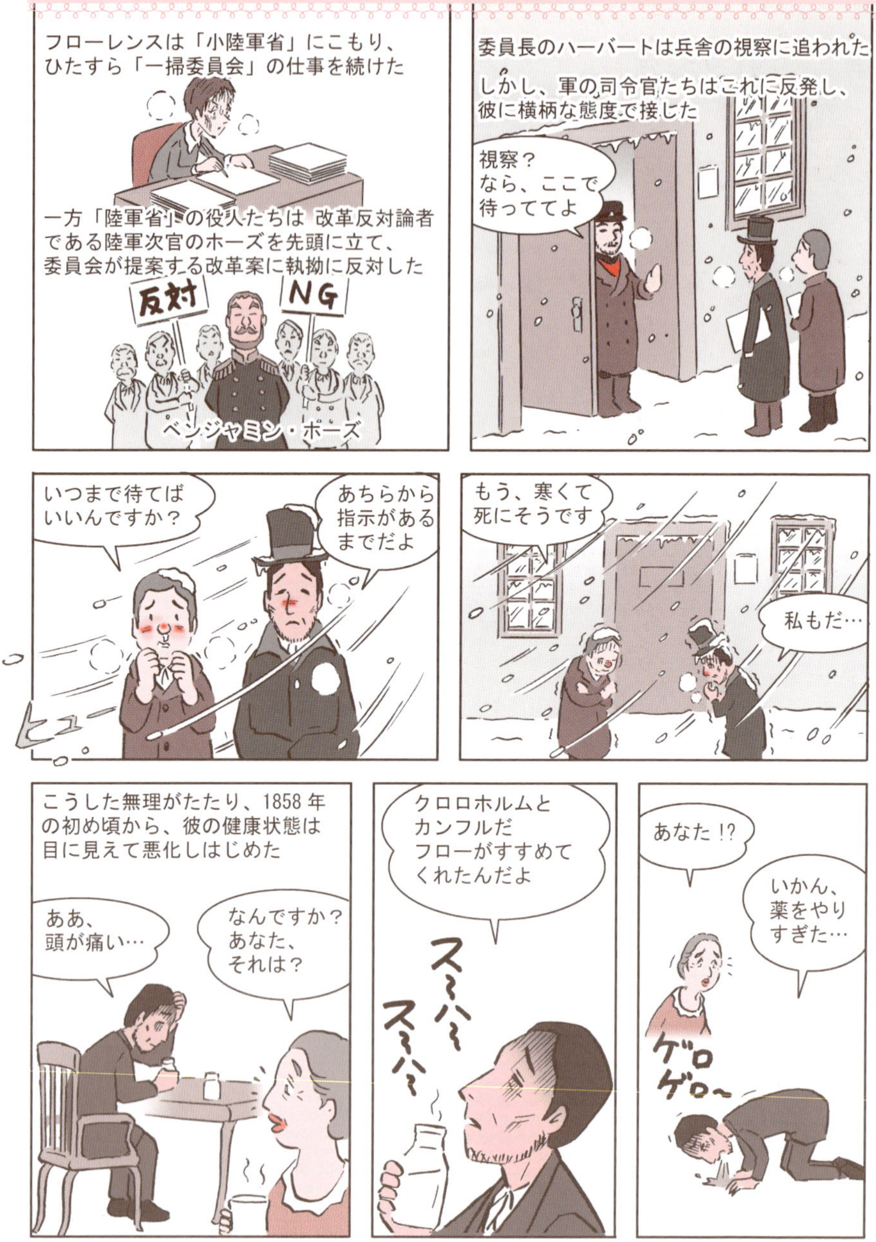
フローレンスは「小陸軍省」にこもり、
ひたすら「一掃委員会」の仕事を続けた
一方「陸軍省」の役人たちは 改革反対論者
である陸軍次官のホーズを先頭に立て、
委員会が提案する改革案に執拗に反対した
反対
NG
ベンジャミン・ホーズ
委員長のハーバートは兵舎の視察に追われた
しかし、軍の司令官たちはこれに反発し、
彼に横柄な態度で接した
視察？
なら、ここで
待っててよ
いつまで待てば
いいんですか？
あちらから
指示がある
までだよ
ヒュー
もう、寒くて
死にそうです
私もだ…
こうした無理がたたり、1858年
の初め頃から、彼の健康状態は
目に見えて悪化しはじめた
ああ、
頭が痛い…
なんですか？
あなた、
それは？
クロロホルムと
カンフルだ
フローがすすめて
くれたんだよ
スーハー
スーハー
あなた!?
いかん、
薬をやり
すぎた…
ゲロゲロ～

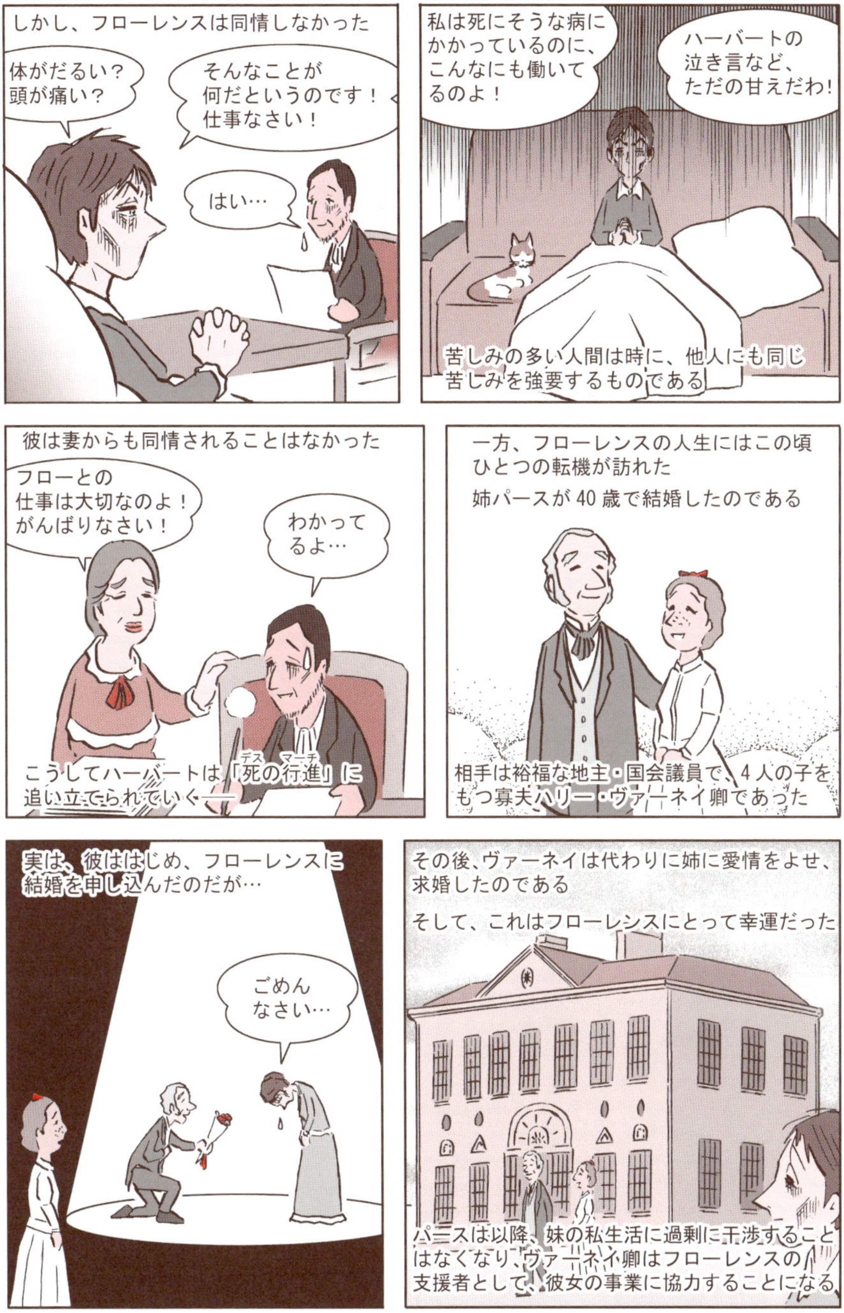

しかし、フローレンスは同情しなかった
体がだるい？頭が痛い？
そんなことが何だというのです！仕事なさい！
はい…
私は死にそうな病にかかっているのに、こんなにも働いてるのよ！
ハーバートの泣き言など、ただの甘えだわ！
苦しみの多い人間は時に、他人にも同じ苦しみを強要するものである
彼は妻からも同情されることはなかった
フローとの仕事は大切なのよ！がんばりなさい！
わかってるよ…
こうしてハーバートは「死《デス》の行進《マーチ》」に追い立てられていく――
一方、フローレンスの人生にはこの頃ひとつの転機が訪れた
姉パースが 40 歳で結婚したのである
相手は裕福な地主・国会議員で、4 人の子をもつ寡夫ハリー・ヴァーネイ卿であった
実は、彼ははじめ、フローレンスに結婚を申し込んだのだが…
ごめんなさい…
その後、ヴァーネイは代わりに姉に愛情をよせ、求婚したのである
そして、これはフローレンスにとって幸運だった
パースは以降、妹の私生活に過剰に干渉することはなくなり、ヴァーネイ卿はフローレンスの支援者として、彼女の事業に協力することになる

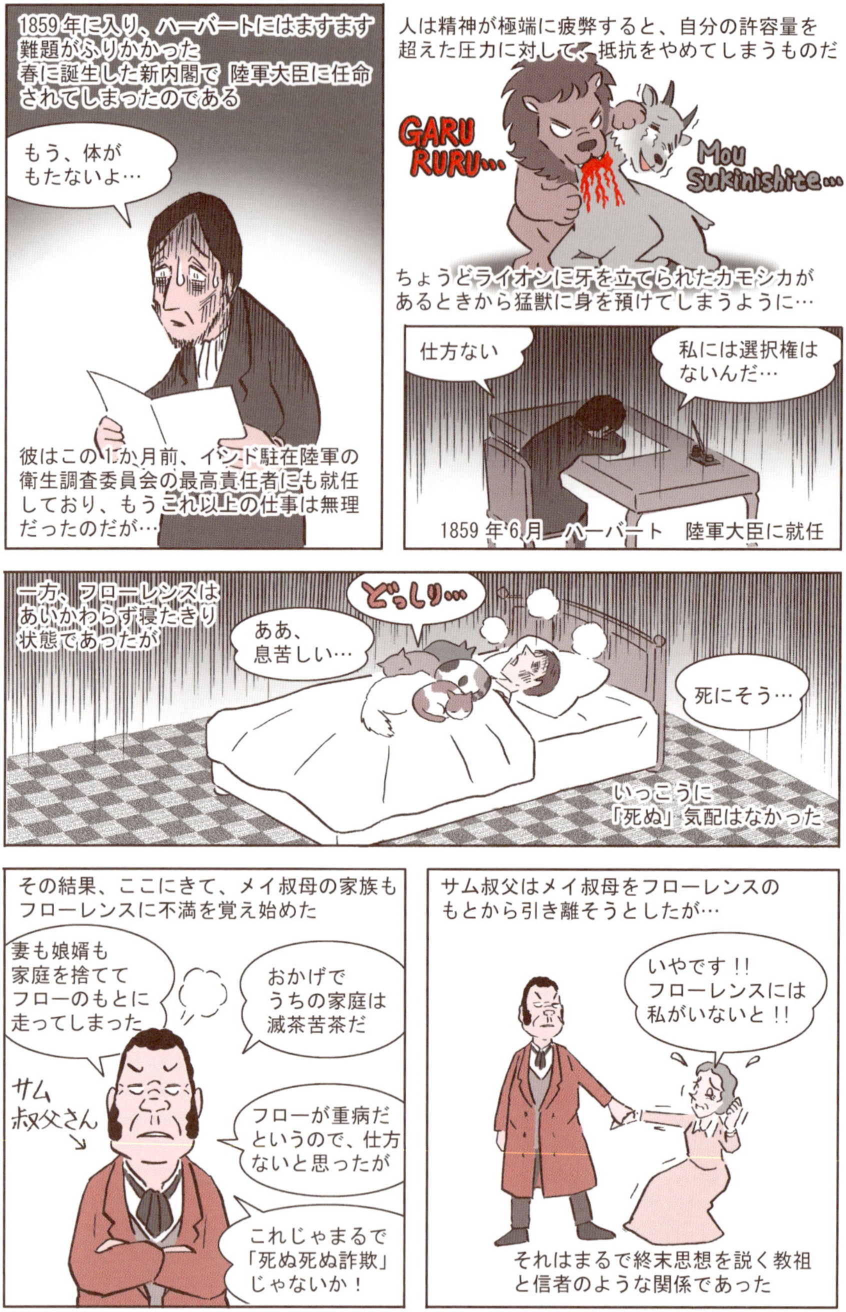

1859年に入り、ハーバートにはますます難題がふりかかった
春に誕生した新内閣で 陸軍大臣に任命されてしまったのである
もう、体がもたないよ…
彼はこの1か月前、インド駐在陸軍の衛生調査委員会の最高責任者にも就任しており、もうこれ以上の仕事は無理だったのだが…
人は精神が極端に疲弊すると、自分の許容量を超えた圧力に対して、抵抗をやめてしまうものだ
GARU RURU…
Mou Sukinishite…
ちょうどライオンに牙を立てられたカモシカがあるときから猛獣に身を預けてしまうように…
仕方ない
私には選択権はないんだ…
1859年6月 ハーバート 陸軍大臣に就任
一方、フローレンスはあいかわらず寝たきり状態であったが
どっしり…
ああ、息苦しい…
死にそう…
いっこうに「死ぬ」気配はなかった
その結果、ここにきて、メイ叔母の家族もフローレンスに不満を覚え始めた
妻も娘婿も家庭を捨ててフローのもとに走ってしまった
おかげでうちの家庭は滅茶苦茶だ
サム叔父さん
フローが重病だというので、仕方ないと思ったが
これじゃまるで「死ぬ死ぬ詐欺」じゃないか！
サム叔父はメイ叔母をフローレンスのもとから引き離そうとしたが…
いやです!!フローレンスには私がいないと!!
それはまるで終末思想を説く教祖と信者のような関係であった

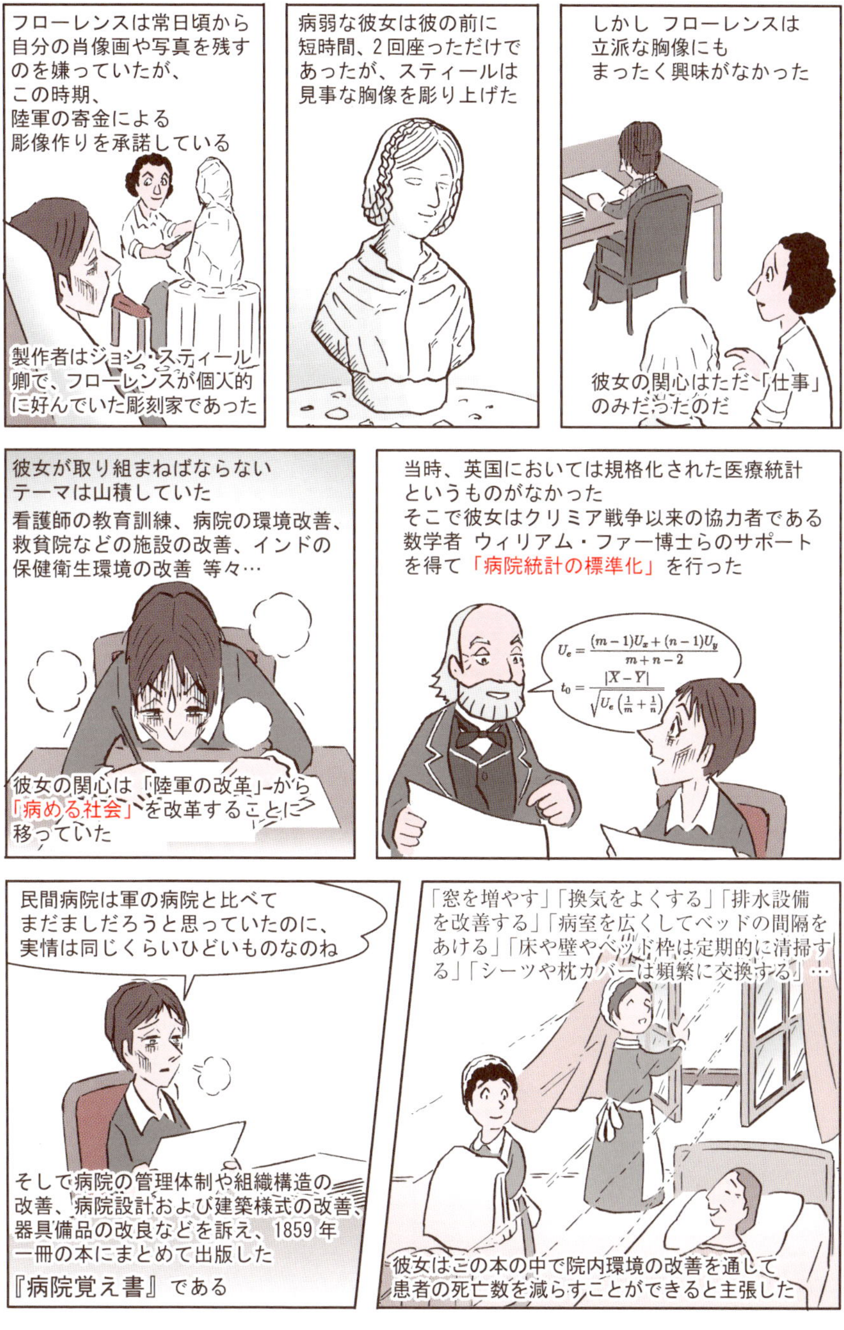

フローレンスは常日頃から自分の肖像画や写真を残すのを嫌っていたが、この時期、陸軍の寄金による彫像作りを承諾している
製作者はジョン・スティール卿で、フローレンスが個人的に好んでいた彫刻家であった
病弱な彼女は彼の前に短時間、2回座っただけであったが、スティールは見事な胸像を彫り上げた
しかし フローレンスは立派な胸像にもまったく興味がなかった
彼女の関心はただ「仕事」のみだったのだ
彼女が取り組まねばならないテーマは山積していた
看護師の教育訓練、病院の環境改善、救貧院などの施設の改善、インドの保健衛生環境の改善 等々…
彼女の関心は「陸軍の改革」から「病める社会」を改革することに移っていた
当時、英国においては規格化された医療統計というものがなかった
そこで彼女はクリミア戦争以来の協力者である数学者 ウィリアム・ファー博士らのサポートを得て「病院統計の標準化」を行った
$U_e = \frac{(m-1)U_x + (n-1)U_y}{m+n-2}$
$t_0 = \frac{|\bar{X} - \bar{Y}|}{\sqrt{U_e\left(\frac{1}{m} + \frac{1}{n}\right)}}$
民間病院は軍の病院と比べてまだましだろうと思っていたのに、実情は同じくらいひどいものなのね
そして病院の管理体制や組織構造の改善、病院設計および建築様式の改善、器具備品の改良などを訴え、1859年一冊の本にまとめて出版した
『病院覚え書』である
「窓を増やす」「換気をよくする」「排水設備を改善する」「病室を広くしてベッドの間隔をあける」「床や壁やベッド枠は定期的に清掃する」「シーツや枕カバーは頻繁に交換する」…
彼女はこの本の中で院内環境の改善を通して患者の死亡数を減らすことができると主張した

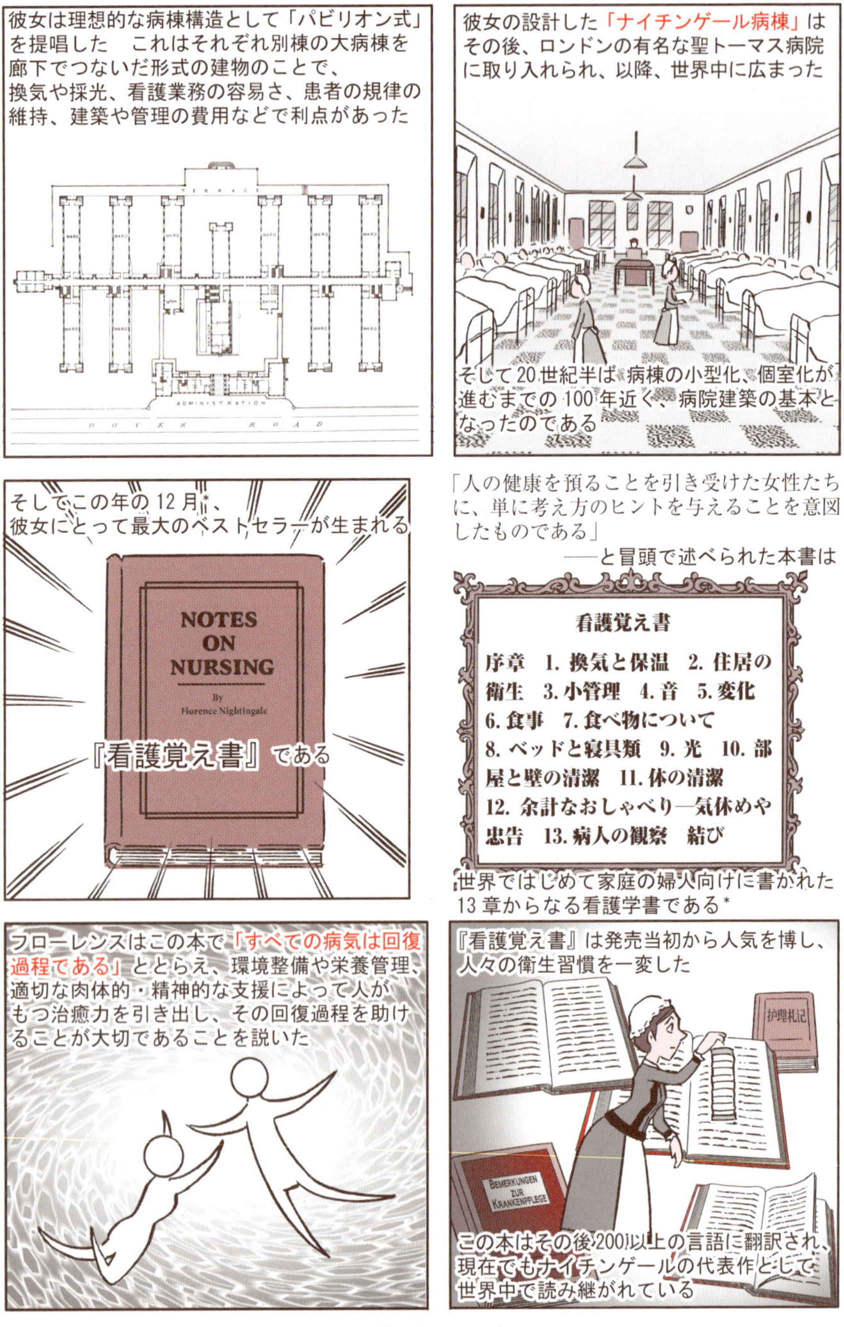

彼女は理想的な病棟構造として「パビリオン式」を提唱した　これはそれぞれ別棟の大病棟を廊下でつないだ形式の建物のことで、換気や採光、看護業務の容易さ、患者の規律の維持、建築や管理の費用などで利点があった
TERRACE
WARD
ADMINISTRATION
DOVER ROAD
彼女の設計した「ナイチンゲール病棟」はその後、ロンドンの有名な聖トーマス病院に取り入れられ、以降、世界中に広まった
そして20世紀半ば病棟の小型化、個室化が進むまでの100年近く、病院建築の基本となったのである
そしてこの年の12月*、彼女にとって最大のベストセラーが生まれる
NOTES ON NURSING
By Florence Nightingale
『看護覚え書』である
「人の健康を預ることを引き受けた女性たちに、単に考え方のヒントを与えることを意図したものである」
――と冒頭で述べられた本書は
看護覚え書
序章　1. 換気と保温　2. 住居の衛生　3. 小管理　4. 音　5. 変化　6. 食事　7. 食べ物について　8. ベッドと寝具類　9. 光　10. 部屋と壁の清潔　11. 体の清潔　12. 余計なおしゃべり―気休めや忠告　13. 病人の観察　結び
世界ではじめて家庭の婦人向けに書かれた13章からなる看護学書である*
フローレンスはこの本で「すべての病気は回復過程である」ととらえ、環境整備や栄養管理、適切な肉体的・精神的な支援によって人がもつ治癒力を引き出し、その回復過程を助けることが大切であることを説いた
『看護覚え書』は発売当初から人気を博し、人々の衛生習慣を一変した
护理札记
BEMERKUNGEN ZUR KRANKENPFLEGE
この本はその後200以上の言語に翻訳され、現在でもナイチンゲールの代表作として世界中で読み継がれている

＊ 1860年初頭とする説もある。補章が加筆された第2版は1860年

章項目は助川尚子（訳）『ナイティンゲール看護覚え書 決定版』（医学書院、1998年）の訳による

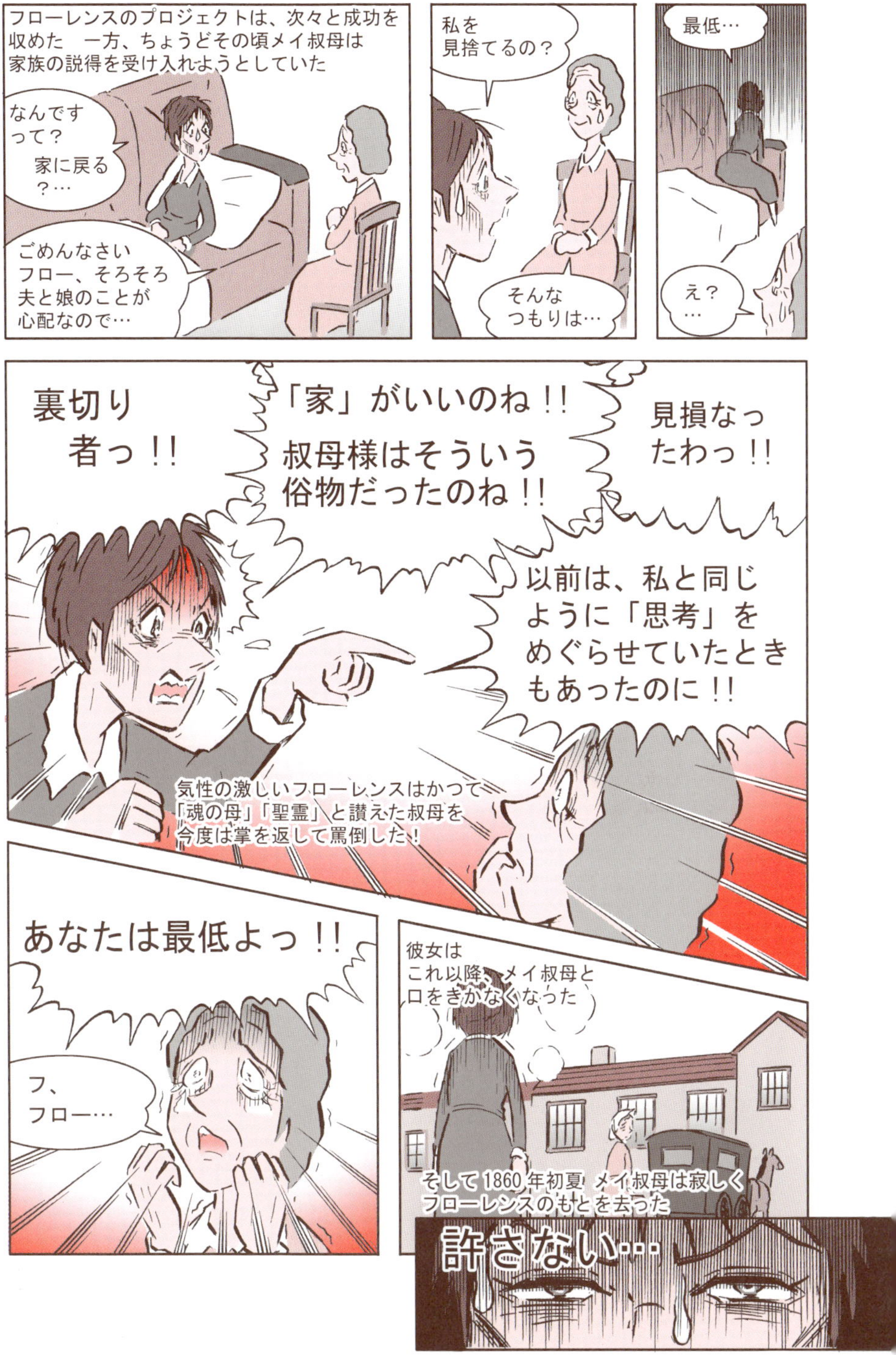
フローレンスのプロジェクトは、次々と成功を収めた　一方、ちょうどその頃メイ叔母は家族の説得を受け入れようとしていた
なんですって？
家に戻る？…
ごめんなさいフロー、そろそろ夫と娘のことが心配なので…
私を見捨てるの？
そんなつもりは…
最低…
え？…
裏切り者っ!!
「家」がいいのね!!
叔母様はそういう俗物だったのね!!
見損なったわっ!!
以前は、私と同じように「思考」をめぐらせていたときもあったのに!!
気性の激しいフローレンスはかつて「魂の母」「聖霊」と讃えた叔母を今度は掌を返して罵倒した！
あなたは最低よっ!!
フ、フロー…
彼女はこれ以降、メイ叔母と口をきかなくなった
そして1860年初夏 メイ叔母は寂しくフローレンスのもとを去った
許さない…

第16話

喪失

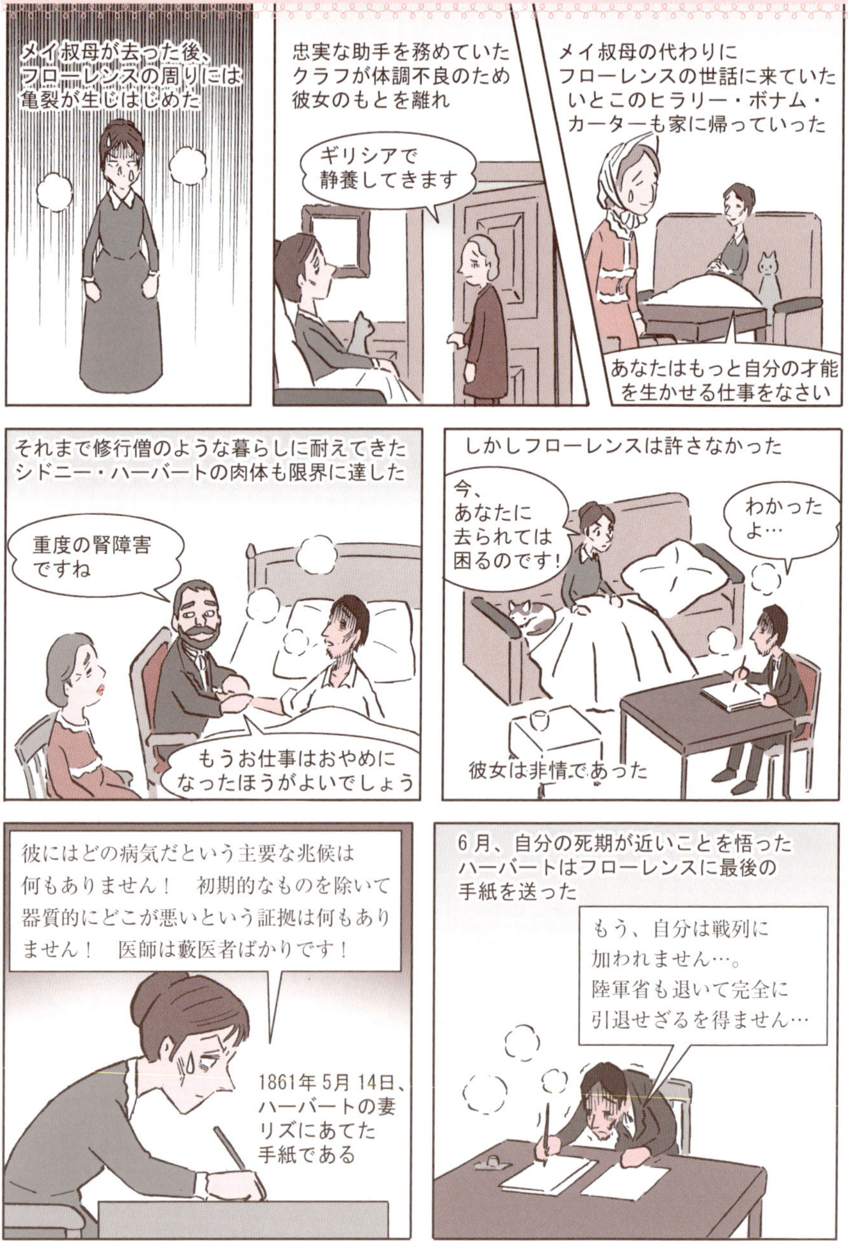
メイ叔母が去った後、
フローレンスの周りには
亀裂が生じはじめた
忠実な助手を務めていた
クラフが体調不良のため
彼女のもとを離れ
ギリシアで
静養してきます
メイ叔母の代わりに
フローレンスの世話に来ていた
いとこのヒラリー・ボナム・
カーターも家に帰っていった
あなたはもっと自分の才能
を生かせる仕事をなさい
それまで修行僧のような暮らしに耐えてきた
シドニー・ハーバートの肉体も限界に達した
重度の腎障害
ですね
もうお仕事はおやめに
なったほうがよいでしょう
しかしフローレンスは許さなかった
今、
あなたに
去られては
困るのです！
わかった
よ…
彼女は非情であった
彼にはどの病気だという主要な兆候は
何もありません！　初期的なものを除いて
器質的にどこが悪いという証拠は何もあり
ません！　医師は藪医者ばかりです！
1861年5月14日、
ハーバートの妻
リズにあてた
手紙である
6月、自分の死期が近いことを悟った
ハーバートはフローレンスに最後の
手紙を送った
もう、自分は戦列に
加われません…。
陸軍省も退いて完全に
引退せざるを得ません…

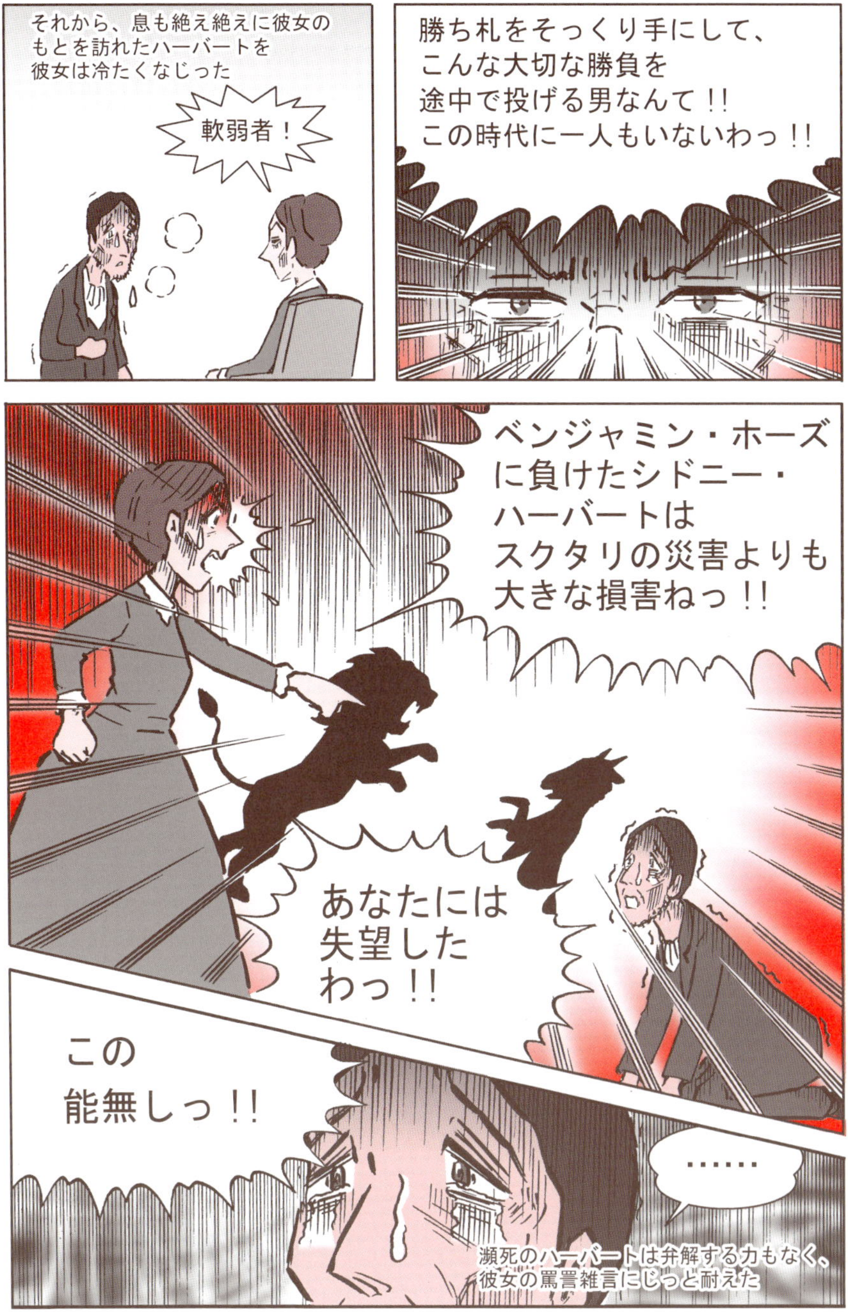

それから、息も絶え絶えに彼女のもとを訪れたハーバートを彼女は冷たくなじった
軟弱者！
勝ち札をそっくり手にして、こんな大切な勝負を途中で投げる男なんて!!この時代に一人もいないわっ!!
ベンジャミン・ホーズに負けたシドニー・ハーバートはスクタリの災害よりも大きな損害ねっ!!
あなたには失望したわっ!!
この能無しっ!!
……
瀕死のハーバートは弁解する力もなく、彼女の罵詈雑言にじっと耐えた

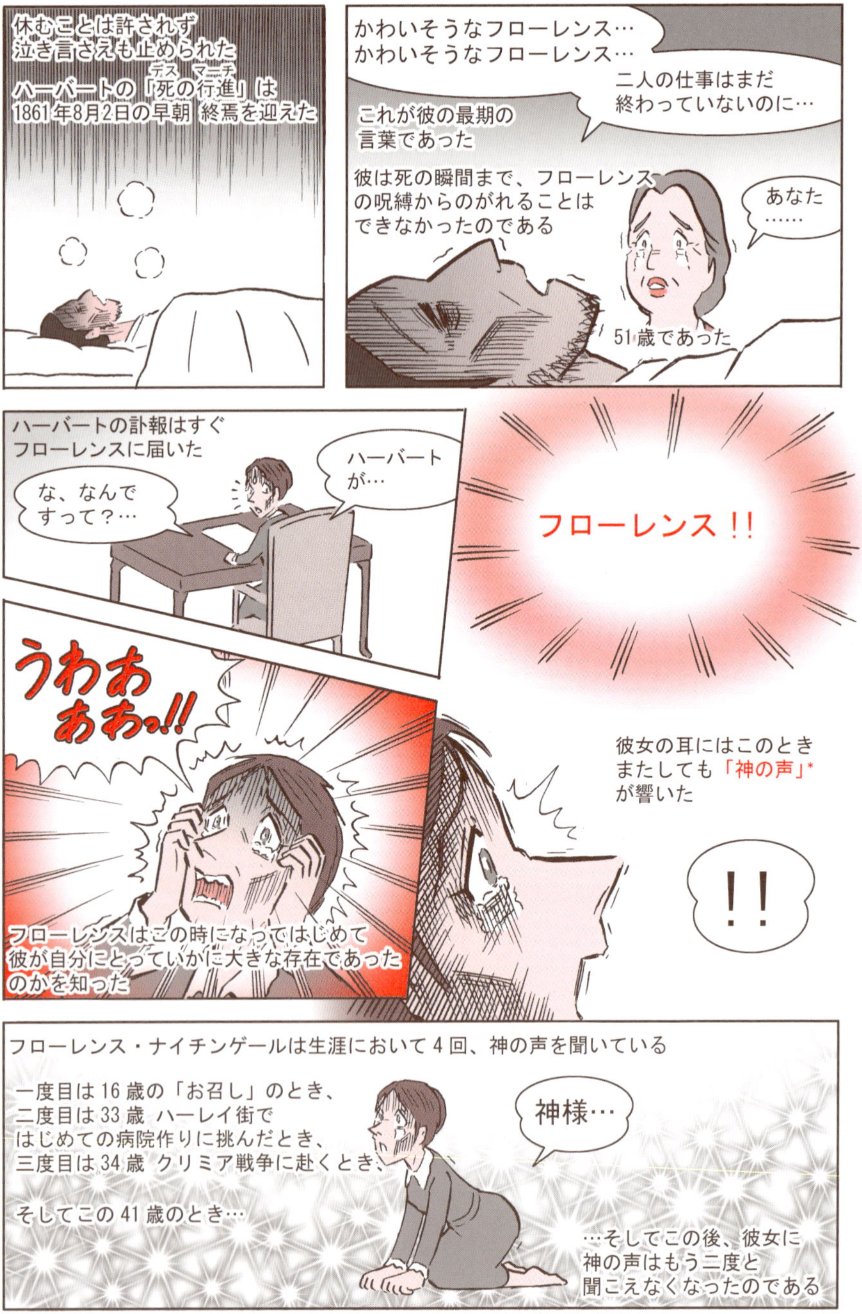

休むことは許されず
泣き言さえも止められた
ハーバートの「死《デス》の行進《マーチ》」は
1861年8月2日の早朝 終焉を迎えた
かわいそうなフローレンス…
かわいそうなフローレンス…
二人の仕事はまだ
終わっていないのに…
これが彼の最期の
言葉であった
彼は死の瞬間まで、フローレンス
の呪縛からのがれることは
できなかったのである
あなた
……
51歳であった
ハーバートの訃報はすぐ
フローレンスに届いた
な、なんで
すって？…
ハーバート
が…
フローレンス!!
うわあ
あぁっ!!
彼女の耳にはこのとき
またしても「神の声」*
が響いた
!!
フローレンスはこの時になってはじめて
彼が自分にとっていかに大きな存在であった
のかを知った
フローレンス・ナイチンゲールは生涯において4回、神の声を聞いている
一度目は16歳の「お召し」のとき、
二度目は33歳 ハーレイ街で
はじめての病院作りに挑んだとき、
三度目は34歳 クリミア戦争に赴くとき、
そしてこの41歳のとき…
神様…
…そしてこの後、彼女に
神の声はもう二度と
聞こえなくなったのである

＊ 本作では「神の声」を台詞で書き入れているが、いずれの時も「神」が彼女にどのような言葉で語りかけたのか、フローレンスは具体的に記録に残してはいない

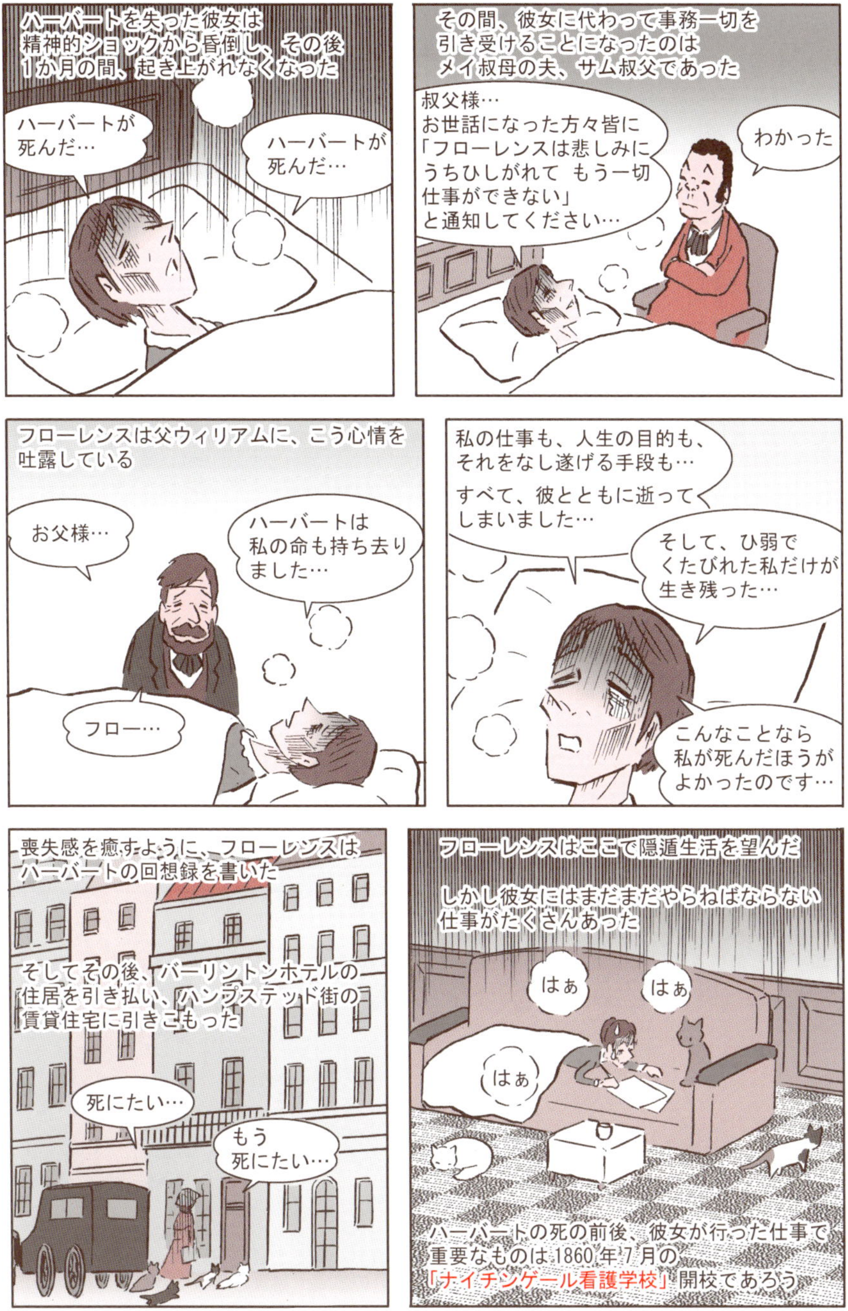
ハーバートを失った彼女は
精神的ショックから昏倒し、その後
1か月の間、起き上がれなくなった
ハーバートが
死んだ…
ハーバートが
死んだ…
その間、彼女に代わって事務一切を
引き受けることになったのは
メイ叔母の夫、サム叔父であった
叔父様…
お世話になった方々皆に
「フローレンスは悲しみに
うちひしがれて もう一切
仕事ができない」
と通知してください…
わかった
フローレンスは父ウィリアムに、こう心情を
吐露している
お父様…
ハーバートは
私の命も持ち去り
ました…
フロー…
私の仕事も、人生の目的も、
それをなし遂げる手段も…
すべて、彼とともに逝って
しまいました…
そして、ひ弱で
くたびれた私だけが
生き残った…
こんなことなら
私が死んだほうが
よかったのです…
喪失感を癒すように、フローレンスは
ハーバートの回想録を書いた
そしてその後、バーリントンホテルの
住居を引き払い、ハンプステッド街の
賃貸住宅に引きこもった
死にたい…
もう
死にたい…
フローレンスはここで隠遁生活を望んだ
しかし彼女にはまだまだやらねばならない
仕事がたくさんあった
はぁ
はぁ
はぁ
ハーバートの死の前後、彼女が行った仕事で
重要なものは1860年7月の
「ナイチンゲール看護学校」開校であろう

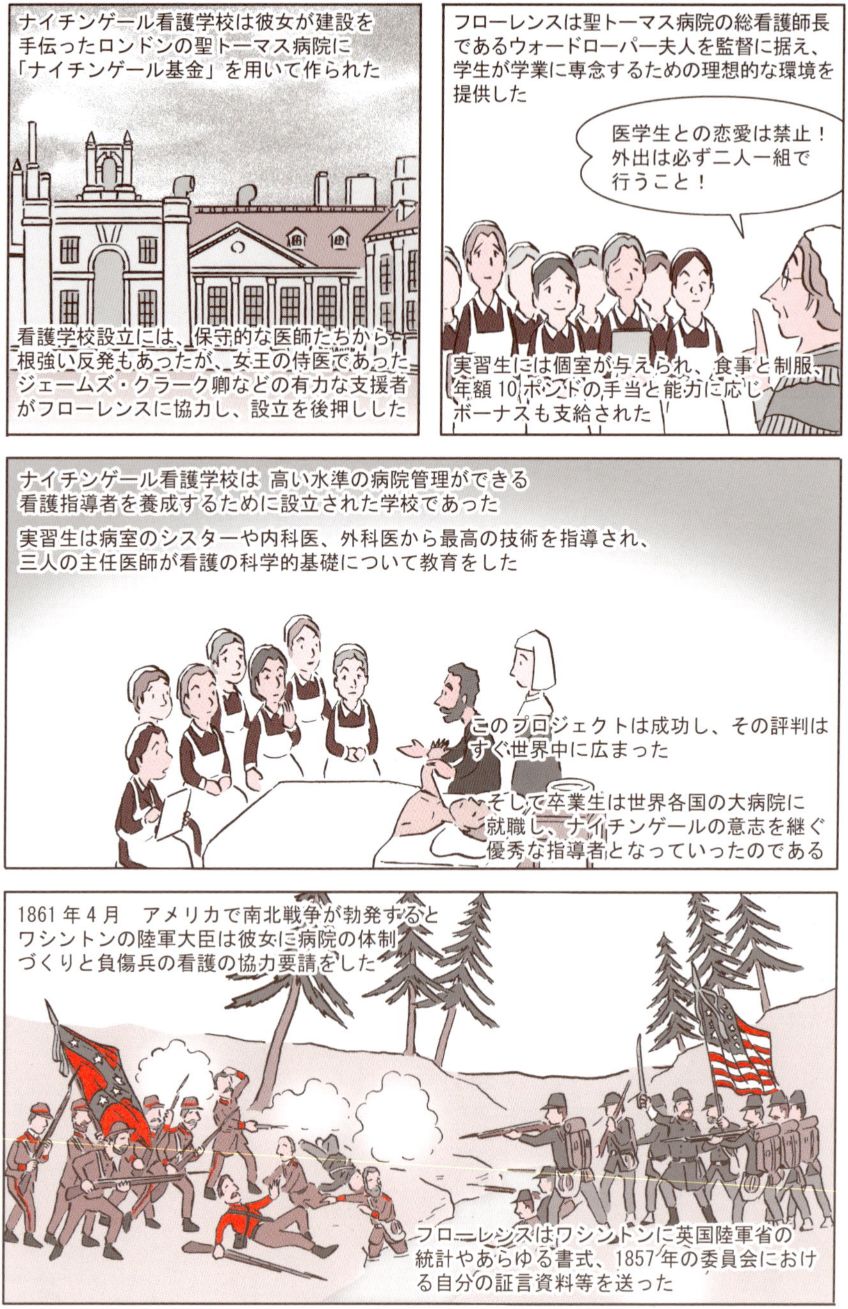
ナイチンゲール看護学校は彼女が建設を手伝ったロンドンの聖トーマス病院に「ナイチンゲール基金」を用いて作られた
看護学校設立には、保守的な医師たちから根強い反発もあったが、女王の侍医であったジェームズ・クラーク卿などの有力な支援者がフローレンスに協力し、設立を後押しした
フローレンスは聖トーマス病院の総看護師長であるウォードローパー夫人を監督に据え、学生が学業に専念するための理想的な環境を提供した
医学生との恋愛は禁止！外出は必ず二人一組で行うこと！
実習生には個室が与えられ、食事と制服、年額10ポンドの手当と能力に応じボーナスも支給された
ナイチンゲール看護学校は 高い水準の病院管理ができる看護指導者を養成するために設立された学校であった
実習生は病室のシスターや内科医、外科医から最高の技術を指導され、三人の主任医師が看護の科学的基礎について教育をした
このプロジェクトは成功し、その評判はすぐ世界中に広まった
そして卒業生は世界各国の大病院に就職し、ナイチンゲールの意志を継ぐ優秀な指導者となっていったのである
1861 年 4 月　アメリカで南北戦争が勃発するとワシントンの陸軍大臣は彼女に病院の体制づくりと負傷兵の看護の協力要請をした
フローレンスはワシントンに英国陸軍省の統計やあらゆる書式、1857 年の委員会における自分の証言資料等を送った

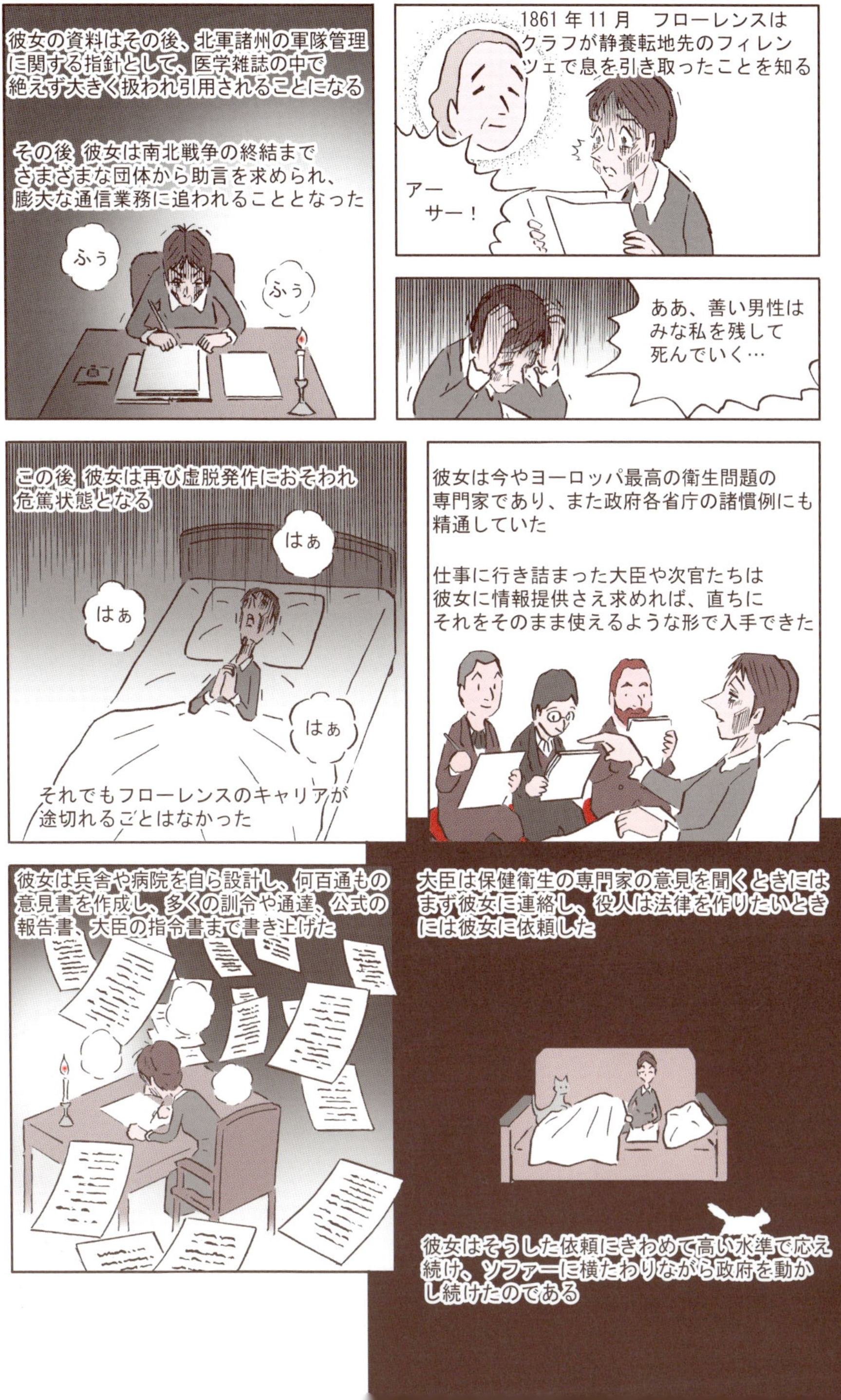
彼女の資料はその後、北軍諸州の軍隊管理に関する指針として、医学雑誌の中で絶えず大きく扱われ引用されることになる
その後 彼女は南北戦争の終結までさまざまな団体から助言を求められ、膨大な通信業務に追われることとなった
ふぅ
ふぅ
1861 年 11 月　フローレンスはクラフが静養転地先のフィレンツェで息を引き取ったことを知る
アーサー！
ああ、善い男性はみな私を残して死んでいく…
この後 彼女は再び虚脱発作におそわれ危篤状態となる
はぁ
はぁ
はぁ
それでもフローレンスのキャリアが途切れることはなかった
彼女は今やヨーロッパ最高の衛生問題の専門家であり、また政府各省庁の諸慣例にも精通していた
仕事に行き詰まった大臣や次官たちは彼女に情報提供さえ求めれば、直ちにそれをそのまま使えるような形で入手できた
彼女は兵舎や病院を自ら設計し、何百通もの意見書を作成し、多くの訓令や通達、公式の報告書、大臣の指令書まで書き上げた
大臣は保健衛生の専門家の意見を聞くときにはまず彼女に連絡し、役人は法律を作りたいときには彼女に依頼した
彼女はそうした依頼にきわめて高い水準で応え続け、ソファーに横たわりながら政府を動かし続けたのである

第 17 話 博 愛

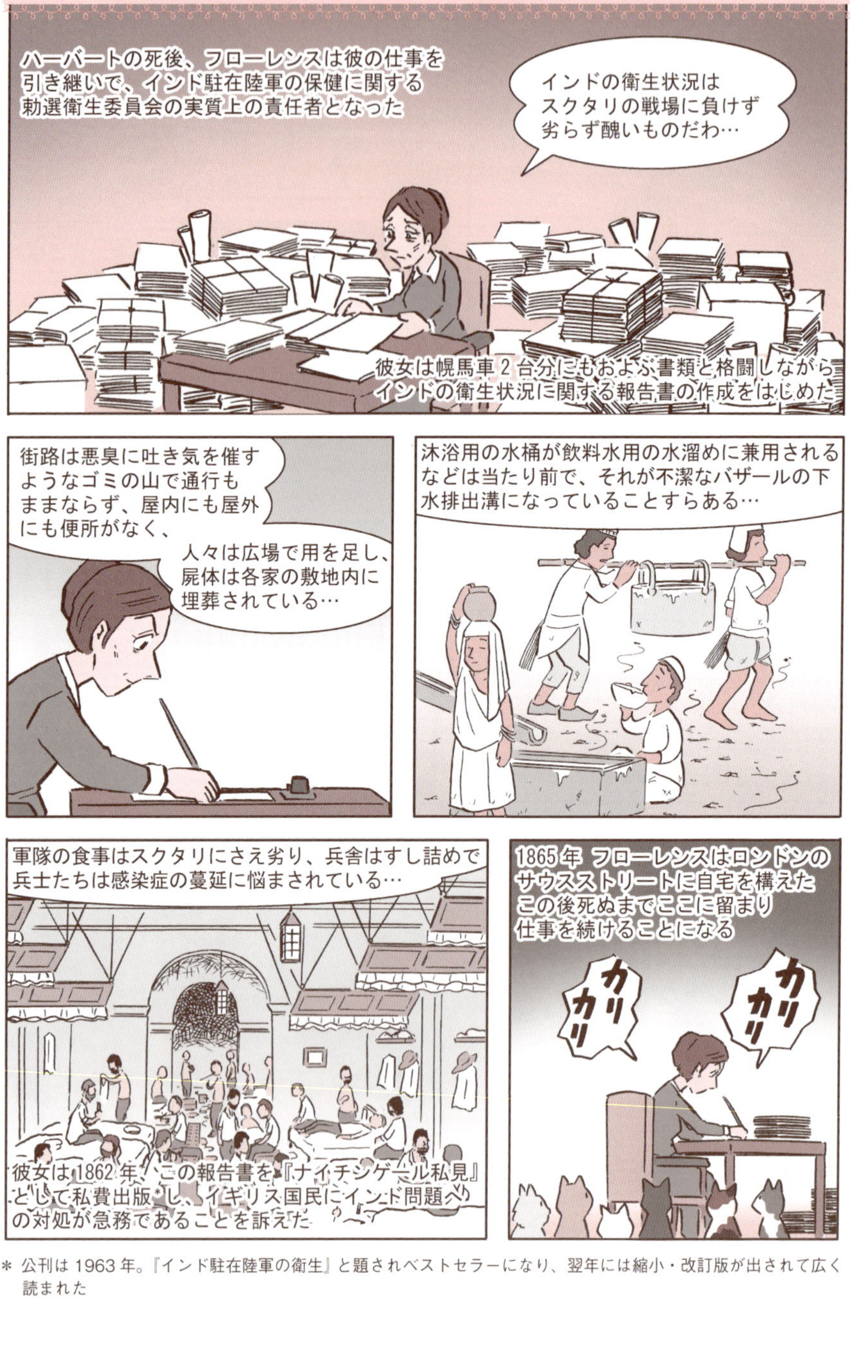

＊ 公刊は 1963 年。『インド駐在陸軍の衛生』と題されベストセラーになり、翌年には縮小・改訂版が出されて広く読まれた

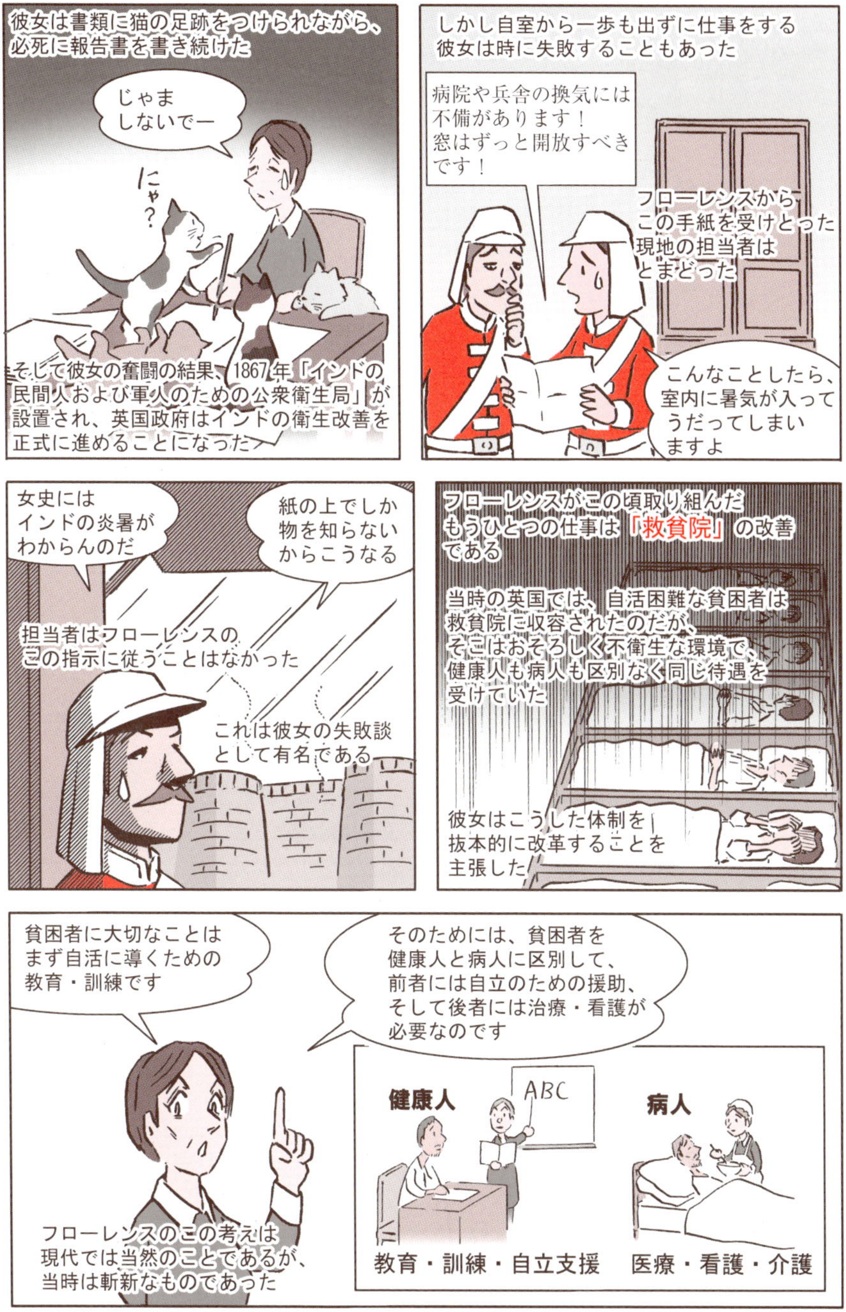

彼女は書類に猫の足跡をつけられながら、必死に報告書を書き続けた
じゃましないでー
にゃ？
そして彼女の奮闘の結果、1867年「インドの民間人および軍人のための公衆衛生局」が設置され、英国政府はインドの衛生改善を正式に進めることになった
しかし自室から一歩も出ずに仕事をする彼女は時に失敗することもあった
病院や兵舎の換気には不備があります！窓はずっと開放すべきです！
フローレンスからこの手紙を受けとった現地の担当者はとまどった
こんなことしたら、室内に暑気が入ってうだってしまいますよ
女史にはインドの炎暑がわからんのだ
紙の上でしか物を知らないからこうなる
担当者はフローレンスのこの指示に従うことはなかった
これは彼女の失敗談として有名である
フローレンスがこの頃取り組んだもうひとつの仕事は「救貧院」の改善である
当時の英国では、自活困難な貧困者は救貧院に収容されたのだが、そこはおそろしく不衛生な環境で、健康人も病人も区別なく同じ待遇を受けていた
彼女はこうした体制を抜本的に改革することを主張した
貧困者に大切なことはまず自活に導くための教育・訓練です
そのためには、貧困者を健康人と病人に区別して、前者には自立のための援助、そして後者には治療・看護が必要なのです
健康人
ABC
病人
教育・訓練・自立支援
医療・看護・介護
フローレンスのこの考えは現代では当然のことであるが、当時は斬新なものであった

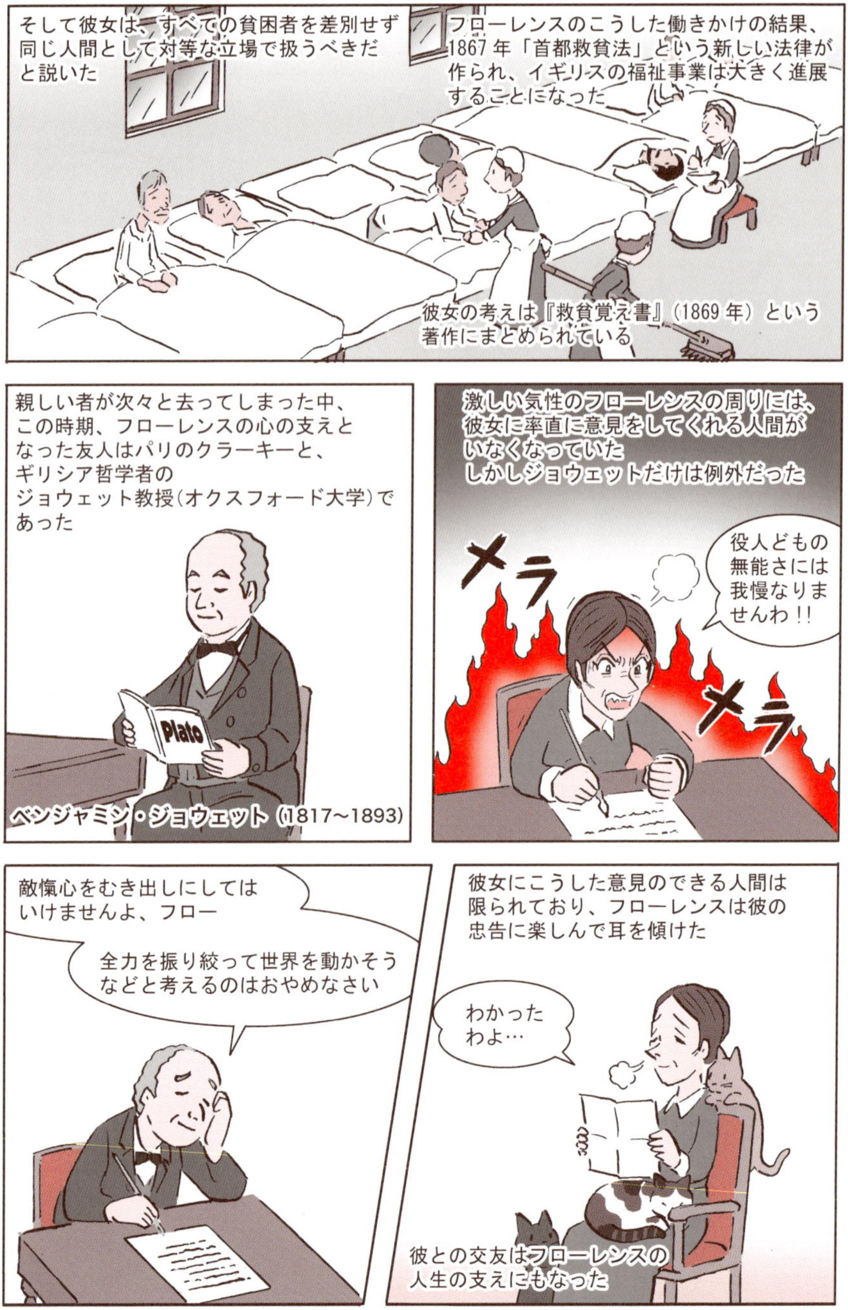

そして彼女は、すべての貧困者を差別せず同じ人間として対等な立場で扱うべきだと説いた
フローレンスのこうした働きかけの結果、1867 年「首都救貧法」という新しい法律が作られ、イギリスの福祉事業は大きく進展することになった
彼女の考えは『救貧覚え書』(1869 年)という著作にまとめられている
親しい者が次々と去ってしまった中、この時期、フローレンスの心の支えとなった友人はパリのクラーキーと、ギリシア哲学者のジョウェット教授(オクスフォード大学)であった
Plato
ベンジャミン・ジョウェット (1817~1893)
激しい気性のフローレンスの周りには、彼女に率直に意見をしてくれる人間がいなくなっていた しかしジョウェットだけは例外だった
メラ
役人どもの無能さには我慢なりませんわ!!
メラ
敵愾心をむき出しにしてはいけませんよ、フロー
全力を振り絞って世界を動かそうなどと考えるのはおやめなさい
彼女にこうした意見のできる人間は限られており、フローレンスは彼の忠告に楽しんで耳を傾けた
わかったわよ…
彼との交友はフローレンスの人生の支えにもなった

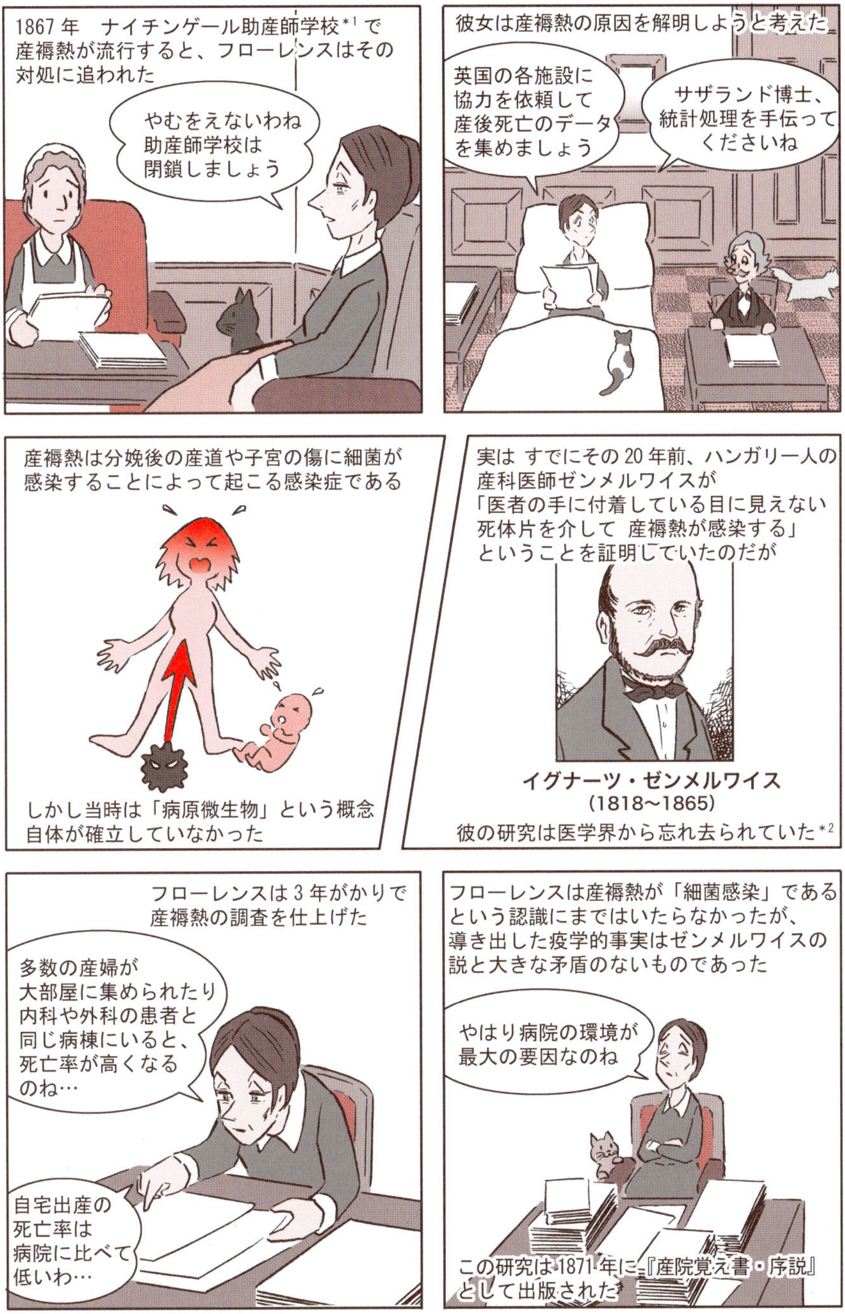
1867 年　ナイチンゲール助産師学校*1 で産褥熱が流行すると、フローレンスはその対処に追われた
やむをえないわね 助産師学校は 閉鎖しましょう
彼女は産褥熱の原因を解明しようと考えた
英国の各施設に 協力を依頼して 産後死亡のデータを集めましょう
サザランド博士、統計処理を手伝ってくださいね
産褥熱は分娩後の産道や子宮の傷に細菌が感染することによって起こる感染症である
しかし当時は「病原微生物」という概念自体が確立していなかった
実は すでにその 20 年前、ハンガリー人の産科医師ゼンメルワイスが「医者の手に付着している目に見えない死体片を介して 産褥熱が感染する」ということを証明していたのだが
イグナーツ・ゼンメルワイス
(1818〜1865)
彼の研究は医学界から忘れ去られていた*2
フローレンスは 3 年がかりで産褥熱の調査を仕上げた
多数の産婦が 大部屋に集められたり 内科や外科の患者と 同じ病棟にいると、死亡率が高くなるのね…
自宅出産の 死亡率は 病院に比べて 低いわ…
フローレンスは産褥熱が「細菌感染」であるという認識にまではいたらなかったが、導き出した疫学的事実はゼンメルワイスの説と大きな矛盾のないものであった
やはり病院の環境が 最大の要因なのね
この研究は 1871 年に『産院覚え書・序説』として出版された

*1　1861 年、ナイチンゲール基金によりキングスカレッジに開設された学校

*2　茨木保『まんが 医学の歴史』(医学書院、2008 年)「消毒法の発見②　ゼンメルワイスの孤独な闘い」(194–199 頁) 参照

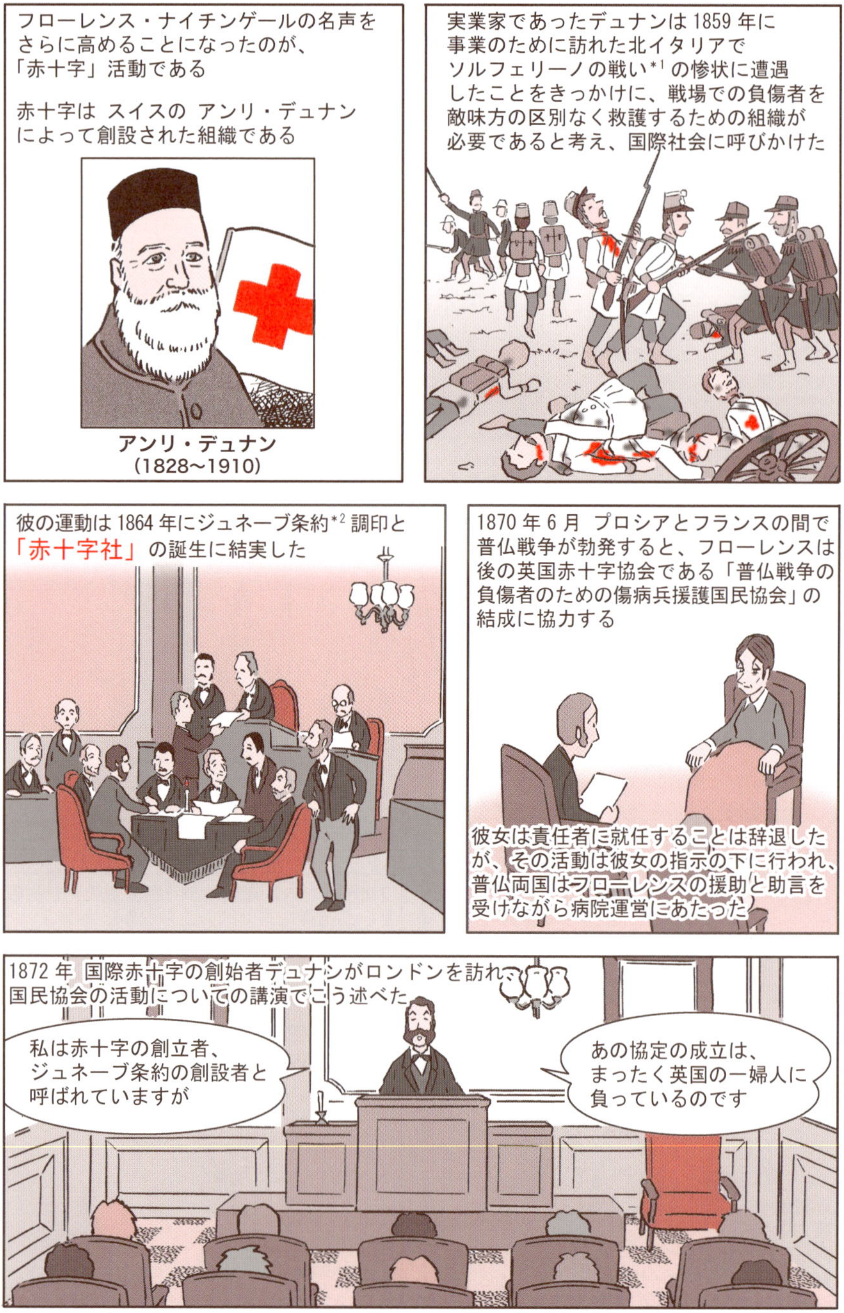
フローレンス・ナイチンゲールの名声をさらに高めることになったのが、「赤十字」活動である
赤十字は スイスの アンリ・デュナンによって創設された組織である
アンリ・デュナン
(1828～1910)
実業家であったデュナンは1859年に事業のために訪れた北イタリアでソルフェリーノの戦い*1の惨状に遭遇したことをきっかけに、戦場での負傷者を敵味方の区別なく救護するための組織が必要であると考え、国際社会に呼びかけた
彼の運動は1864年にジュネーブ条約*2調印と「赤十字社」の誕生に結実した
1870年6月 プロシアとフランスの間で普仏戦争が勃発すると、フローレンスは後の英国赤十字協会である「普仏戦争の負傷者のための傷病兵援護国民協会」の結成に協力する
彼女は責任者に就任することは辞退したが、その活動は彼女の指示の下に行われ、普仏両国はフローレンスの援助と助言を受けながら病院運営にあたった
1872年 国際赤十字の創始者デュナンがロンドンを訪れ国民協会の活動についての講演でこう述べた
私は赤十字の創立者、ジュネーブ条約の創設者と呼ばれていますが
あの協定の成立は、まったく英国の一婦人に負っているのです

＊1　イタリア統一戦争中の1859年6月24日にイタリアのソルフェリーノを中心に行われた戦い
＊2　戦争時の捕虜に対する人道的扱いと、傷病兵に対する状態改善を定めた条約

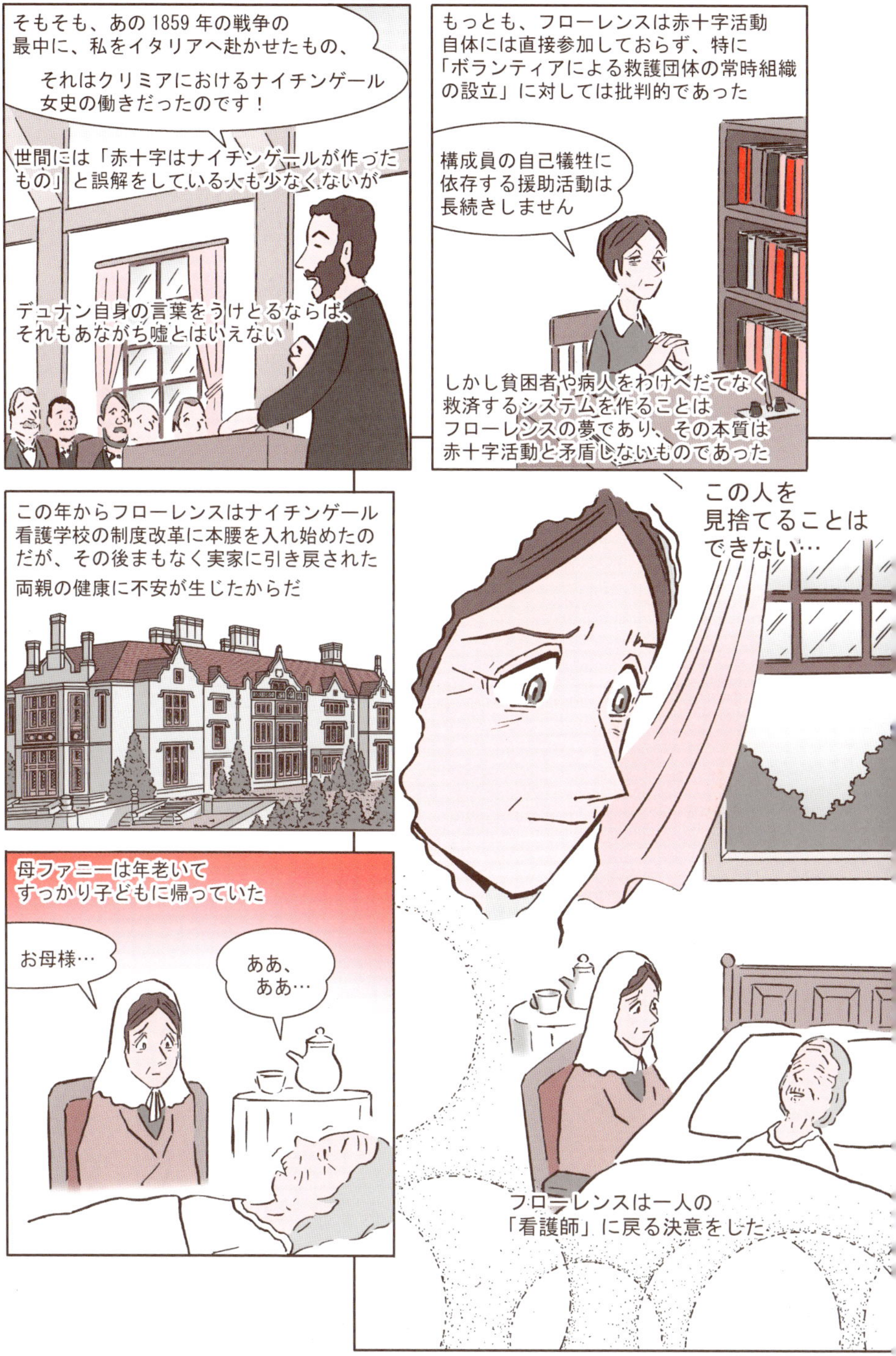

そもそも、あの 1859 年の戦争の
最中に、私をイタリアへ赴かせたもの、
それはクリミアにおけるナイチンゲール
女史の働きだったのです！
世間には「赤十字はナイチンゲールが作ったもの」と誤解をしている人も少なくないが
デュナン自身の言葉をうけとるならば、
それもあながち嘘とはいえない
もっとも、フローレンスは赤十字活動
自体には直接参加しておらず、特に
「ボランティアによる救護団体の常時組織
の設立」に対しては批判的であった
構成員の自己犠牲に
依存する援助活動は
長続きしません
しかし貧困者や病人をわけへだてなく
救済するシステムを作ることは
フローレンスの夢であり、その本質は
赤十字活動と矛盾しないものであった
この年からフローレンスはナイチンゲール
看護学校の制度改革に本腰を入れ始めたの
だが、その後まもなく実家に引き戻された
両親の健康に不安が生じたからだ
この人を
見捨てることは
できない…
母ファニーは年老いて
すっかり子どもに帰っていた
お母様…
ああ、
ああ…
フローレンスは一人の
「看護師」に戻る決意をした

第18話 和解

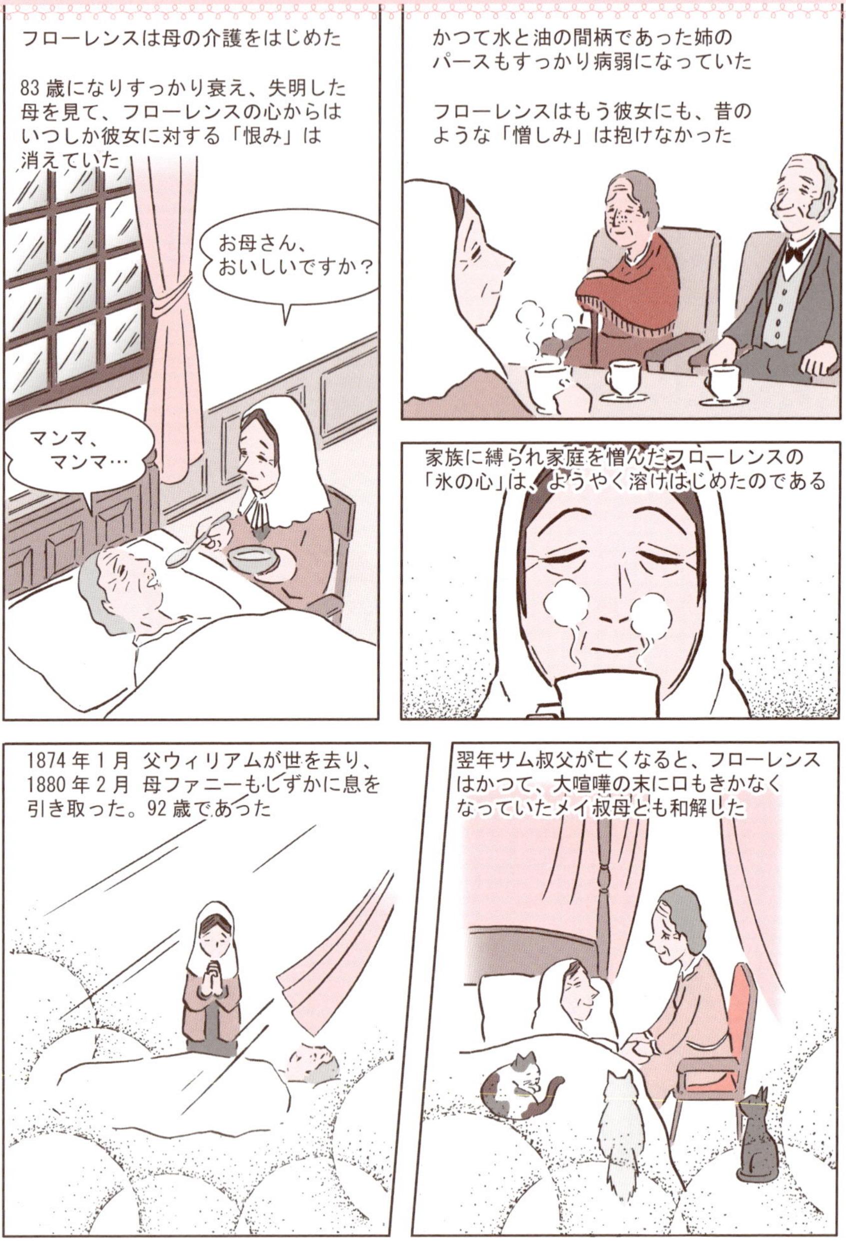

フローレンスは母の介護をはじめた
83歳になりすっかり衰え、失明した母を見て、フローレンスの心からはいつしか彼女に対する「恨み」は消えていた
お母さん、おいしいですか？
マンマ、マンマ…
かつて水と油の間柄であった姉のパースもすっかり病弱になっていた
フローレンスはもう彼女にも、昔のような「憎しみ」は抱けなかった
家族に縛られ家庭を憎んだフローレンスの「氷の心」は、ようやく溶けはじめたのである
1874年1月 父ウィリアムが世を去り、1880年2月 母ファニーもしずかに息を引き取った。92歳であった
翌年サム叔父が亡くなると、フローレンスはかつて、大喧嘩の末に口もきかなくなっていたメイ叔母とも和解した

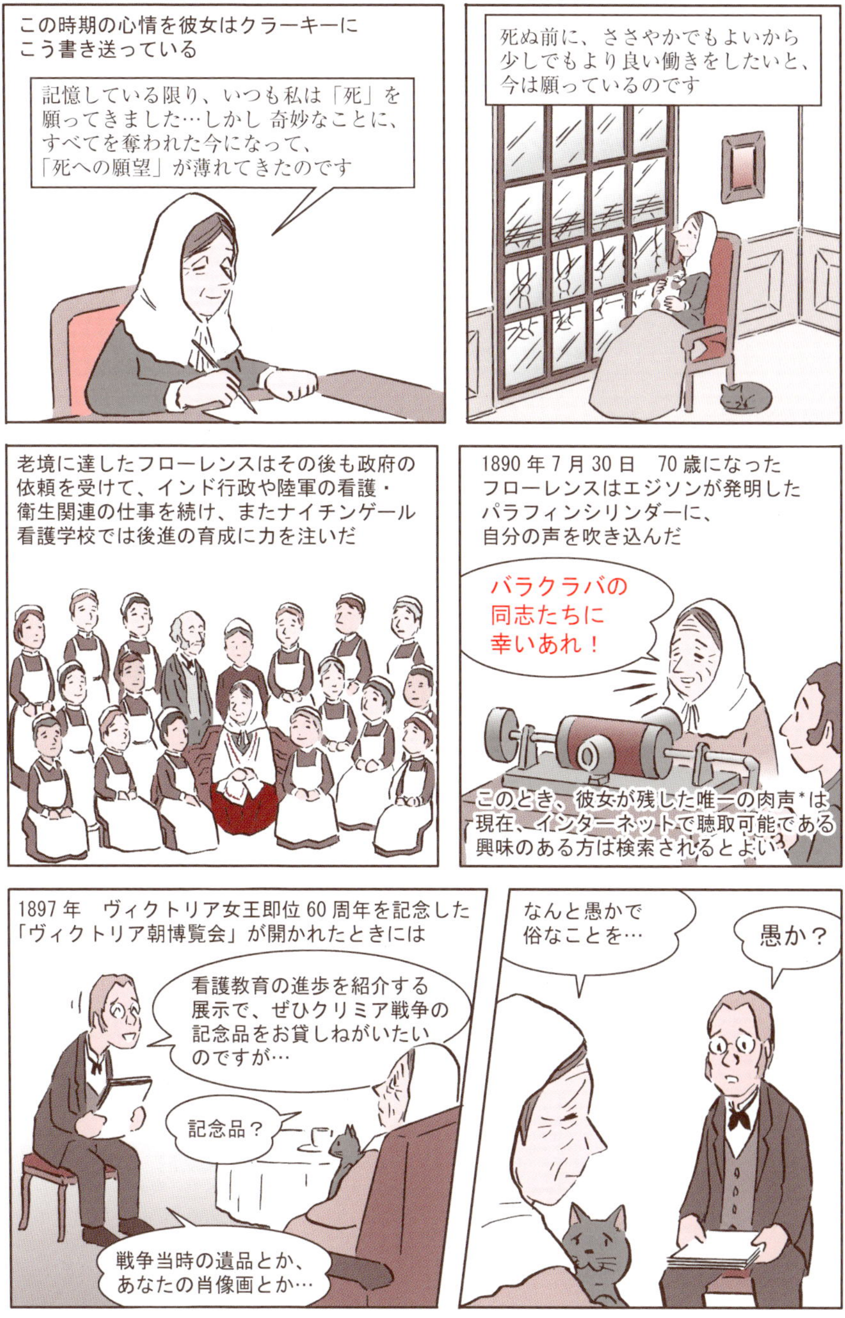
この時期の心情を彼女はクラーキーにこう書き送っている
記憶している限り、いつも私は「死」を願ってきました…しかし 奇妙なことに、すべてを奪われた今になって、「死への願望」が薄れてきたのです
死ぬ前に、ささやかでもよいから少しでもより良い働きをしたいと、今は願っているのです
老境に達したフローレンスはその後も政府の依頼を受けて、インド行政や陸軍の看護・衛生関連の仕事を続け、またナイチンゲール看護学校では後進の育成に力を注いだ
1890 年 7 月 30 日　70 歳になったフローレンスはエジソンが発明したパラフィンシリンダーに、自分の声を吹き込んだ
バラクラバの同志たちに幸いあれ！
このとき、彼女が残した唯一の肉声*は現在、インターネットで聴取可能である 興味のある方は検索されるとよい
1897 年　ヴィクトリア女王即位 60 周年を記念した「ヴィクトリア朝博覧会」が開かれたときには
看護教育の進歩を紹介する展示で、ぜひクリミア戦争の記念品をお貸しねがいたいのですが…
記念品？
戦争当時の遺品とか、あなたの肖像画とか…
なんと愚かで俗なことを…
愚か？

＊ がん撲滅運動のチャリティーレコードとして収録・販売された。日本赤十字看護大学にも所蔵資料がある

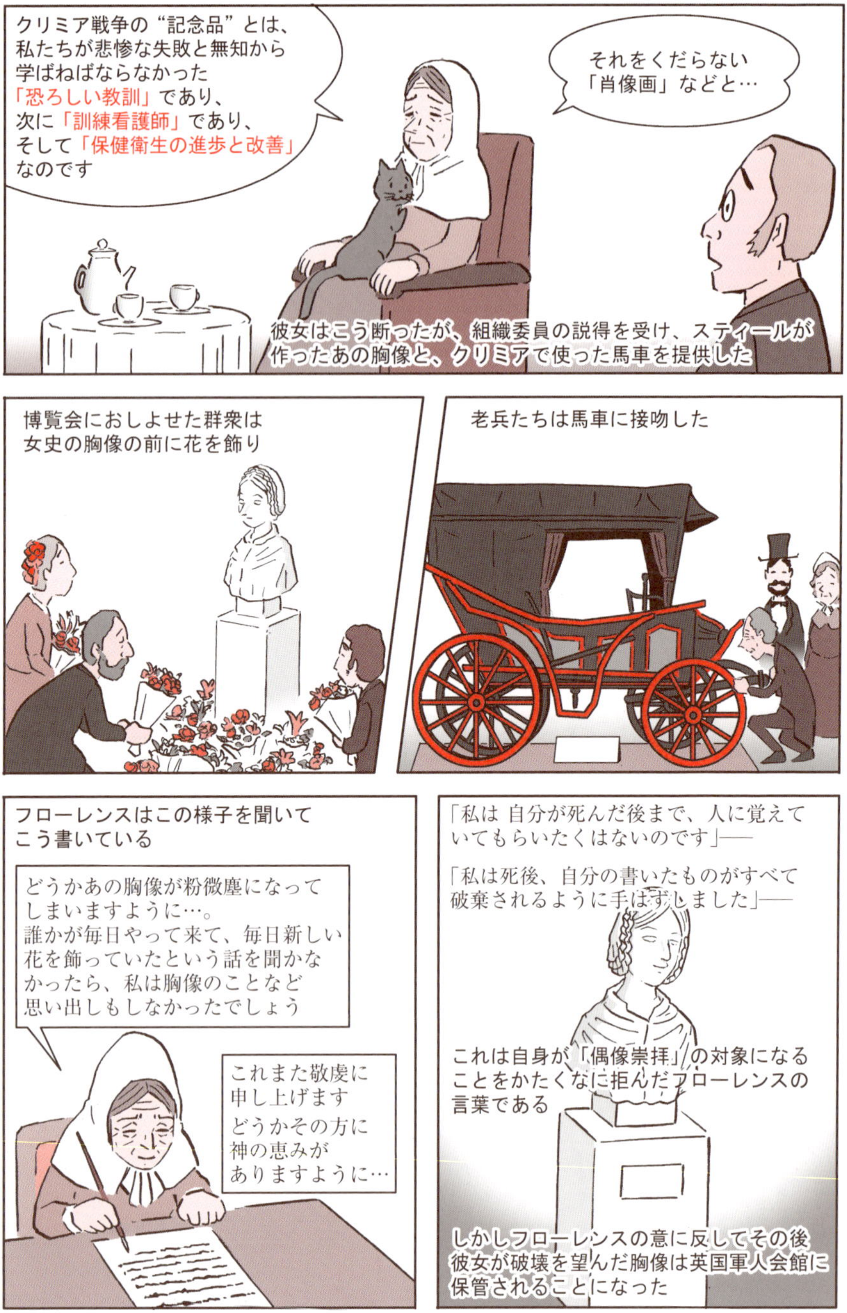

クリミア戦争の“記念品”とは、私たちが悲惨な失敗と無知から学ばねばならなかった「恐ろしい教訓」であり、次に「訓練看護師」であり、そして「保健衛生の進歩と改善」なのです
それをくだらない「肖像画」などと…
彼女はこう断ったが、組織委員の説得を受け、スティールが作ったあの胸像と、クリミアで使った馬車を提供した
博覧会におしよせた群衆は女史の胸像の前に花を飾り
老兵たちは馬車に接吻した
フローレンスはこの様子を聞いてこう書いている
どうかあの胸像が粉微塵になってしまいますように…。誰かが毎日やって来て、毎日新しい花を飾っていたという話を聞かなかったら、私は胸像のことなど思い出しもしなかったでしょう
これまた敬虔に申し上げます
どうかその方に神の恵みがありますように…
「私は 自分が死んだ後まで、人に覚えていてもらいたくはないのです」──
「私は死後、自分の書いたものがすべて破棄されるように手はずしました」──
これは自身が「偶像崇拝」の対象になることをかたくなに拒んだフローレンスの言葉である
しかしフローレンスの意に反してその後彼女が破壊を望んだ胸像は英国軍人会館に保管されることになった

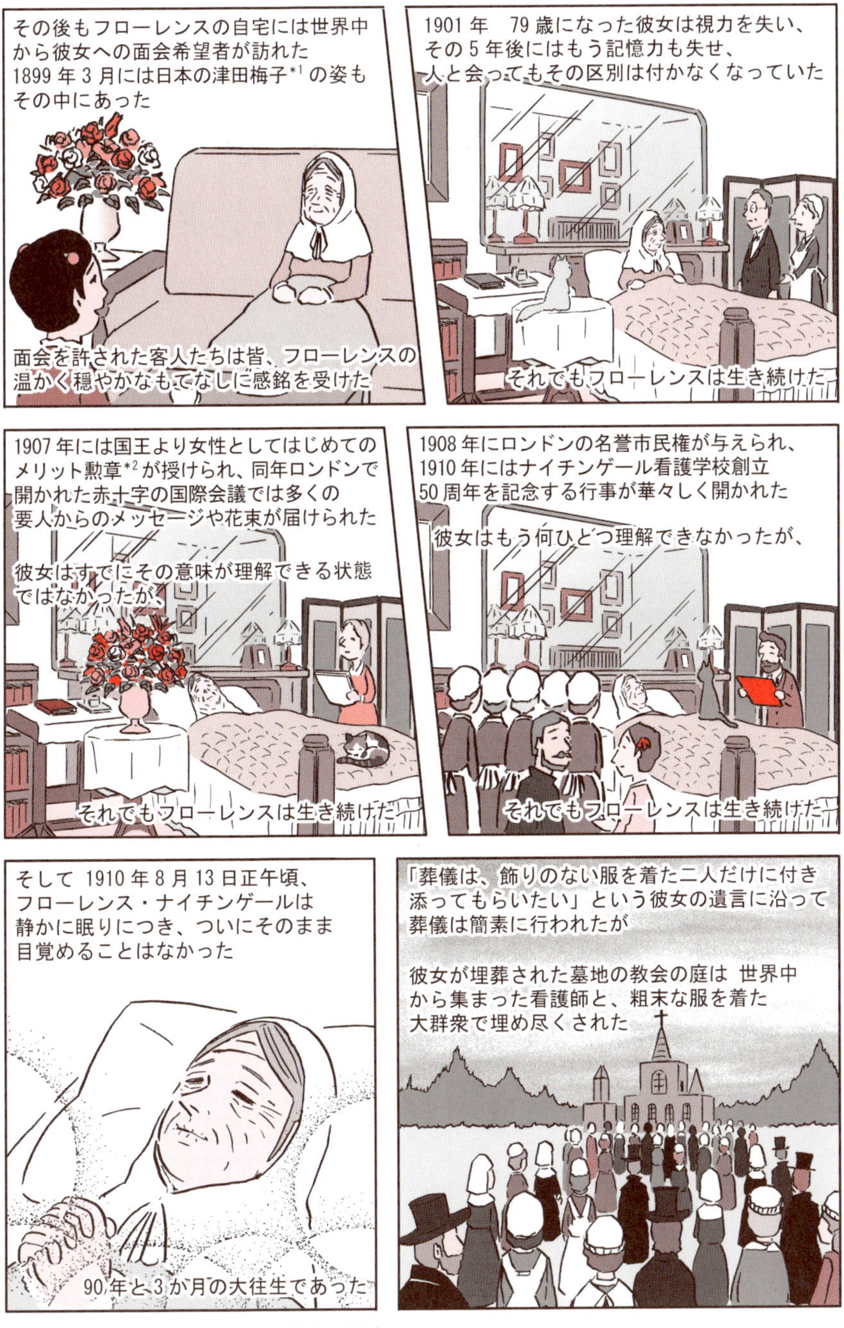
その後もフローレンスの自宅には世界中から彼女への面会希望者が訪れた
1899 年 3 月には日本の津田梅子[*1]の姿もその中にあった
面会を許された客人たちは皆、フローレンスの温かく穏やかなもてなしに感銘を受けた
1901 年　79 歳になった彼女は視力を失い、その 5 年後にはもう記憶力も失せ、人と会ってもその区別は付かなくなっていた
それでもフローレンスは生き続けた
1907 年には国王より女性としてはじめてのメリット勲章[*2]が授けられ、同年ロンドンで開かれた赤十字の国際会議では多くの要人からのメッセージや花束が届けられた
彼女はすでにその意味が理解できる状態ではなかったが、
それでもフローレンスは生き続けた
1908 年にロンドンの名誉市民権が与えられ、1910 年にはナイチンゲール看護学校創立 50 周年を記念する行事が華々しく開かれた
彼女はもう何ひとつ理解できなかったが、
それでもフローレンスは生き続けた
そして 1910 年 8 月 13 日正午頃、フローレンス・ナイチンゲールは静かに眠りにつき、ついにそのまま目覚めることはなかった
90 年と 3 か月の大往生であった
「葬儀は、飾りのない服を着た二人だけに付き添ってもらいたい」という彼女の遺言に沿って葬儀は簡素に行われたが
彼女が埋葬された墓地の教会の庭は 世界中から集まった看護師と、粗末な服を着た大群衆で埋め尽くされた

＊1　津田塾大学の設立者。日本の女子教育の先駆者である
＊2　有功勲章。身分や役職によらず個人の功績が授与基準であり、英国の勲章で最も名誉あるものとされる

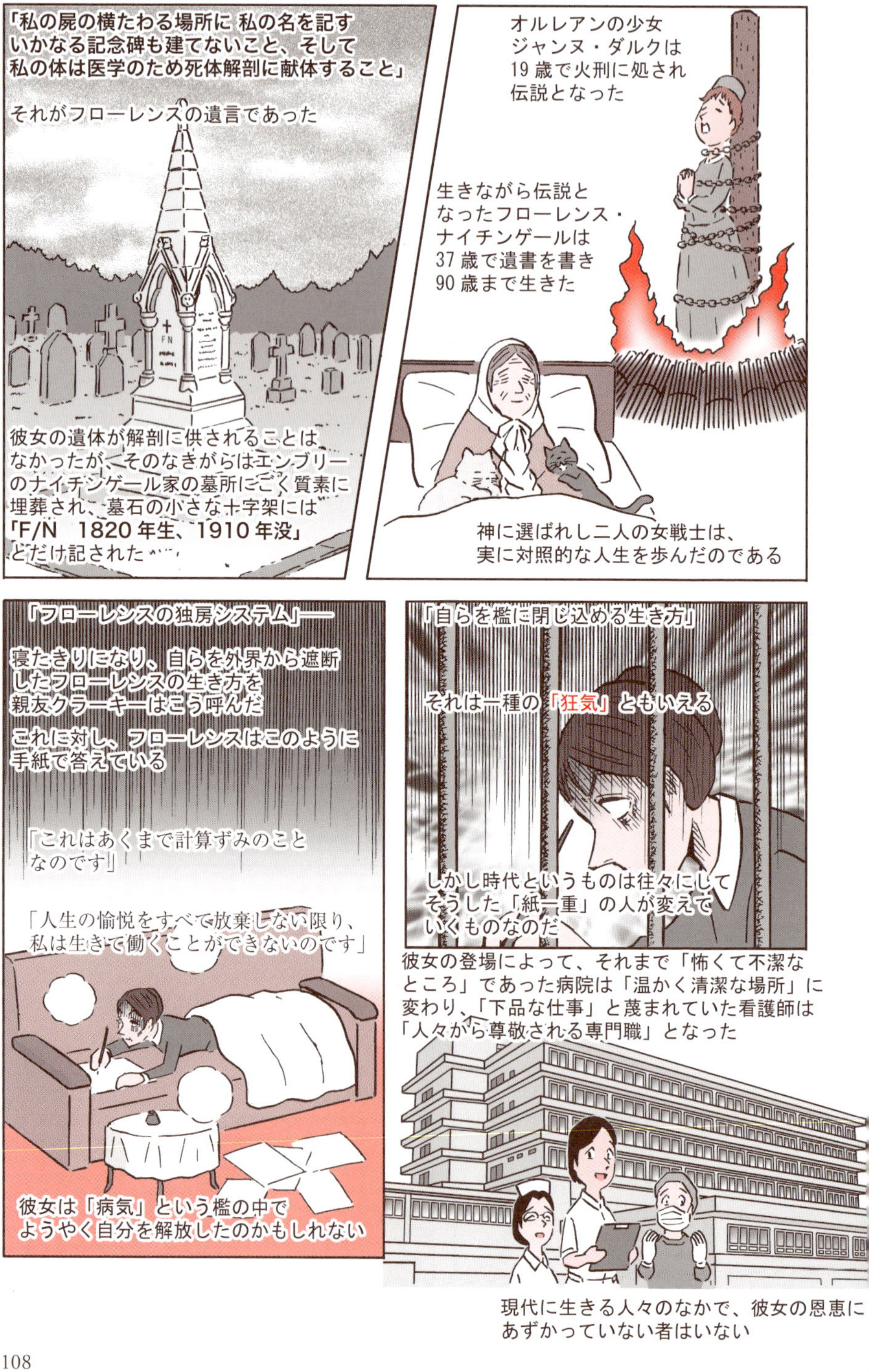

「私の屍の横たわる場所に 私の名を記す
いかなる記念碑も建てないこと、そして
私の体は医学のため死体解剖に献体すること」
それがフローレンスの遺言であった
彼女の遺体が解剖に供されることは
なかったが、そのなきがらはエンブリー
のナイチンゲール家の墓所にごく質素に
埋葬され、墓石の小さな十字架には
「F/N　1820 年生、1910 年没」
とだけ記された……
オルレアンの少女
ジャンヌ・ダルクは
19 歳で火刑に処され
伝説となった
生きながら伝説と
なったフローレンス・
ナイチンゲールは
37 歳で遺書を書き
90 歳まで生きた
神に選ばれし二人の女戦士は、
実に対照的な人生を歩んだのである
「自らを檻に閉じ込める生き方」
それは一種の「狂気」ともいえる
しかし時代というものは往々にして
そうした「紙一重」の人が変えて
いくものなのだ
「フローレンスの独房システム」――
寝たきりになり、自らを外界から遮断
したフローレンスの生き方を
親友クラーキーはこう呼んだ
これに対し、フローレンスはこのように
手紙で答えている
「これはあくまで計算ずみのこと
なのです」
「人生の愉悦をすべて放棄しない限り、
私は生きて働くことができないのです」
彼女は「病気」という檻の中で
ようやく自分を解放したのかもしれない
彼女の登場によって、それまで「怖くて不潔な
ところ」であった病院は「温かく清潔な場所」に
変わり、「下品な仕事」と蔑まれていた看護師は
「人々から尊敬される専門職」となった
現代に生きる人々のなかで、彼女の恩恵に
あずかっていない者はいない

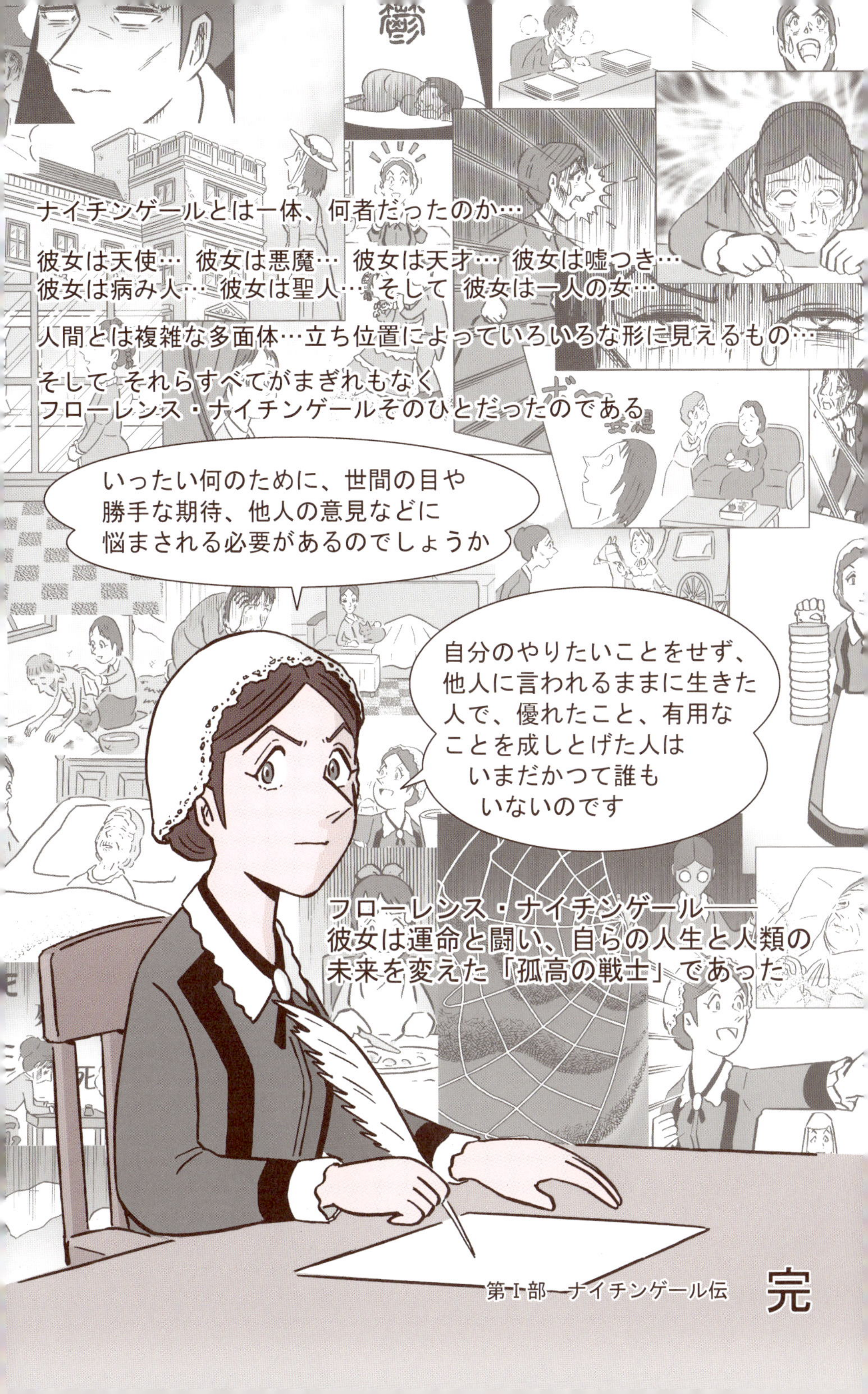

ナイチンゲールとは一体、何者だったのか…
彼女は天使… 彼女は悪魔… 彼女は天才… 彼女は嘘つき…
彼女は病み人… 彼女は聖人… そして 彼女は一人の女…
人間とは複雑な多面体…立ち位置によっていろいろな形に見えるもの…
そして それらすべてがまぎれもなく
フローレンス・ナイチンゲールそのひとだったのである
いったい何のために、世間の目や勝手な期待、他人の意見などに悩まされる必要があるのでしょうか
自分のやりたいことをせず、他人に言われるままに生きた人で、優れたこと、有用なことを成しとげた人はいまだかつて誰もいないのです
フローレンス・ナイチンゲール――
彼女は運命と闘い、自らの人生と人類の未来を変えた「孤高の戦士」であった
第I部 ナイチンゲール伝 完

幕間に

「自分嫌い」のナイチンゲール

“人は誰でも死ぬのだ”という事実

皆さんがこれまでの人生で一番驚いた瞬間はいつですか？

ボクの場合、それは幼稚園の頃、姉から“人は誰でも死ぬのだ”という事実を聞かされたときでした。ボクはそれまで、「人が病気や怪我で死ぬのだ」ということは知っていました。しかし、「すべての人に」いずれ死が訪れるのだということは、考えたことがなかったのです。

“病気や怪我をしなくても、年をとれば人はみんな死ぬのよ”——姉は何気なく話してくれたのですが、幼児期のボクは、その言葉に天地がひっくりかえるような衝撃をおぼえたのです。「家族もそして自分自身も、いつかは死なねばならないのか……！」。子どもの頃に好きだった『ゲゲゲの鬼太郎』の影響でしょうか、その瞬間、頭の中に墓場で腐敗していく自分の姿が広がり、恐ろしくて気が狂いそうになったことを覚えています。

小中学生のときには、眠れない夜に“自分が死んだらどうなるのだろう”などとよく考えました。“自分はどこからきてどこに行くのだろう？　自分の死後も世界は存在するのだろうか？　そもそも、この世は自分が見ている幻ではないのか？　自分がなくなってしまうとはいったいどんな状態なのか？”——考えても仕方のないことをぐるんぐるんと頭の中でこね回して、よけい眠れなくなる……。このようなことは、おそらく古今東西あらゆる文明の哲学者やら宗教家やらが悩んだ末に放り出した問題なのでしょうね。

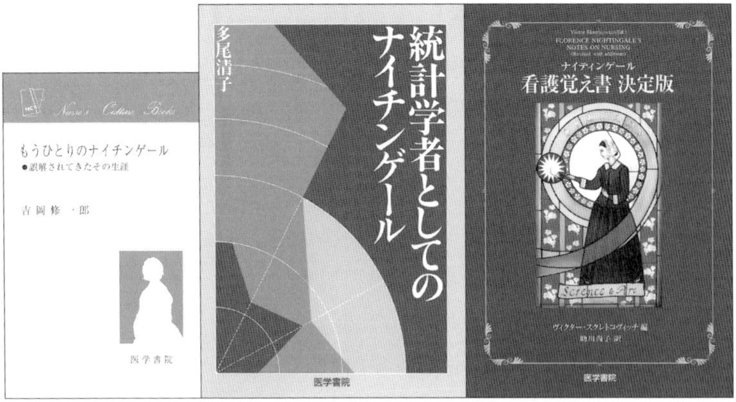

●ナイチンゲール関連図書
左から、『もうひとりのナイチンゲール　誤解されてきたその生涯』(1966年)・『統計学者としてのナイチンゲール』(1991年)・『ナイティンゲール看護覚え書 決定版』(1998年)

「私は死後、自分の書いたものがすべて破棄されるように手配した」

世の中には、自分の生きた証を残したいとシャカリキにがんばる人がいます。それは自分という存在がこの世から無くなってしまうことへの恐怖からかもしれません。その恐怖は、後世に幸福をもたらす研究や芸術に昇華することもあれば、大きなお墓を作ったり庭に自分の銅像を建てたりといった自己満足だけに向かうこともあります。

一方、正反対のことを望む人もいます。たとえばカフカのように、「死後自分の仕事をすべて焼き捨ててくれ」と遺言を残す作家や芸術家はけしてまれではありません。もっとも、すぐれた表現者の場合、その遺言はたいてい守られることはないのです。フローレンス・ナイチンゲールもその一人でした。

「私は死後、自分の書いたものがすべて破棄されるように手配した」――これはナイチンゲールが1864年1月25日に記した手記です。ナイチンゲールは当時、世界で最も有名な女性の一人でした。しかし生身の彼女を伝える写真や肖像の類は極めて少なく、生前に得ていた名声とはまったく不釣り合いなほどです。実のところ彼女は、自分が死んだ後にも誰かが自分の顔や名前を憶えているのがいやでたまらなかったのです。そして「写真を撮らせてほしい」という要求に対しては、「私は自分自身に関するかぎり、『人の手で作られたイメージを信じない』という迷信的な信念をもっています。私は自分の名前や、その他記念となるものを一切残さないことを望んでいます」と断ったと伝えられています。

ナイチンゲールは生涯を通じて膨大な著作物を残しました。その猛烈な著述量からもわかるように、彼女はけして自分を消し去りたいとばかり願っていた人ではありません。クリミア戦争とその戦後処理の際には、陸軍組織の改革のため積極的に政治力を利用し自らの存在価値をアピールしましたし、若い頃は社交界で輝きたいという誘惑にもとらわれました。しかしその一方、彼女は常に自己嫌悪にさいなまれていました。それは潔癖症の人にありがちな「自分嫌い」だったのでしょう。

「神は世のためになる仕事をせよと命じた。しかしそれが何かわからない」

“自分は何のために生きているのだろう”――人は誰でも（若い頃は特に）、こうしたことで悩むものです。ナイチンゲールも思春期を超えた頃から、自分の存《レ》在理由《ゾンデートル》について煩悶しました。そんな折、彼女は16歳のときに「神の声」を聞き、自信を得ます。しかしこれはもろ刃の剣でした。

「神は世のためになる仕事をせよと命じた。しかしそれが何かわからない」――自信はいつしか、焦りに、そして強迫観念に変わっていきます。

その後、彼女は自分に与えられた使命が看護師になることなのだと確信するにいたります。しかしこれがさらに彼女の苦悩の始まりでした。ナイチンゲール家は英国の上流家庭。一方、当時のヨーロッパでは看護師という仕事は、教養のない下品な女性がする仕事だという偏見があったからです。それでも彼女は家族の反対を押し切って看護師となり、やがてクリミア戦争における活躍で国民的英雄となります。しかし戦中戦後の消耗から、後半生は自ら独房にこもるかのように寝たきりとなりました。そして皮肉なことに、病気という檻のなかでようやく自分を解放したのです。

人の心のなかには、人生を謳歌したい、生きたいという思い（リビドー）と、自らを破壊したい、死にたいという思い（デストルドー）が共存しているものです。ナイチンゲールの生きざまは、まさにその相反する思いのせめぎあいでした。

一般大衆向けのナイチンゲールの伝記は、その多くが彼女の人生の前半部、クリミア戦争までに焦点を合わせたものです。しかし実際の彼女の人生は、戦争から引き上げた後のほうがはるかに長いものでした。

クリミアで地獄を見た後の彼女の隠遁生活は、世間一般に広まっている「白衣の天使」といったロマンチックなイメージとは正反対の陰鬱なものです。しかしボクは、彼女の本質はむしろ後半生の引きこもり生活の中にあるような気がするのです。

矛盾に満ちたナイチンゲール像を

ナイチンゲールは矛盾に満ちた存在でした。優しさと冷徹さ、謙虚と傲慢、知的で計算高く、不器用で純粋、慈愛に満ちそれでいて残酷……人間は誰しもそうした混沌をはらんだものですが､その振れ幅の大きさが彼女の面白いところです。

人というものは年をとるたびに恥ずかしい思い出が溜まっていきます。いいかげんな性格のボクでも時折、何かの拍子に若い頃の恥ずかしい記憶がフラッシュバックして恥ずかしくて死にそうになるときがあります。潔癖症のナイチンゲールならなおさらでしょう。

生きるということは苦しくあさましいこと、それでも最後まで戦う価値のあるもの……。偉人ナイチンゲールのある意味「無様な生きざま」は、凡人であるわれわれにそんなことも教えてくれるものです。

●

『看護覚え書（Notes on Nursing：What It Is and What It Is Not)』は、フローレンス・ナイチンゲールの代表的著作です。“看護師のバイブル”とも呼ばれる本書は、1859年の初版本出版以来、世界中で200以上の言語に翻訳されて読み継がれてきました。第Ⅱ部では、「補章　看護師とは何か」が加えられた1860年改訂版をもとにまんが化しています。今から150年以上前に書かれたものであり、その内容には現在の科学知識よりみれば誤りも散見されるのですが、そうした箇所もそのままに描いています。

○初出：月刊『看護教育』52巻6号（2011年）を改稿

第II部

図説『看護覚え書』

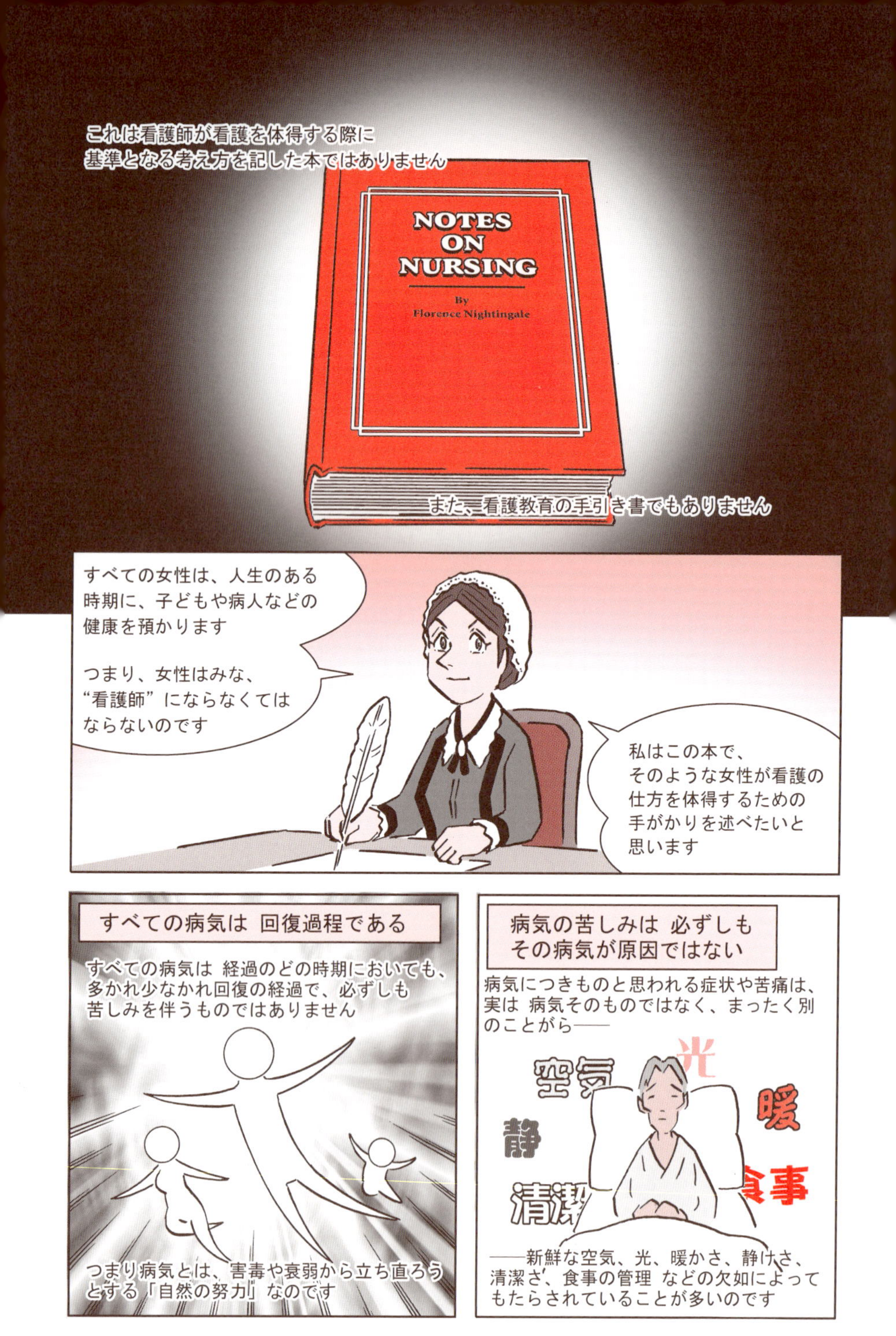

これは看護師が看護を体得する際に
基準となる考え方を記した本ではありません
NOTES ON NURSING
By Florence Nightingale
また、看護教育の手引き書でもありません
すべての女性は、人生のある時期に、子どもや病人などの健康を預かります
つまり、女性はみな、“看護師” にならなくてはならないのです
私はこの本で、そのような女性が看護の仕方を体得するための手がかりを述べたいと思います
すべての病気は 回復過程である
すべての病気は 経過のどの時期においても、多かれ少なかれ回復の経過で、必ずしも苦しみを伴うものではありません
つまり病気とは、害毒や衰弱から立ち直ろうとする「自然の努力」なのです
病気の苦しみは 必ずしもその病気が原因ではない
病気につきものと思われる症状や苦痛は、実は 病気そのものではなく、まったく別のことがら――
空気
光
暖
静
清潔
食事
――新鮮な空気、光、暖かさ、静けさ、清潔さ、食事の管理 などの欠如によってもたらされていることが多いのです

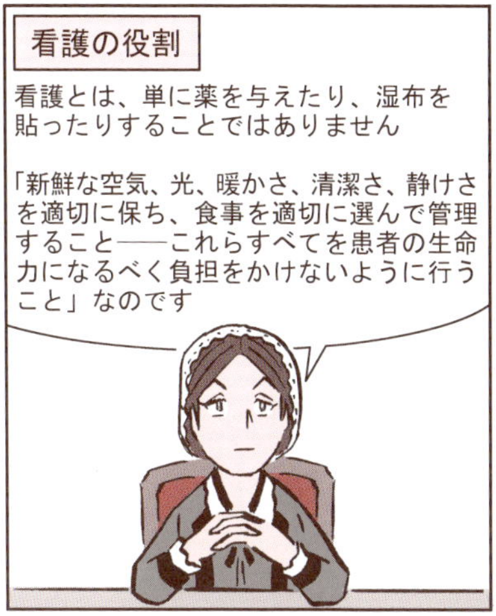
看護の役割
看護とは、単に薬を与えたり、湿布を貼ったりすることではありません
「新鮮な空気、光、暖かさ、清潔さ、静けさを適切に保ち、食事を適切に選んで管理すること――これらすべてを患者の生命力になるべく負担をかけないように行うこと」なのです

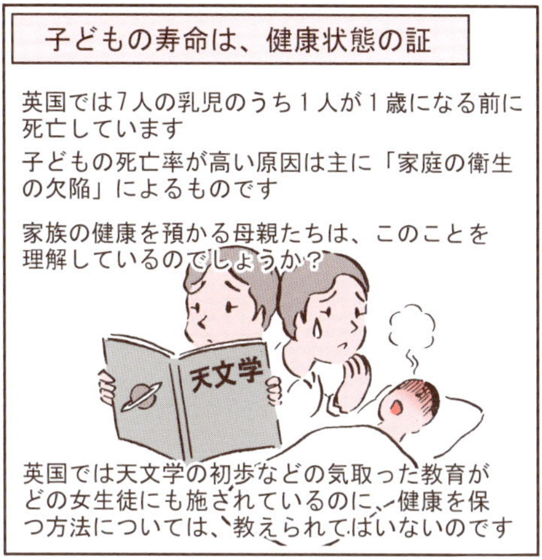
子どもの寿命は、健康状態の証
英国では7人の乳児のうち1人が1歳になる前に死亡しています
子どもの死亡率が高い原因は主に「家庭の衛生の欠陥」によるものです
家族の健康を預かる母親たちは、このことを理解しているのでしょうか？
天文学
英国では天文学の初歩などの気取った教育がどの女生徒にも施されているのに、健康を保つ方法については、教えられてはいないのです

第Ⅰ章　換気と保温

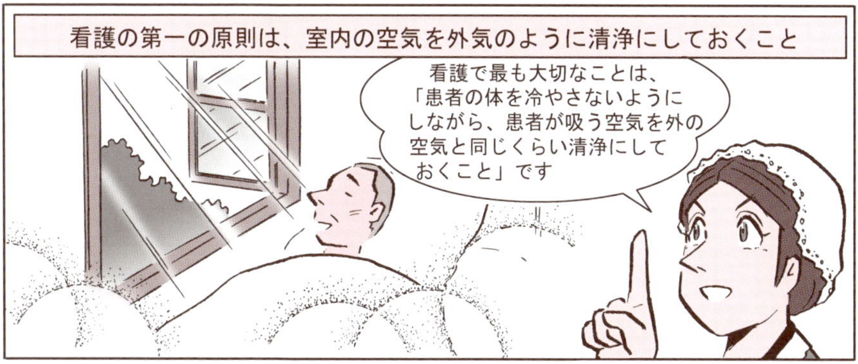
看護の第一の原則は、室内の空気を外気のように清浄にしておくこと
看護で最も大切なことは、「患者の体を冷やさないようにしながら、患者が吸う空気を外の空気と同じくらい清浄にしておくこと」です

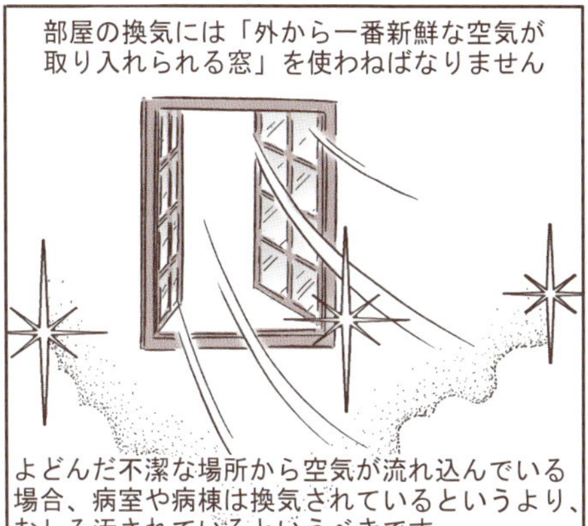
部屋の換気には「外から一番新鮮な空気が取り入れられる窓」を使わねばなりません
よどんだ不潔な場所から空気が流れ込んでいる場合、病室や病棟は換気されているというより、むしろ汚されているというべきです

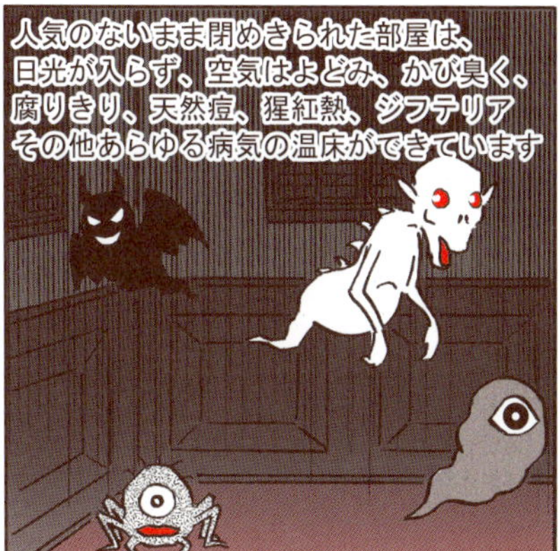
人気のないまま閉めきられた部屋は、日光が入らず、空気はよどみ、かび臭く、腐りきり、天然痘、猩紅熱、ジフテリアその他あらゆる病気の温床ができています

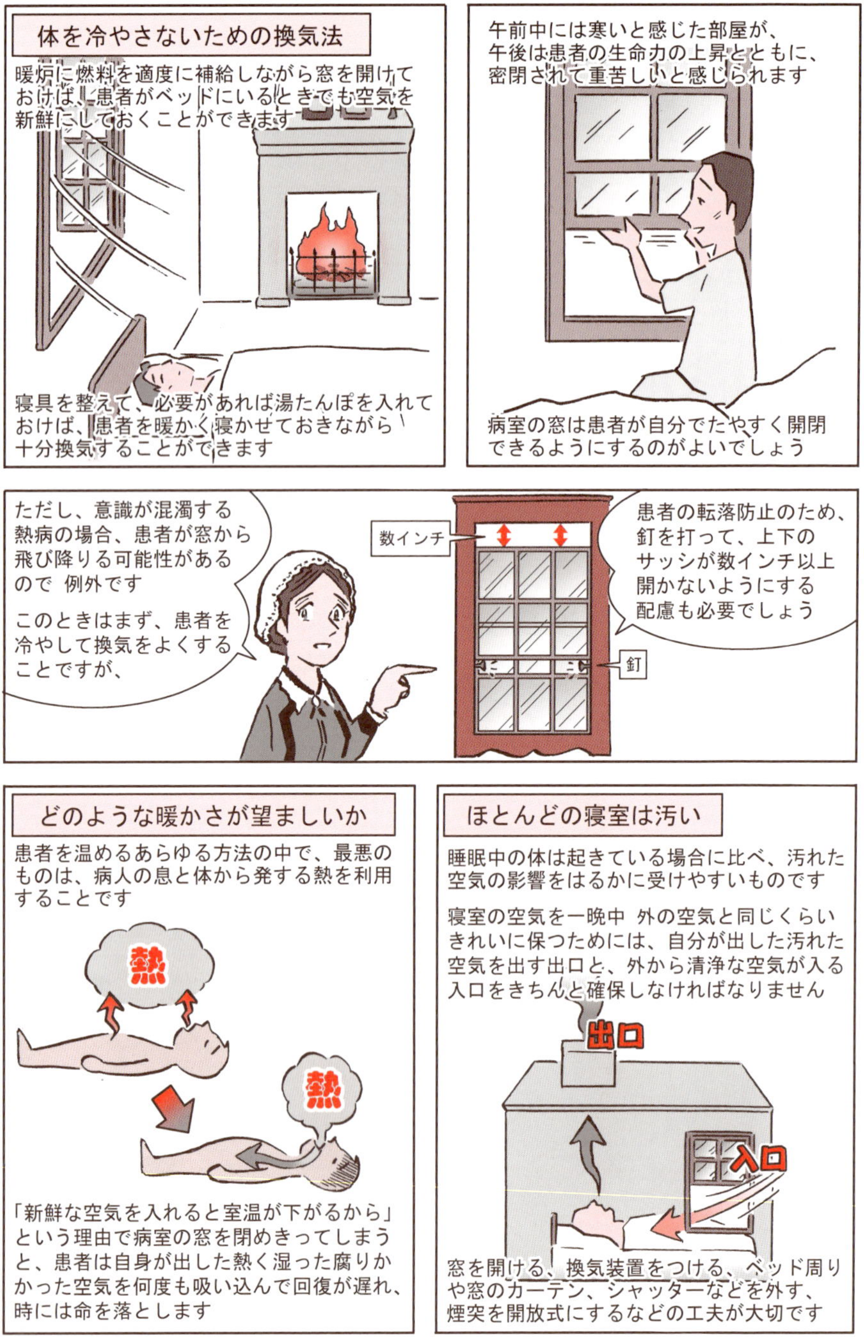
体を冷やさないための換気法
暖炉に燃料を適度に補給しながら窓を開けておけば、患者がベッドにいるときでも空気を新鮮にしておくことができます
寝具を整えて、必要があれば湯たんぽを入れておけば、患者を暖かく寝かせておきながら十分換気することができます
午前中には寒いと感じた部屋が、午後は患者の生命力の上昇とともに、密閉されて重苦しいと感じられます
病室の窓は患者が自分でたやすく開閉できるようにするのがよいでしょう
ただし、意識が混濁する熱病の場合、患者が窓から飛び降りる可能性があるので 例外です
このときはまず、患者を冷やして換気をよくすることですが、
数インチ
釘
患者の転落防止のため、釘を打って、上下のサッシが数インチ以上開かないようにする配慮も必要でしょう
どのような暖かさが望ましいか
患者を温めるあらゆる方法の中で、最悪のものは、病人の息と体から発する熱を利用することです
熱
熱
「新鮮な空気を入れると室温が下がるから」という理由で病室の窓を閉めきってしまうと、患者は自身が出した熱く湿った腐りかかった空気を何度も吸い込んで回復が遅れ、時には命を落とします
ほとんどの寝室は汚い
睡眠中の体は起きている場合に比べ、汚れた空気の影響をはるかに受けやすいものです
寝室の空気を一晩中 外の空気と同じくらいきれいに保つためには、自分が出した汚れた空気を出す出口と、外から清浄な空気が入る入口をきちんと確保しなければなりません
出口
入口
窓を開ける、換気装置をつける、ベッド周りや窓のカーテン、シャッターなどを外す、煙突を開放式にするなどの工夫が大切です

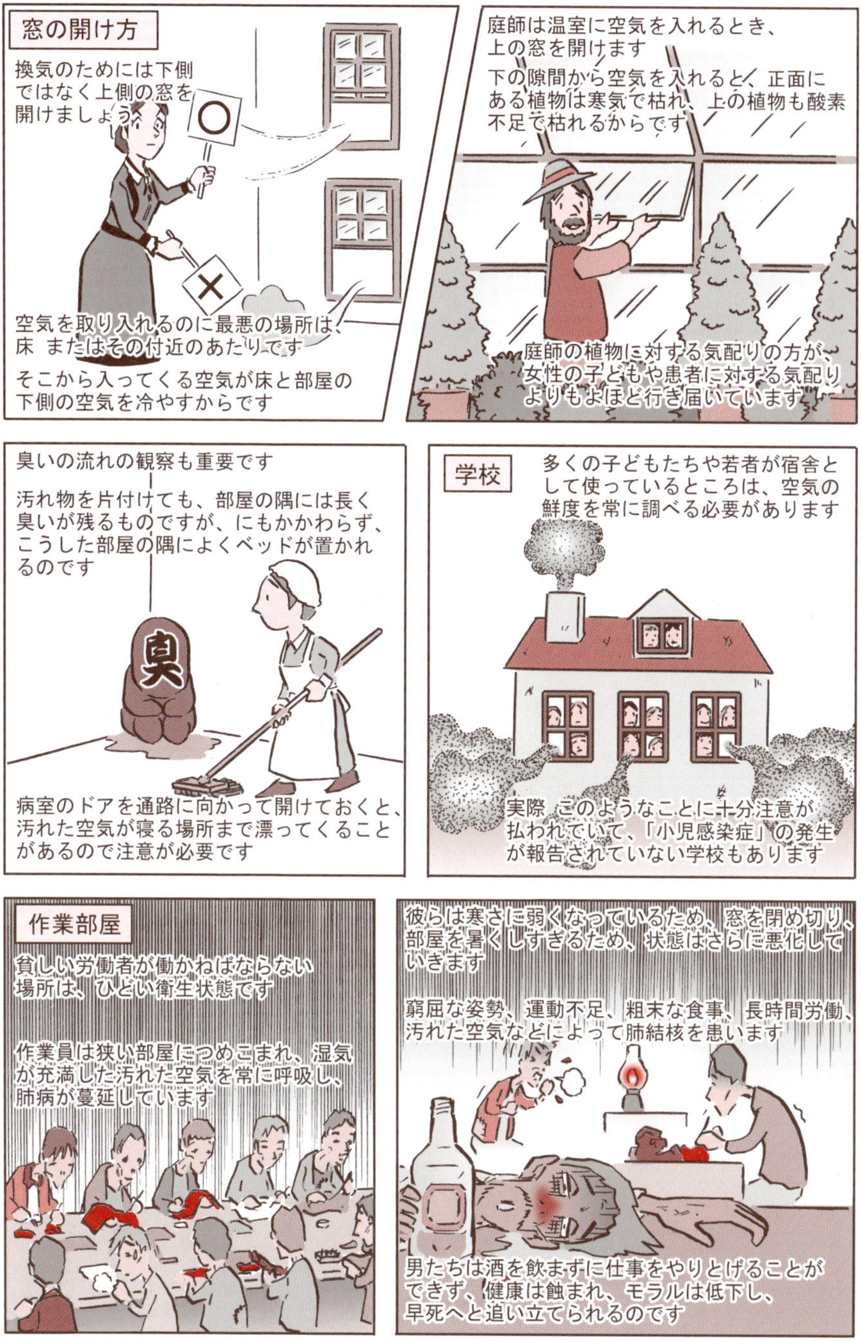
窓の開け方
換気のためには下側ではなく上側の窓を開けましょう
空気を取り入れるのに最悪の場所は、床 またはその付近のあたりです
そこから入ってくる空気が床と部屋の下側の空気を冷やすからです
庭師は温室に空気を入れるとき、上の窓を開けます
下の隙間から空気を入れると、正面にある植物は寒気で枯れ、上の植物も酸素不足で枯れるからです
庭師の植物に対する気配りの方が、女性の子どもや患者に対する気配りよりもよほど行き届いています
臭いの流れの観察も重要です
汚れ物を片付けても、部屋の隅には長く臭いが残るものですが、にもかかわらず、こうした部屋の隅によくベッドが置かれるのです
臭
病室のドアを通路に向かって開けておくと、汚れた空気が寝る場所まで漂ってくることがあるので注意が必要です
学校
多くの子どもたちや若者が宿舎として使っているところは、空気の鮮度を常に調べる必要があります
実際 このようなことに十分注意が払われていて、「小児感染症」の発生が報告されていない学校もあります
作業部屋
貧しい労働者が働かねばならない場所は、ひどい衛生状態です
作業員は狭い部屋につめこまれ、湿気が充満した汚れた空気を常に呼吸し、肺病が蔓延しています
彼らは寒さに弱くなっているため、窓を閉め切り、部屋を暑くしすぎるため、状態はさらに悪化していきます
窮屈な姿勢、運動不足、粗末な食事、長時間労働、汚れた空気などによって肺結核を患います
男たちは酒を飲まずに仕事をやりとげることができず、健康は蝕まれ、モラルは低下し、早死へと追い立てられるのです

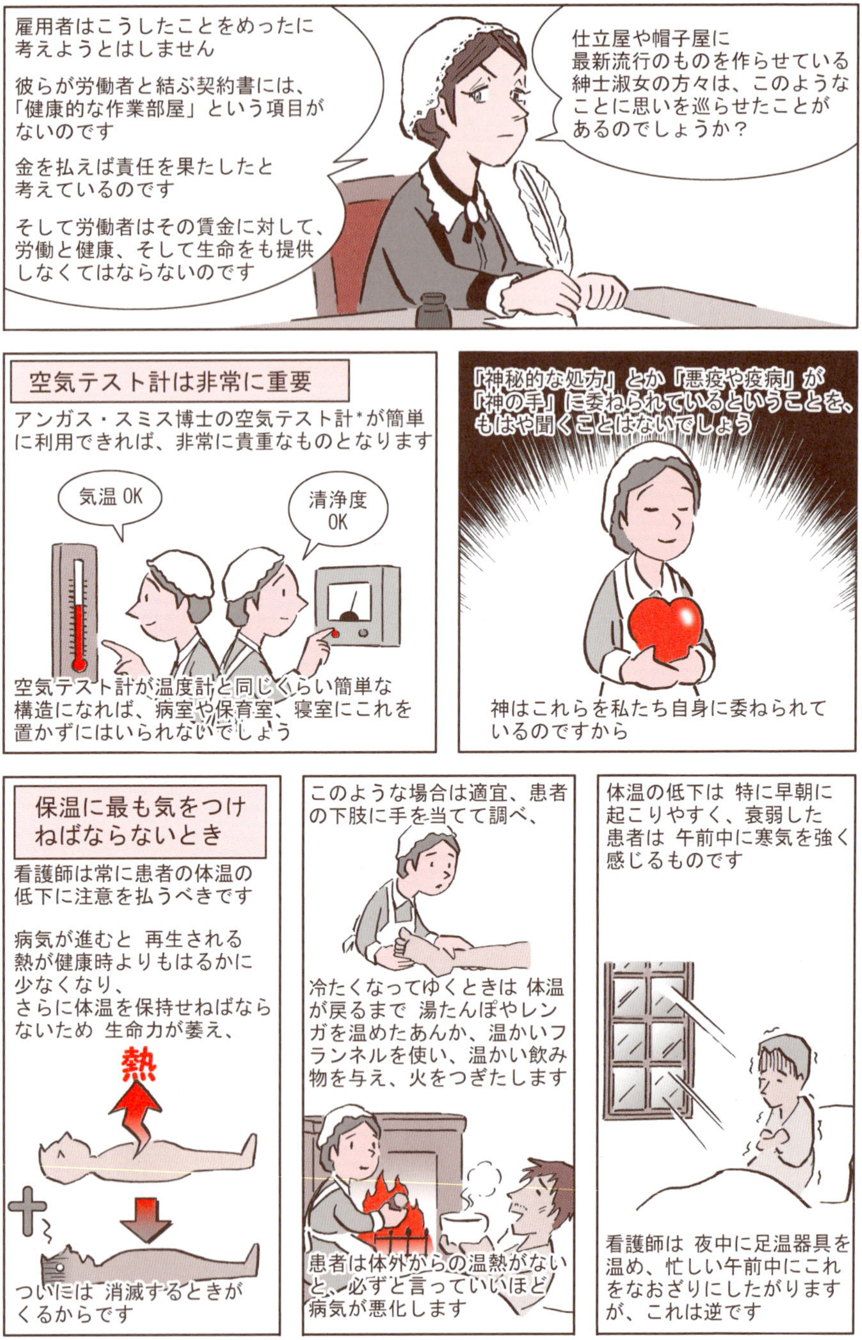

雇用者はこうしたことをめったに
考えようとはしません
彼らが労働者と結ぶ契約書には、
「健康的な作業部屋」という項目が
ないのです
金を払えば責任を果たしたと
考えているのです
そして労働者はその賃金に対して、
労働と健康、そして生命をも提供
しなくてはならないのです
仕立屋や帽子屋に
最新流行のものを作らせている
紳士淑女の方々は、このような
ことに思いを巡らせたことが
あるのでしょうか？
空気テスト計は非常に重要
アンガス・スミス博士の空気テスト計*が簡単
に利用できれば、非常に貴重なものとなります
気温 OK
清浄度
OK
空気テスト計が温度計と同じくらい簡単な
構造になれば、病室や保育室、寝室にこれを
置かずにはいられないでしょう
「神秘的な処方」とか「悪疫や疫病」が
「神の手」に委ねられているということを、
もはや聞くことはないでしょう
神はこれらを私たち自身に委ねられて
いるのですから
保温に最も気をつけ
ねばならないとき
看護師は常に患者の体温の
低下に注意を払うべきです
病気が進むと 再生される
熱が健康時よりもはるかに
少なくなり、
さらに体温を保持せねばなら
ないため 生命力が萎え、
熱
ついには 消滅するときが
くるからです
このような場合は適宜、患者
の下肢に手を当てて調べ、
冷たくなってゆくときは 体温
が戻るまで 湯たんぽやレン
ガを温めたあんか、温かいフ
ランネルを使い、温かい飲み
物を与え、火をつぎたします
患者は体外からの温熱がない
と、必ずと言っていいほど
病気が悪化します
体温の低下は 特に早朝に
起こりやすく、衰弱した
患者は 午前中に寒気を強く
感じるものです
看護師は 夜中に足温器具を
温め、忙しい午前中にこれ
をなおざりにしたがります
が、これは逆です

＊ 化学者ロバート・アンガス・スミス（1817 ～ 1884）が 1859 年に発表した空気中の有機不純物の測定器。スミスは環境汚染の研究者として名高く、「酸性雨」という言葉を世界ではじめて用いた

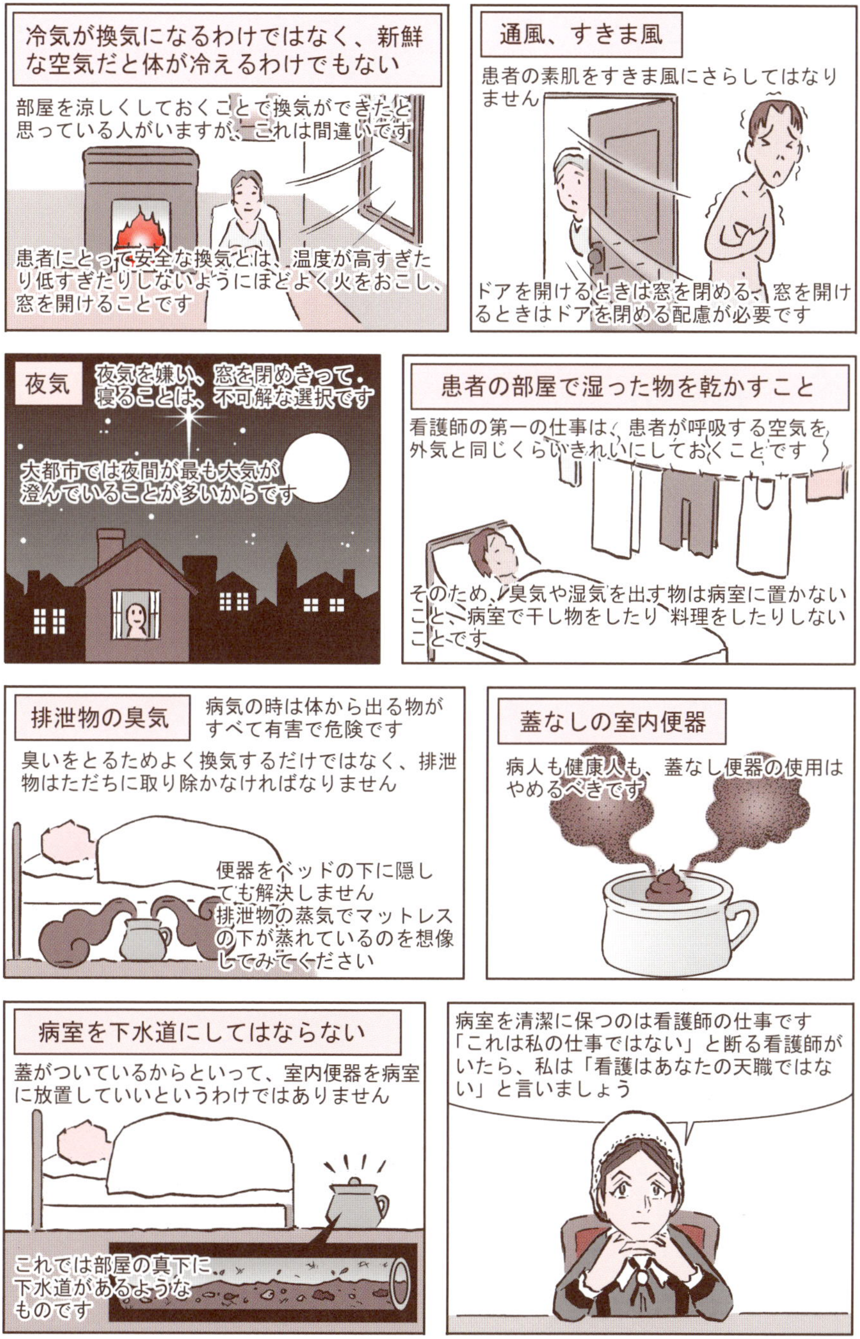
冷気が換気になるわけではなく、新鮮な空気だと体が冷えるわけでもない
部屋を涼しくしておくことで換気ができたと思っている人がいますが、これは間違いです
患者にとって安全な換気とは、温度が高すぎたり低すぎたりしないようにほどよく火をおこし、窓を開けることです
通風、すきま風
患者の素肌をすきま風にさらしてはなりません
ドアを開けるときは窓を閉める、窓を開けるときはドアを閉める配慮が必要です
夜気
夜気を嫌い、窓を閉めきって寝ることは、不可解な選択です
大都市では夜間が最も大気が澄んでいることが多いからです
患者の部屋で湿った物を乾かすこと
看護師の第一の仕事は、患者が呼吸する空気を外気と同じくらいきれいにしておくことです
そのため、臭気や湿気を出す物は病室に置かないこと、病室で干し物をしたり料理をしたりしないことです
排泄物の臭気
病気の時は体から出る物がすべて有害で危険です
臭いをとるためよく換気するだけではなく、排泄物はただちに取り除かなければなりません
便器をベッドの下に隠しても解決しません
排泄物の蒸気でマットレスの下が蒸れているのを想像してみてください
蓋なしの室内便器
病人も健康人も、蓋なし便器の使用はやめるべきです
病室を下水道にしてはならない
蓋がついているからといって、室内便器を病室に放置していいというわけではありません
これでは部屋の真下に下水道があるようなものです
病室を清潔に保つのは看護師の仕事です
「これは私の仕事ではない」と断る看護師がいたら、私は「看護はあなたの天職ではない」と言いましょう

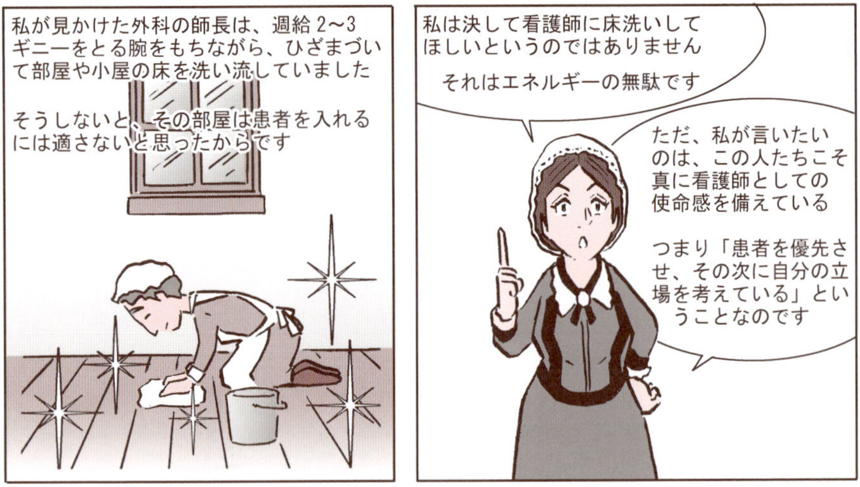
私が見かけた外科の師長は、週給 2〜3 ギニーをとる腕をもちながら、ひざまづいて部屋や小屋の床を洗い流していました
そうしないと、その部屋は患者を入れるには適さないと思ったからです
私は決して看護師に床洗いしてほしいというのではありません
それはエネルギーの無駄です
ただ、私が言いたいのは、この人たちこそ真に看護師としての使命感を備えている
つまり「患者を優先させ、その次に自分の立場を考えている」ということなのです

第Ⅱ章　住居の衛生

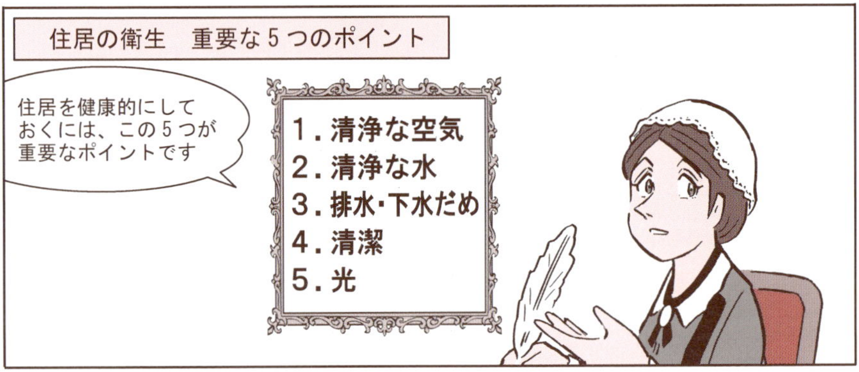
住居の衛生　重要な 5 つのポイント
住居を健康的にしておくには、この 5 つが重要なポイントです
1. 清浄な空気
2. 清浄な水
3. 排水・下水だめ
4. 清潔
5. 光

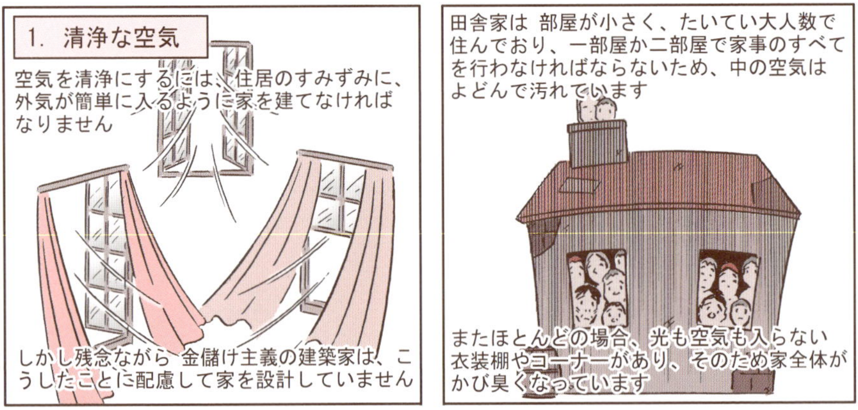
1. 清浄な空気
空気を清浄にするには、住居のすみずみに、外気が簡単に入るように家を建てなければなりません
しかし残念ながら 金儲け主義の建築家は、こうしたことに配慮して家を設計していません
田舎家は 部屋が小さく、たいてい大人数で住んでおり、一部屋か二部屋で家事のすべてを行わなければならないため、中の空気はよどんで汚れています
またほとんどの場合、光も空気も入らない衣装棚やコーナーがあり、そのため家全体がかび臭くなっています

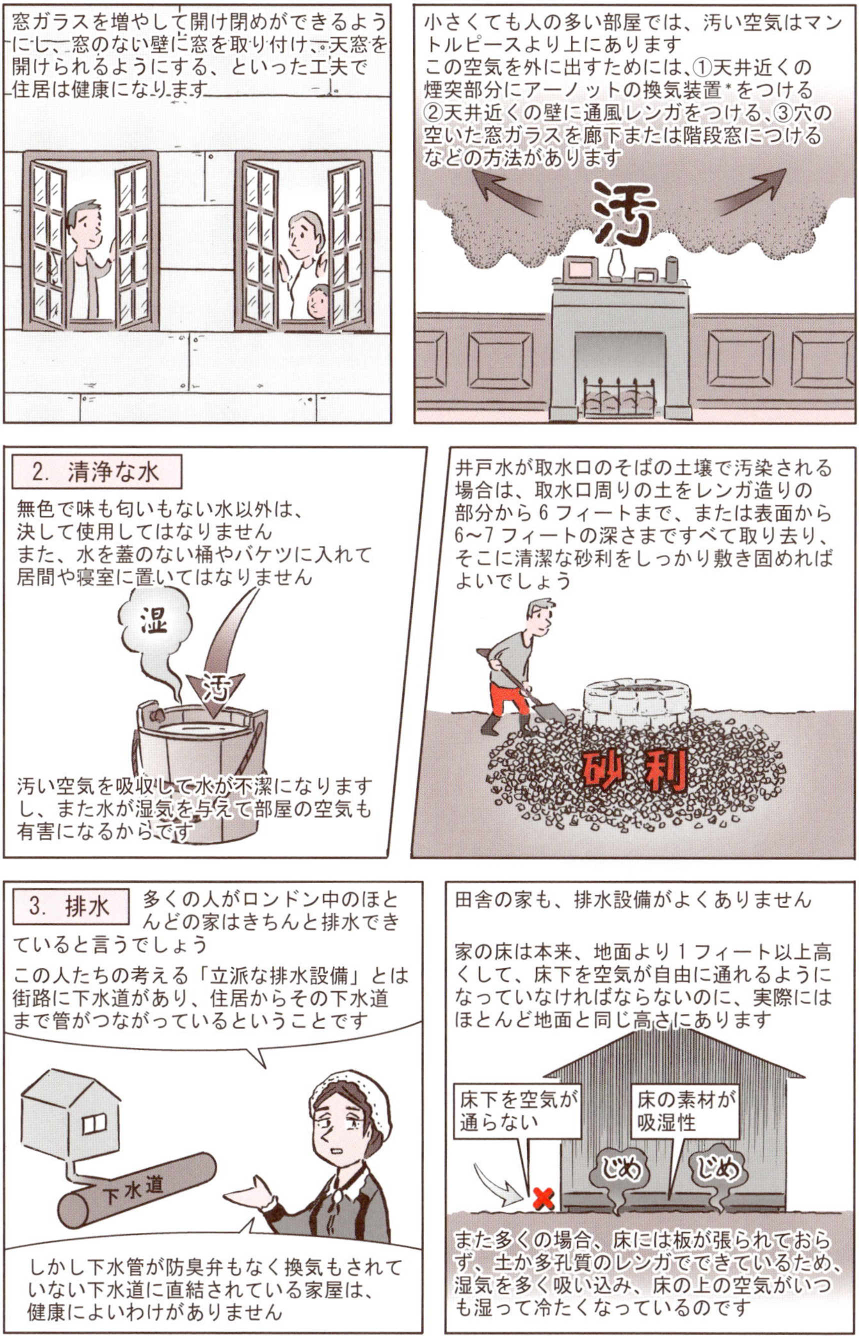

窓ガラスを増やして開け閉めができるようにし、窓のない壁に窓を取り付け、天窓を開けられるようにする、といった工夫で住居は健康になります
小さくても人の多い部屋では、汚い空気はマントルピースより上にあります
この空気を外に出すためには、①天井近くの煙突部分にアーノットの換気装置*をつける ②天井近くの壁に通風レンガをつける、③穴の空いた窓ガラスを廊下または階段窓につけるなどの方法があります
汚
2. 清浄な水
無色で味も匂いもない水以外は、決して使用してはなりません
また、水を蓋のない桶やバケツに入れて居間や寝室に置いてはなりません
湿
汚
汚い空気を吸収して水が不潔になりますし、また水が湿気を与えて部屋の空気も有害になるからです
井戸水が取水口のそばの土壌で汚染される場合は、取水口周りの土をレンガ造りの部分から6フィートまで、または表面から6～7フィートの深さまですべて取り去り、そこに清潔な砂利をしっかり敷き固めればよいでしょう
砂利
3. 排水
多くの人がロンドン中のほとんどの家はきちんと排水できていると言うでしょう
この人たちの考える「立派な排水設備」とは街路に下水道があり、住居からその下水道まで管がつながっているということです
下水道
しかし下水管が防臭弁もなく換気もされていない下水道に直結されている家屋は、健康によいわけがありません
田舎の家も、排水設備がよくありません
家の床は本来、地面より1フィート以上高くして、床下を空気が自由に通れるようになっていなければならないのに、実際にはほとんど地面と同じ高さにあります
床下を空気が通らない
床の素材が吸湿性
じめ
じめ
また多くの場合、床には板が張られておらず、土か多孔質のレンガでできているため、湿気を多く吸い込み、床の上の空気がいつも湿って冷たくなっているのです

＊ 物理学者・自然哲学者であるニール・アーノット（1788 ～ 1874）が発明した換気装置

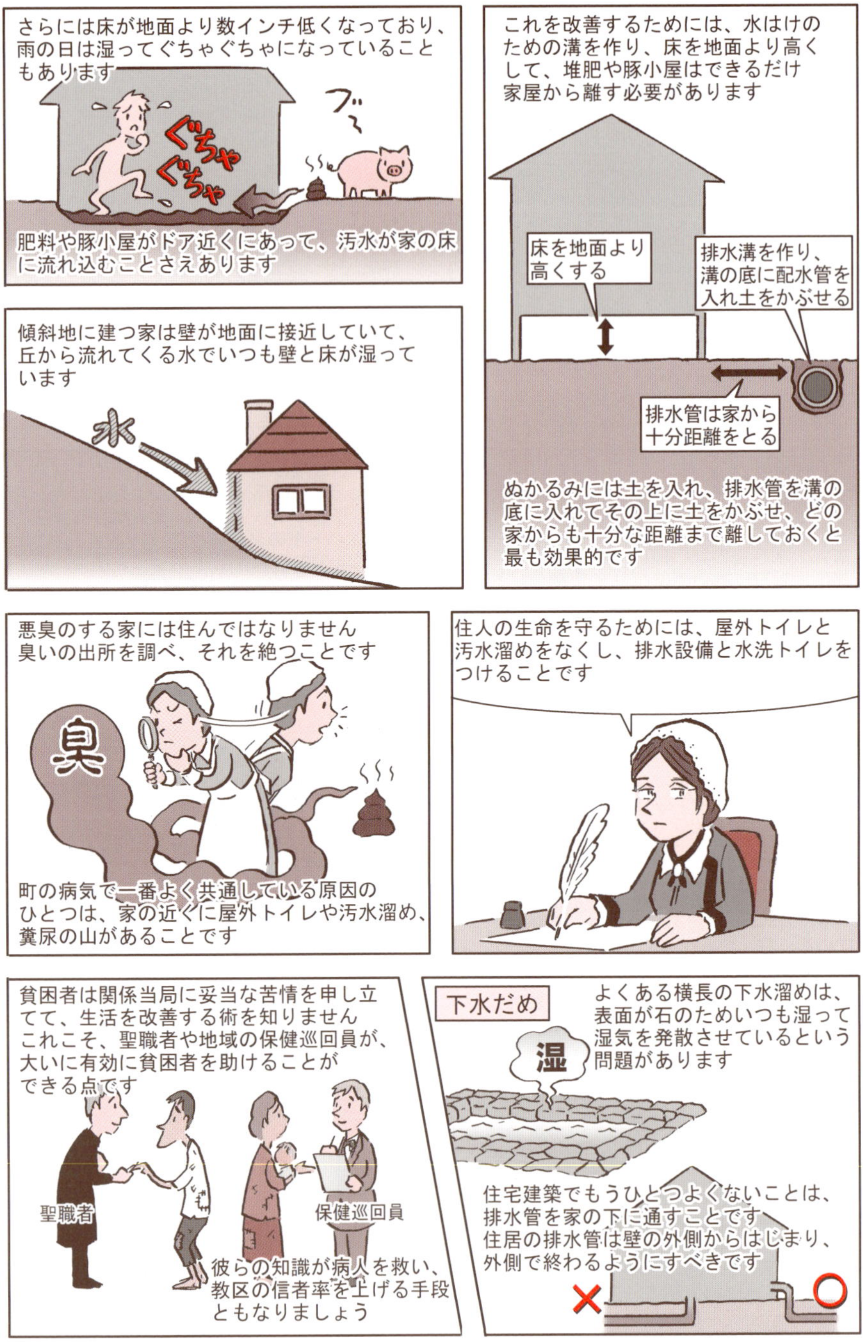
さらには床が地面より数インチ低くなっており、雨の日は湿ってぐちゃぐちゃになっていることもあります
ぐちゃぐちゃ
ブゥ
肥料や豚小屋がドア近くにあって、汚水が家の床に流れ込むことさえあります
傾斜地に建つ家は壁が地面に接近していて、丘から流れてくる水でいつも壁と床が湿っています
水
これを改善するためには、水はけのための溝を作り、床を地面より高くして、堆肥や豚小屋はできるだけ家屋から離す必要があります
床を地面より高くする
排水溝を作り、溝の底に配水管を入れ土をかぶせる
排水管は家から十分距離をとる
ぬかるみには土を入れ、排水管を溝の底に入れてその上に土をかぶせ、どの家からも十分な距離まで離しておくと最も効果的です
悪臭のする家には住んではなりません
臭いの出所を調べ、それを絶つことです
臭
町の病気で一番よく共通している原因のひとつは、家の近くに屋外トイレや汚水溜め、糞尿の山があることです
住人の生命を守るためには、屋外トイレと汚水溜めをなくし、排水設備と水洗トイレをつけることです
貧困者は関係当局に妥当な苦情を申し立てて、生活を改善する術を知りません
これこそ、聖職者や地域の保健巡回員が、大いに有効に貧困者を助けることができる点です
聖職者
保健巡回員
彼らの知識が病人を救い、教区の信者率を上げる手段ともなりましょう
下水だめ
よくある横長の下水溜めは、表面が石のためいつも湿って湿気を発散させているという問題があります
湿
住宅建築でもうひとつよくないことは、排水管を家の下に通すことです
住居の排水管は壁の外側からはじまり、外側で終わるようにすべきです

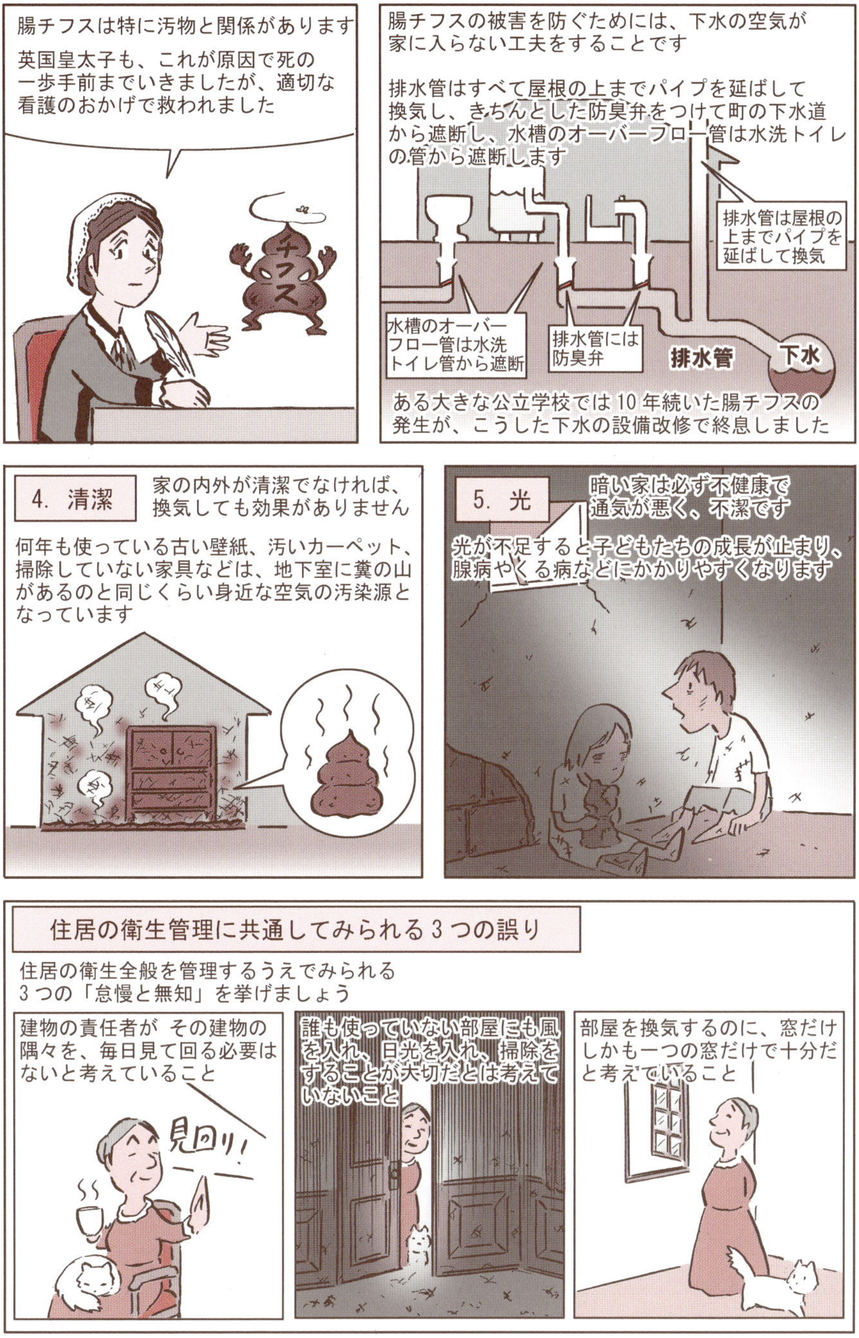
腸チフスは特に汚物と関係があります
英国皇太子も、これが原因で死の一歩手前までいきましたが、適切な看護のおかげで救われました
チフス
腸チフスの被害を防ぐためには、下水の空気が家に入らない工夫をすることです
排水管はすべて屋根の上までパイプを延ばして換気し、きちんとした防臭弁をつけて町の下水道から遮断し、水槽のオーバーフロー管は水洗トイレの管から遮断します
排水管は屋根の上までパイプを延ばして換気
水槽のオーバーフロー管は水洗トイレ管から遮断
排水管には防臭弁
排水管
下水
ある大きな公立学校では10年続いた腸チフスの発生が、こうした下水の設備改修で終息しました
4. 清潔
家の内外が清潔でなければ、換気しても効果がありません
何年も使っている古い壁紙、汚いカーペット、掃除していない家具などは、地下室に糞の山があるのと同じくらい身近な空気の汚染源となっています
5. 光
暗い家は必ず不健康で通気が悪く、不潔です
光が不足すると子どもたちの成長が止まり、腺病やくる病などにかかりやすくなります
住居の衛生管理に共通してみられる3つの誤り
住居の衛生全般を管理するうえでみられる3つの「怠慢と無知」を挙げましょう
建物の責任者が その建物の隅々を、毎日見て回る必要はないと考えていること
見回り!
誰も使っていない部屋にも風を入れ、日光を入れ、掃除をすることが大切だとは考えていないこと
部屋を換気するのに、窓だけしかも一つの窓だけで十分だと考えていること

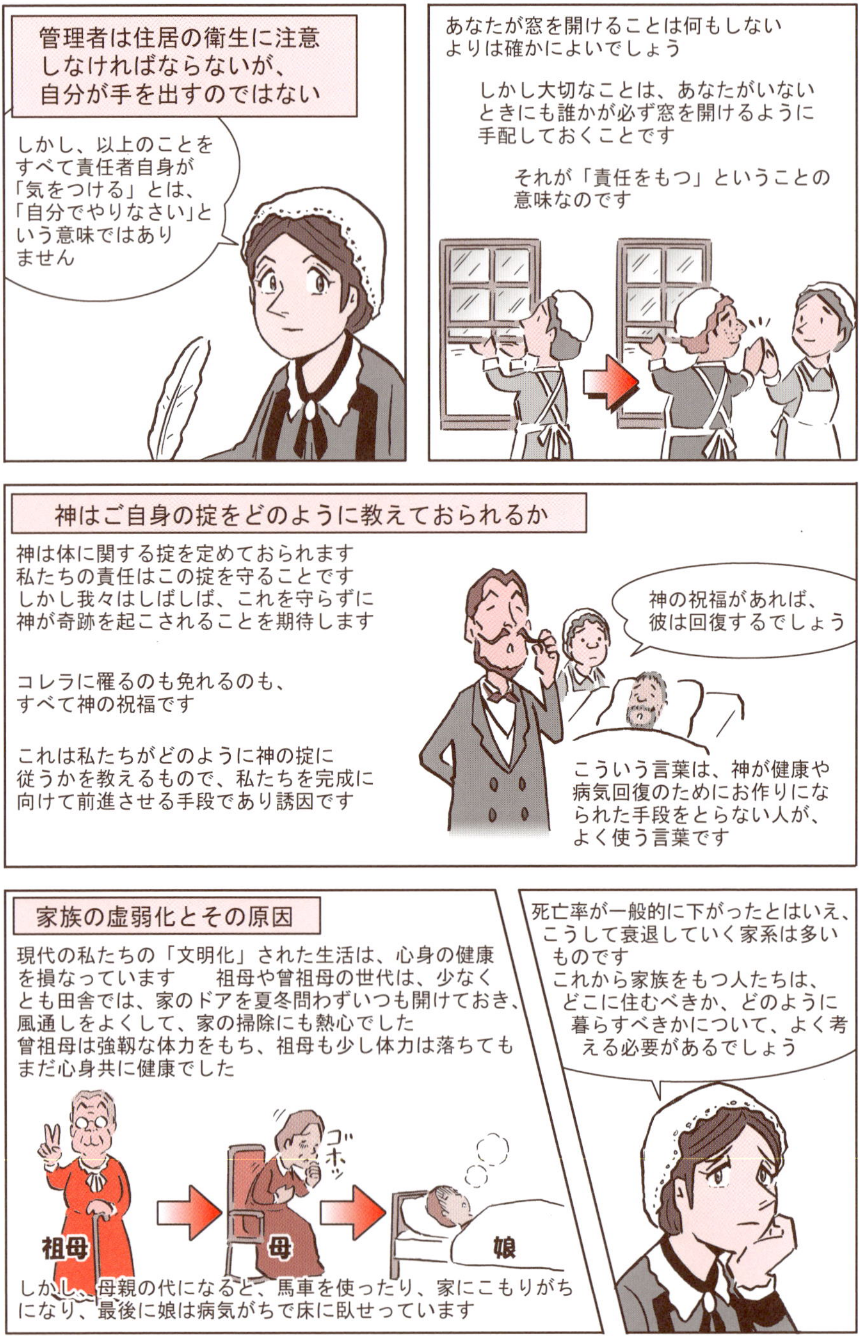

管理者は住居の衛生に注意しなければならないが、自分が手を出すのではない
しかし、以上のことをすべて責任者自身が「気をつける」とは、「自分でやりなさい」という意味ではありません
あなたが窓を開けることは何もしないよりは確かによいでしょう
しかし大切なことは、あなたがいないときにも誰かが必ず窓を開けるように手配しておくことです
それが「責任をもつ」ということの意味なのです
神はご自身の掟をどのように教えておられるか
神は体に関する掟を定めておられます
私たちの責任はこの掟を守ることです
しかし我々はしばしば、これを守らずに
神が奇跡を起こされることを期待します
コレラに罹るのも免れるのも、すべて神の祝福です
これは私たちがどのように神の掟に従うかを教えるもので、私たちを完成に向けて前進させる手段であり誘因です
神の祝福があれば、彼は回復するでしょう
こういう言葉は、神が健康や病気回復のためにお作りになられた手段をとらない人が、よく使う言葉です
家族の虚弱化とその原因
現代の私たちの「文明化」された生活は、心身の健康を損なっています　祖母や曽祖母の世代は、少なくとも田舎では、家のドアを夏冬問わずいつも開けておき、風通しをよくして、家の掃除にも熱心でした
曽祖母は強靭な体力をもち、祖母も少し体力は落ちてもまだ心身共に健康でした
祖母
ゴホッ
母
娘
しかし、母親の代になると、馬車を使ったり、家にこもりがちになり、最後に娘は病気がちで床に臥せっています
死亡率が一般的に下がったとはいえ、こうして衰退していく家系は多いものです
これから家族をもつ人たちは、どこに住むべきか、どのように暮らすべきかについて、よく考える必要があるでしょう

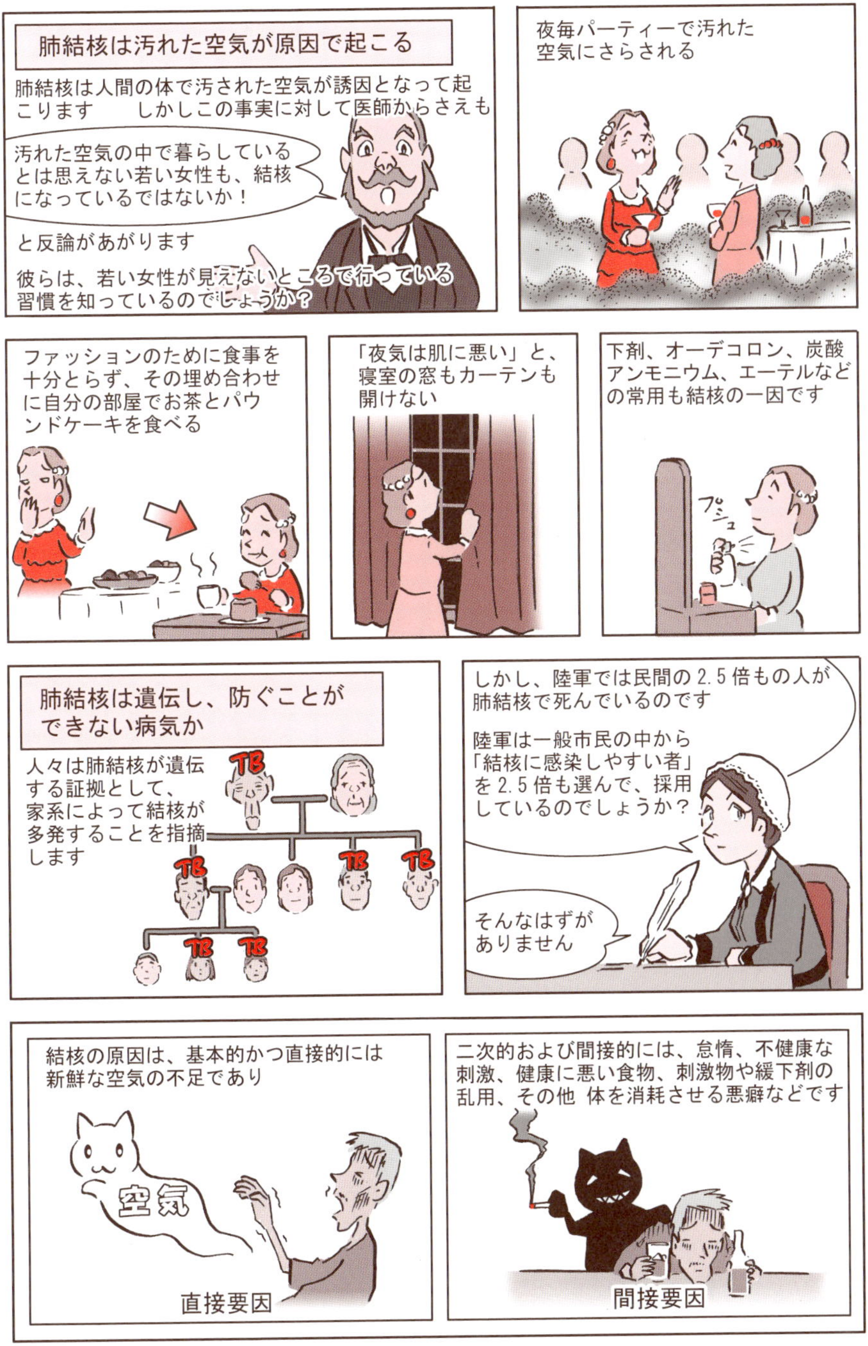

肺結核は汚れた空気が原因で起こる
肺結核は人間の体で汚された空気が誘因となって起こります　しかしこの事実に対して医師からさえも
汚れた空気の中で暮らしているとは思えない若い女性も、結核になっているではないか！
と反論があがります
彼らは、若い女性が見えないところで行っている習慣を知っているのでしょうか？
夜毎パーティーで汚れた空気にさらされる
ファッションのために食事を十分とらず、その埋め合わせに自分の部屋でお茶とパウンドケーキを食べる
「夜気は肌に悪い」と、寝室の窓もカーテンも開けない
下剤、オーデコロン、炭酸アンモニウム、エーテルなどの常用も結核の一因です
プシュ
肺結核は遺伝し、防ぐことができない病気か
人々は肺結核が遺伝する証拠として、家系によって結核が多発することを指摘します
TB
TB
TB
TB
TB
TB
しかし、陸軍では民間の 2.5 倍もの人が肺結核で死んでいるのです
陸軍は一般市民の中から「結核に感染しやすい者」を 2.5 倍も選んで、採用しているのでしょうか？
そんなはずがありません
結核の原因は、基本的かつ直接的には新鮮な空気の不足であり
空気
直接要因
二次的および間接的には、怠惰、不健康な刺激、健康に悪い食物、刺激物や緩下剤の乱用、その他 体を消耗させる悪癖などです
間接要因

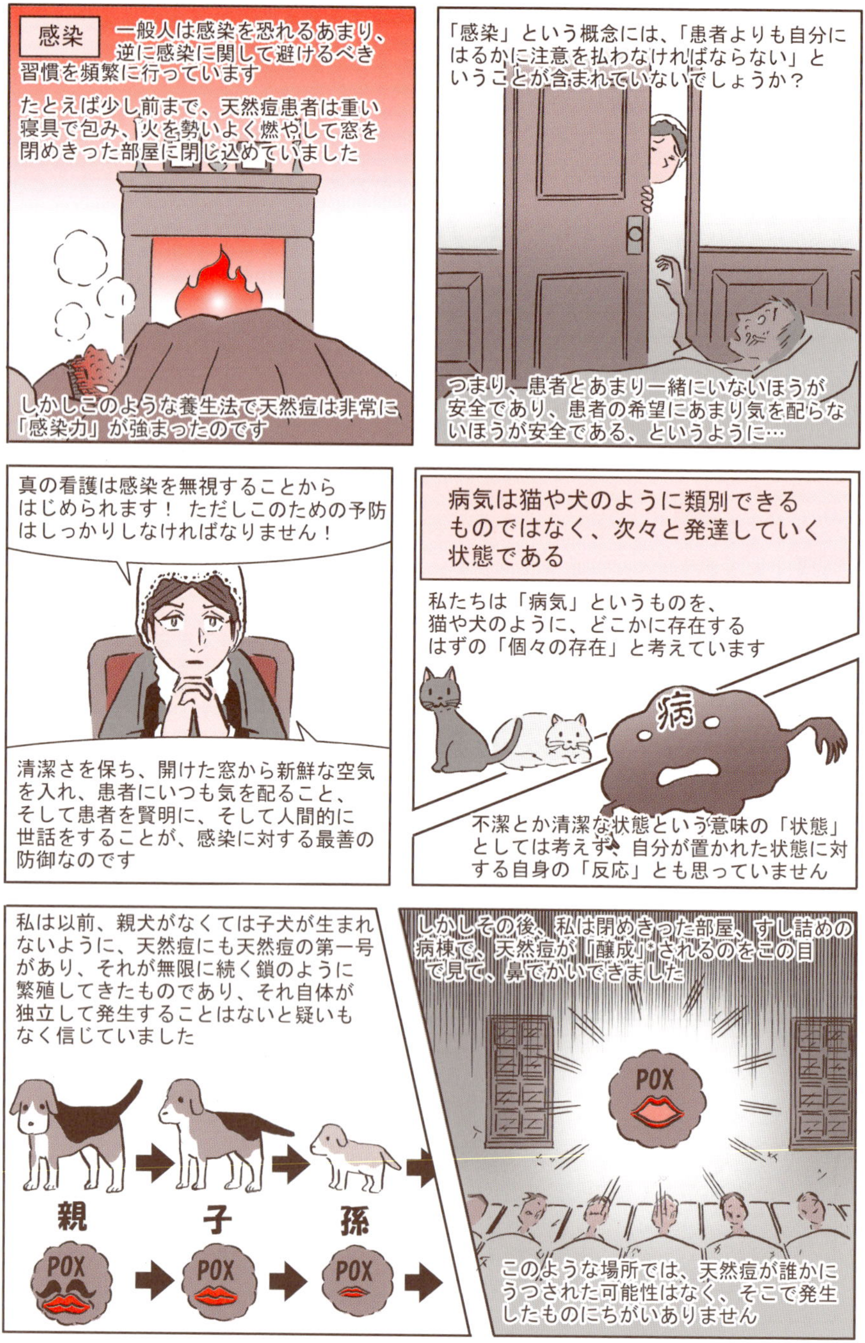
感染
一般人は感染を恐れるあまり、逆に感染に関して避けるべき習慣を頻繁に行っています
たとえば少し前まで、天然痘患者は重い寝具で包み、火を勢いよく燃やして窓を閉めきった部屋に閉じ込めていました
しかしこのような養生法で天然痘は非常に「感染力」が強まったのです
「感染」という概念には、「患者よりも自分にはるかに注意を払わなければならない」ということが含まれていないでしょうか？
つまり、患者とあまり一緒にいないほうが安全であり、患者の希望にあまり気を配らないほうが安全である、というように…
真の看護は感染を無視することからはじめられます！ ただしこのための予防はしっかりしなければなりません！
清潔さを保ち、開けた窓から新鮮な空気を入れ、患者にいつも気を配ること、そして患者を賢明に、そして人間的に世話をすることが、感染に対する最善の防御なのです
病気は猫や犬のように類別できるものではなく、次々と発達していく状態である
私たちは「病気」というものを、猫や犬のように、どこかに存在するはずの「個々の存在」と考えています
病
不潔とか清潔な状態という意味の「状態」としては考えず、自分が置かれた状態に対する自身の「反応」とも思っていません
私は以前、親犬がなくては子犬が生まれないように、天然痘にも天然痘の第一号があり、それが無限に続く鎖のように繁殖してきたものであり、それ自体が独立して発生することはないと疑いもなく信じていました
親
子
孫
POX
POX
POX
しかしその後、私は閉めきった部屋、すし詰めの病棟で、天然痘が「醸成」＊されるのをこの目で見て、鼻でかいできました
POX
このような場所では、天然痘が誰かにうつされた可能性はなく、そこで発生したものにちがいありません

＊『看護覚え書』が書かれた時代は「病原微生物」という概念が乏しく、感染症・伝染病の原因としては「瘴気（病気を引きおこす大気中の毒素）説」が有力であった。ナイチンゲールがここに説いている病原（体）の「自然発生」は、現代では完全に否定されている。ちなみにコッホが結核菌を発見したのは、本書初版出版の23年後である

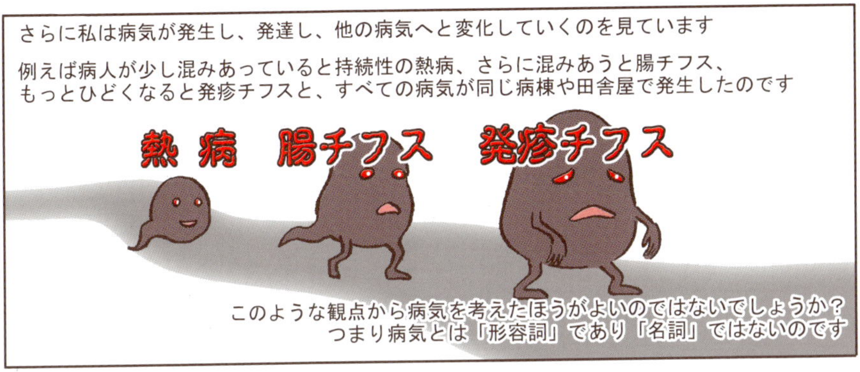
さらに私は病気が発生し、発達し、他の病気へと変化していくのを見ています
例えば病人が少し混みあっていると持続性の熱病、さらに混みあうと腸チフス、もっとひどくなると発疹チフスと、すべての病気が同じ病棟や田舎屋で発生したのです
熱病
腸チフス
発疹チフス
このような観点から病気を考えたほうがよいのではないでしょうか？
つまり病気とは「形容詞」であり「名詞」ではないのです

第Ⅲ章　小管理

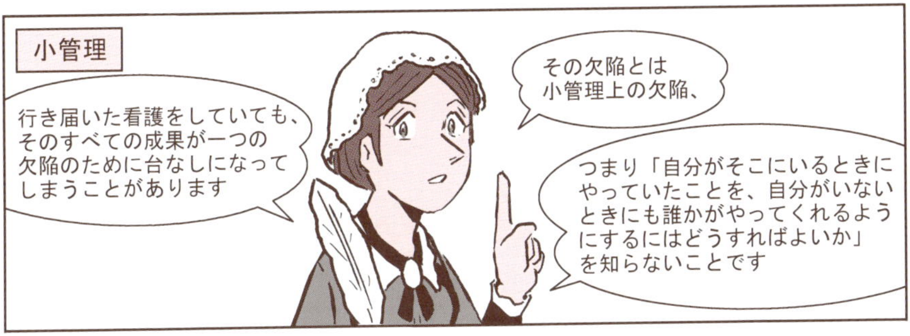
小管理
行き届いた看護をしていても、そのすべての成果が一つの欠陥のために台なしになってしまうことがあります
その欠陥とは小管理上の欠陥、
つまり「自分がそこにいるときにやっていたことを、自分がいないときにも誰かがやってくれるようにするにはどうすればよいか」を知らないことです

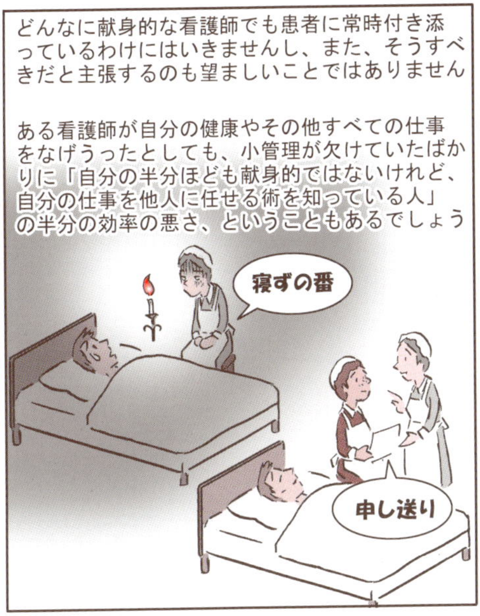
どんなに献身的な看護師でも患者に常時付き添っているわけにはいきませんし、また、そうすべきだと主張するのも望ましいことではありません
ある看護師が自分の健康やその他すべての仕事をなげうったとしても、小管理が欠けていたばかりに「自分の半分ほども献身的ではないけれど、自分の仕事を他人に任せる術を知っている人」の半分の効率の悪さ、ということもあるでしょう
寝ずの番
申し送り

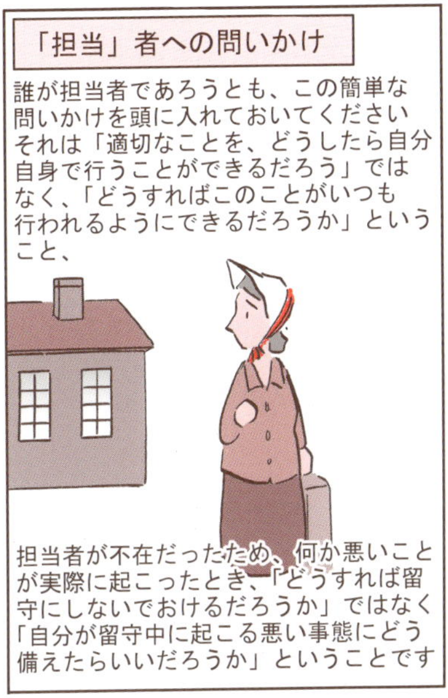
「担当」者への問いかけ
誰が担当者であろうとも、この簡単な問いかけを頭に入れておいてください
それは「適切なことを、どうしたら自分自身で行うことができるだろう」ではなく、「どうすればこのことがいつも行われるようにできるだろうか」ということ、
担当者が不在だったため、何か悪いことが実際に起こったとき、「どうすれば留守にしないでおけるだろうか」ではなく「自分が留守中に起こる悪い事態にどう備えたらいいだろうか」ということです

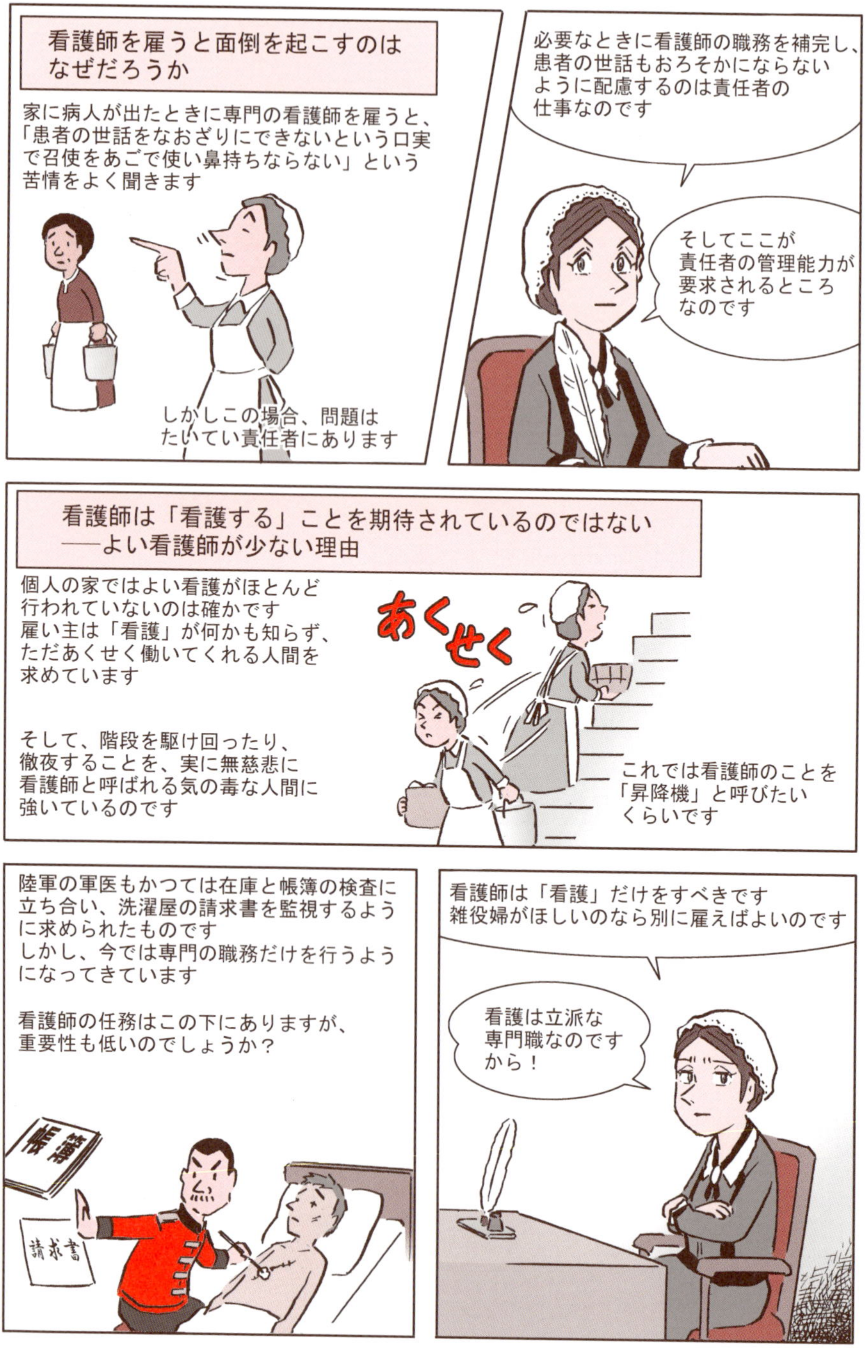
看護師を雇うと面倒を起こすのはなぜだろうか
家に病人が出たときに専門の看護師を雇うと、「患者の世話をなおざりにできないという口実で召使をあごで使い鼻持ちならない」という苦情をよく聞きます
しかしこの場合、問題はたいてい責任者にあります
必要なときに看護師の職務を補完し、患者の世話もおろそかにならないように配慮するのは責任者の仕事なのです
そしてここが責任者の管理能力が要求されるところなのです
看護師は「看護する」ことを期待されているのではない──よい看護師が少ない理由
個人の家ではよい看護がほとんど行われていないのは確かです
雇い主は「看護」が何かも知らず、ただあくせく働いてくれる人間を求めています
あくせく
そして、階段を駆け回ったり、徹夜することを、実に無慈悲に看護師と呼ばれる気の毒な人間に強いているのです
これでは看護師のことを「昇降機」と呼びたいくらいです
陸軍の軍医もかつては在庫と帳簿の検査に立ち合い、洗濯屋の請求書を監視するように求められたものです
しかし、今では専門の職務だけを行うようになってきています
看護師の任務はこの下にありますが、重要性も低いのでしょうか？
帳簿
請求書
看護師は「看護」だけをすべきです
雑役婦がほしいのなら別に雇えばよいのです
看護は立派な専門職なのですから！

第Ⅳ章　音

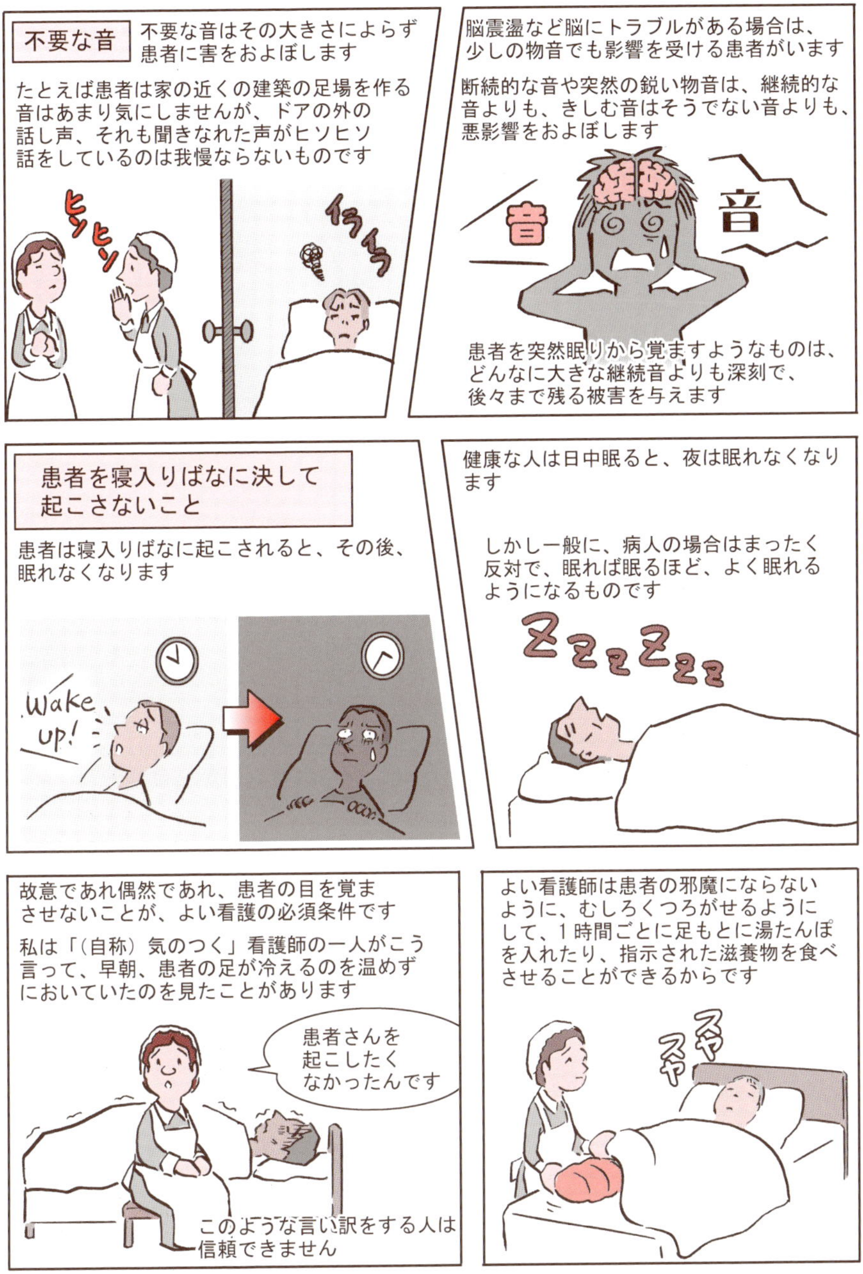
不要な音
不要な音はその大きさによらず
患者に害をおよぼします
たとえば患者は家の近くの建築の足場を作る音はあまり気にしませんが、ドアの外の話し声、それも聞きなれた声がヒソヒソ話をしているのは我慢ならないものです
ヒソヒソ
イライラ
脳震盪など脳にトラブルがある場合は、少しの物音でも影響を受ける患者がいます
断続的な音や突然の鋭い物音は、継続的な音よりも、きしむ音はそうでない音よりも、悪影響をおよぼします
音
音
患者を突然眠りから覚ますようなものは、どんなに大きな継続音よりも深刻で、後々まで残る被害を与えます
患者を寝入りばなに決して起こさないこと
患者は寝入りばなに起こされると、その後、眠れなくなります
wake up!
健康な人は日中眠ると、夜は眠れなくなります
しかし一般に、病人の場合はまったく反対で、眠れば眠るほど、よく眠れるようになるものです
Zzz Zzz
故意であれ偶然であれ、患者の目を覚まさせないことが、よい看護の必須条件です
私は「(自称) 気のつく」看護師の一人がこう言って、早朝、患者の足が冷えるのを温めずにおいていたのを見たことがあります
患者さんを起こしたくなかったんです
このような言い訳をする人は信頼できません
よい看護師は患者の邪魔にならないように、むしろくつろがせるようにして、1時間ごとに足もとに湯たんぽを入れたり、指示された滋養物を食べさせることができるからです
スヤスヤ

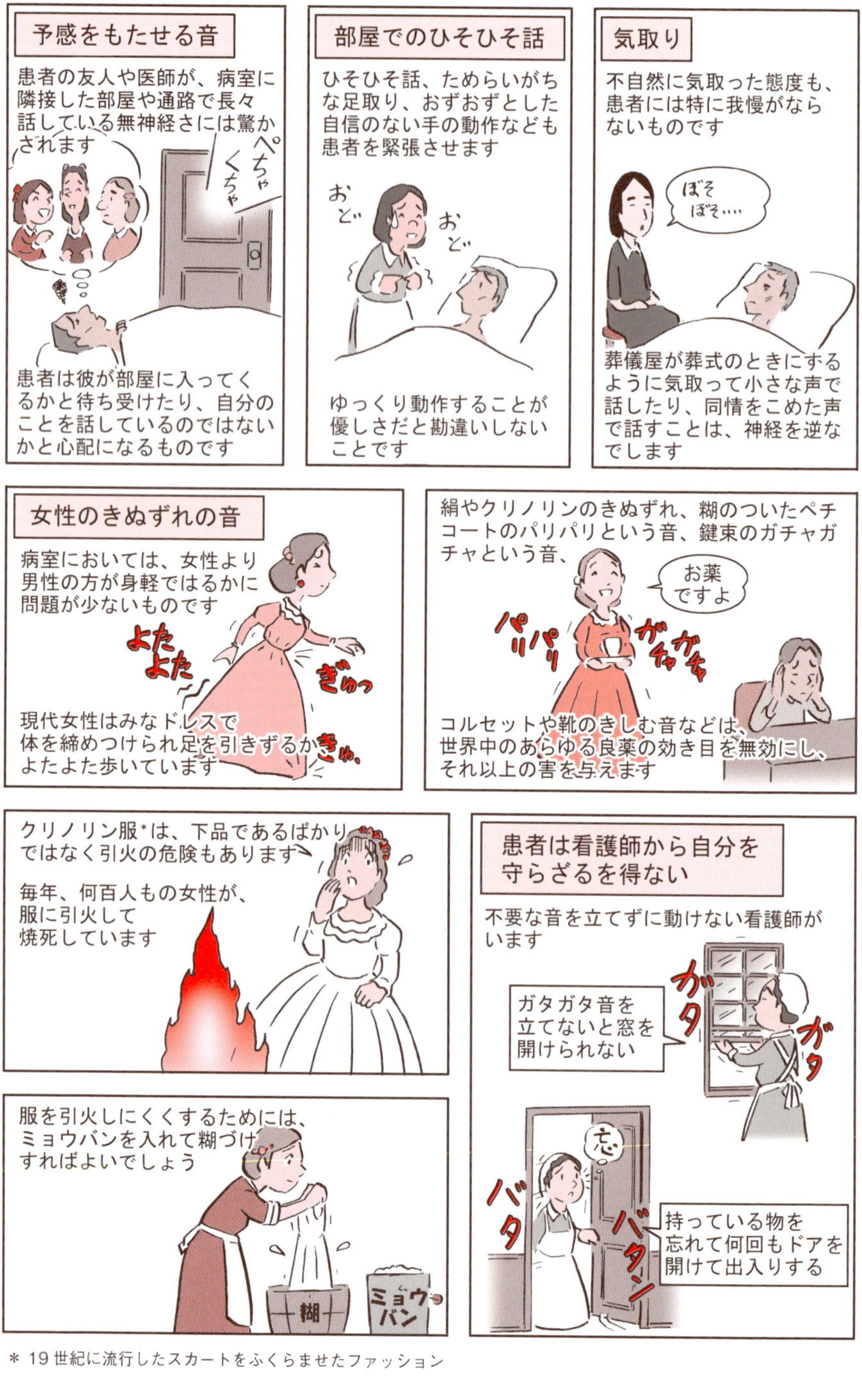
予感をもたせる音
患者の友人や医師が、病室に隣接した部屋や通路で長々話している無神経さには驚かされます
ぺちゃくちゃ
患者は彼が部屋に入ってくるかと待ち受けたり、自分のことを話しているのではないかと心配になるものです
部屋でのひそひそ話
ひそひそ話、ためらいがちな足取り、おずおずとした自信のない手の動作なども患者を緊張させます
おど
おど
ゆっくり動作することが優しさだと勘違いしないことです
気取り
不自然に気取った態度も、患者には特に我慢がならないものです
ぼそぼそ……
葬儀屋が葬式のときにするように気取って小さな声で話したり、同情をこめた声で話すことは、神経を逆なでします
女性のきぬずれの音
病室においては、女性より男性の方が身軽ではるかに問題が少ないものです
よたよた
ぎゅっ
現代女性はみなドレスで体を締めつけられ足を引きずるかよたよた歩いています
きゅ
絹やクリノリンのきぬずれ、糊のついたペチコートのパリパリという音、鍵束のガチャガチャという音、
お薬ですよ
パリパリ
ガチャガチャ
コルセットや靴のきしむ音などは、世界中のあらゆる良薬の効き目を無効にし、それ以上の害を与えます
クリノリン服*は、下品であるばかりではなく引火の危険もあります
毎年、何百人もの女性が、服に引火して焼死しています
服を引火しにくくするためには、ミョウバンを入れて糊づけすればよいでしょう
糊
ミョウバン
患者は看護師から自分を守らざるを得ない
不要な音を立てずに動けない看護師がいます
ガタガタ音を立てないと窓を開けられない
ガタ
ガタ
忘
バタ
バタン
持っている物を忘れて何回もドアを開けて出入りする

＊19世紀に流行したスカートをふくらませたファッション

優れた看護師は病室のドアや窓がガタついたりきしんだりしないように、またブラインドやカーテンがパタパタしないように気を配り、特に夜に患者の部屋を離れるときにはこのすべてに気をつけるでしょう

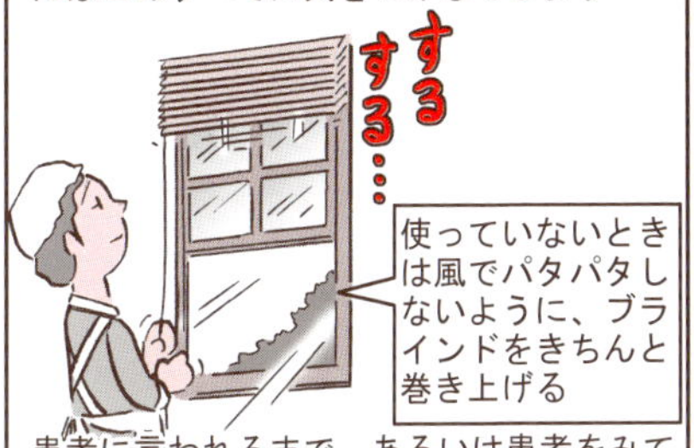

するする…
使っていないときは風でパタパタしないように、ブラインドをきちんと巻き上げる

患者に言われるまで、あるいは患者をみて気づくまで何もしないというのでは、看護師をつける意味がありません

せかすことは病人には障りがある

急いだり、せかせか動き回るのは、特に病人にとって苦痛なことです

患者が用事を話しているとき、立ったまませかせかしたり、座ってくどくど話す友人がいます

前者は患者に話をさせたくないと考え、後者は患者を楽しませようとしているのですが、どちらも思いやりがありません

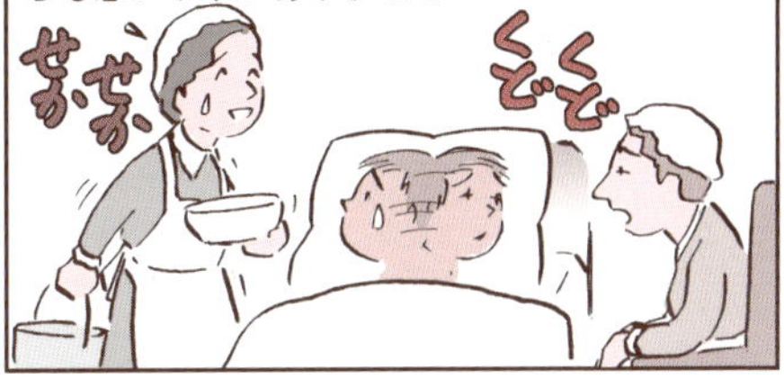

せかせか
くどくど

病人に障らないような面会の仕方

面会するときは常に病人から見えるところに座ること、そうすれば病人はあなたの方を向くために無理に首を動かさずにすみます

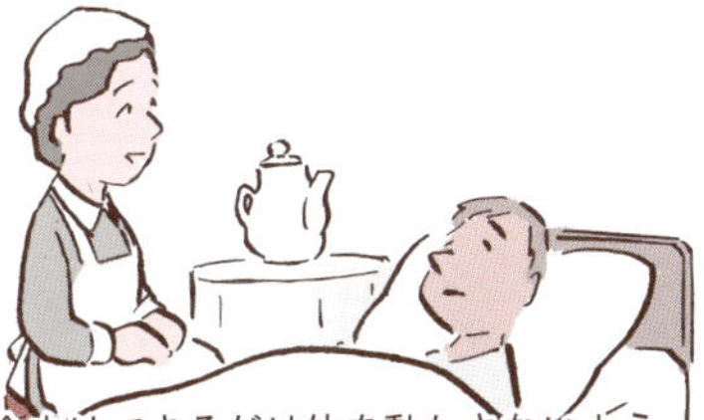

面会中はできるだけ体を動かさないようにして、話すときは大きな身ぶりをつけてはいけません

患者に伝言や要求を何度も言わせないこと

病人の背後から声をかけたり、ドアごしに声をかけないこと

また離れたところから声をかけたり、病人が何かしているときに声をかけないことです

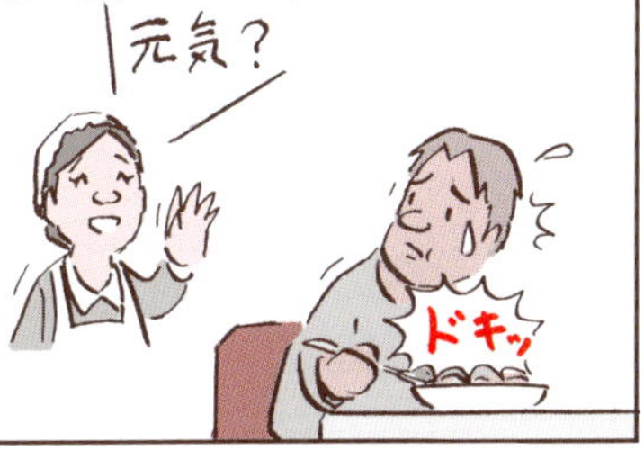

元気？
ドキッ

思考を中断させることは有害である

物を考えると神経物質が分解されます

神経物質の分解は再生と同時に常に行われており、その進行は病人のほうが速やかです

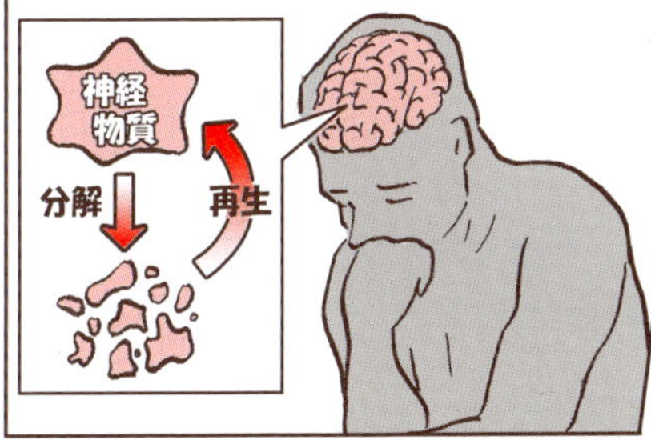

神経物質
分解
再生

神経物質が破壊されている最中に、突然脳に別のことを考えるよう押しつけることは、脳に有害です

何年にもわたり、常に思考を中断させられても、最後まで頭が混乱しなかった人を、私は知りません

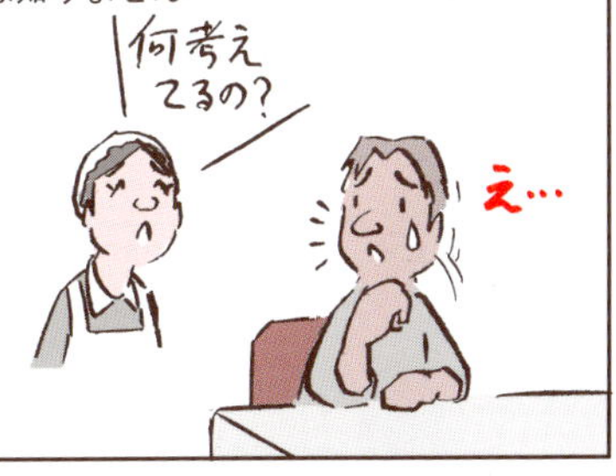

何考えてるの？
え…

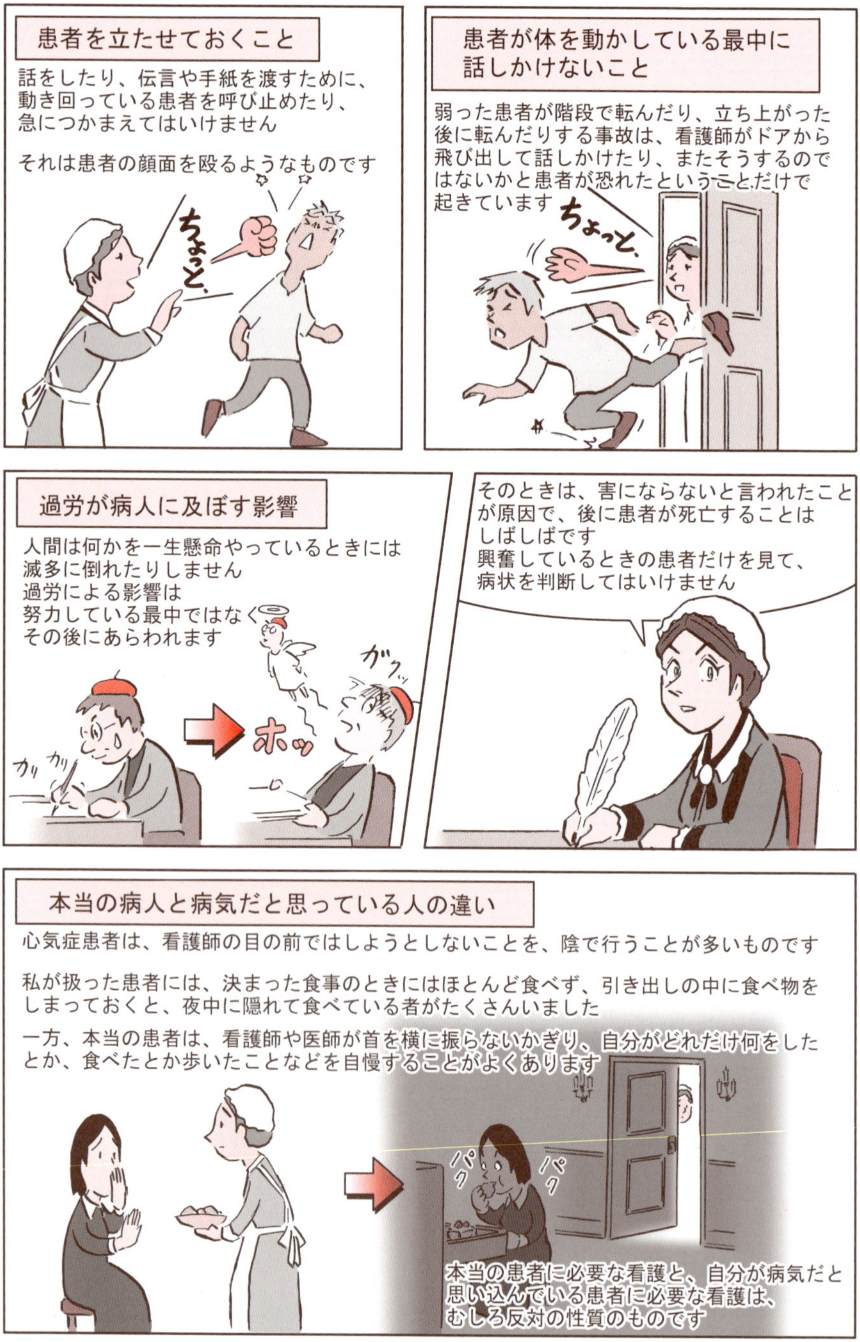

患者を立たせておくこと
話をしたり、伝言や手紙を渡すために、
動き回っている患者を呼び止めたり、
急につかまえてはいけません
それは患者の顔面を殴るようなものです
ちょっと。
患者が体を動かしている最中に
話しかけないこと
弱った患者が階段で転んだり、立ち上がった
後に転んだりする事故は、看護師がドアから
飛び出して話しかけたり、またそうするので
はないかと患者が恐れたということだけで
起きています
ちょっと。
過労が病人に及ぼす影響
人間は何かを一生懸命やっているときには
滅多に倒れたりしません
過労による影響は
努力している最中ではなく
その後にあらわれます
カリ カリ
ホッ
ガクッ
そのときは、害にならないと言われたこと
が原因で、後に患者が死亡することは
しばしばです
興奮しているときの患者だけを見て、
病状を判断してはいけません
本当の病人と病気だと思っている人の違い
心気症患者は、看護師の目の前ではしようとしないことを、陰で行うことが多いものです
私が扱った患者には、決まった食事のときにはほとんど食べず、引き出しの中に食べ物を
しまっておくと、夜中に隠れて食べている者がたくさんいました
一方、本当の患者は、看護師や医師が首を横に振らないかぎり、自分がどれだけ何をした
とか、食べたとか歩いたことなどを自慢することがよくあります
パク パク
本当の患者に必要な看護と、自分が病気だと
思い込んでいる患者に必要な看護は、
むしろ反対の性質のものです

病人には簡潔に

簡潔さとはっきりした態度は、何にもまして病人に接するときに必要なことです
自分の中に疑いやためらいがあっても、それを患者に絶対伝えてはなりません
疑いは自分の中に秘めておき、決まったことを患者に伝えることです

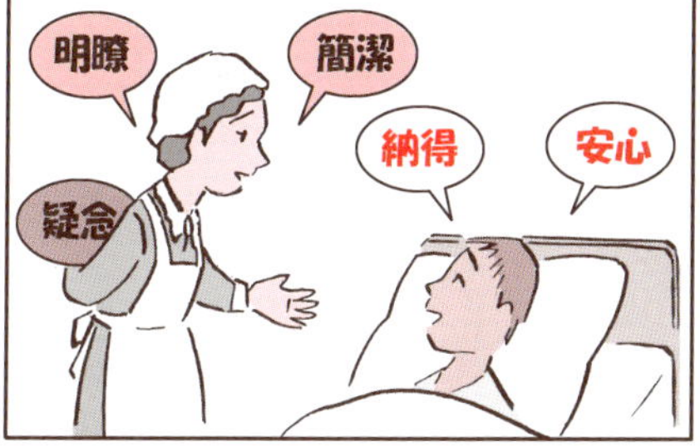

優柔不断な態度は最も患者に苦痛を与える

他人が考えを変えることは、最高に苦しい決断や困難な決断を迫られるよりも、患者にとって害となります

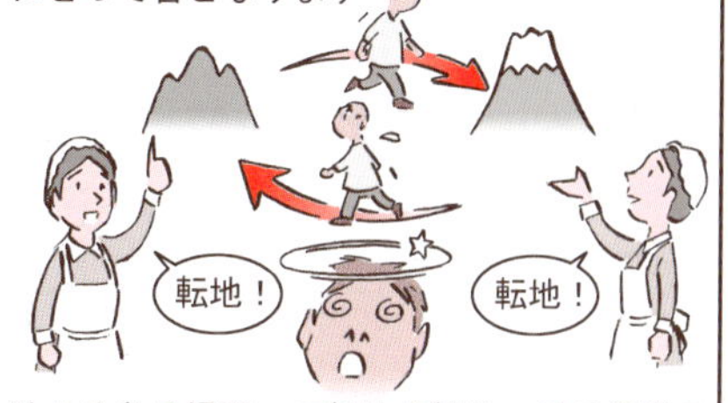

はじめある場所への転地を勧め、その後別の場所を勧めると、患者は想像中で二つの土地を歩き回ったような疲労を感じてしまいます

患者が気を使ってはならない

患者が自分自身のことだけでなく、看護師が時間を守るか、根気強いか、手際がよいか、沈着であるかということについて、その一切に気を使わないといけないとすると、患者にとっては、その看護師がいないほうがましです

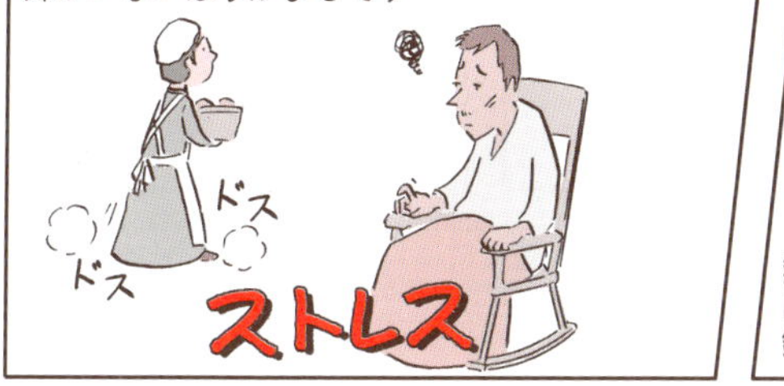

朗読すること

病室での朗読についてですが、私の経験上、病人の具合が悪く、自分で読めないようなときは、読んでもらうのも耐えがたく感じるものです

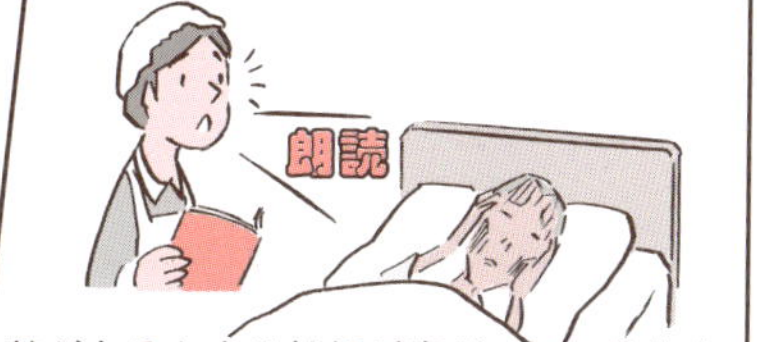

熱があるときや神経が高ぶっているときは、朗読を聞こうと努力することで意識錯乱に陥ることもあります

ただし 子どもや眼病の患者、教養のない者、読むことが物理的に困難な場合は別です
読んでもらうのが好きな人の場合は、あまり問題がありません

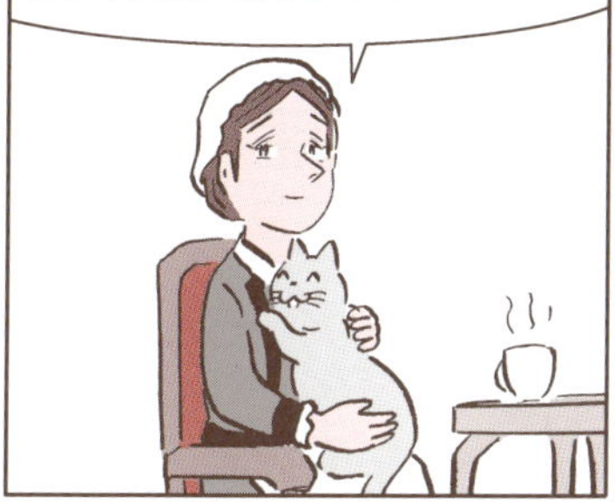

朗読はゆっくり、はっきり、落ち着いて行うことです

病人を疲れさせないために、なるべく短い時間で片づけようと早口になってしまう人がいますが、これは間違いです　比較的淡々と節回しをつけず、大きめの声で騒々しくないように、そしてあまり長く朗読しないことです

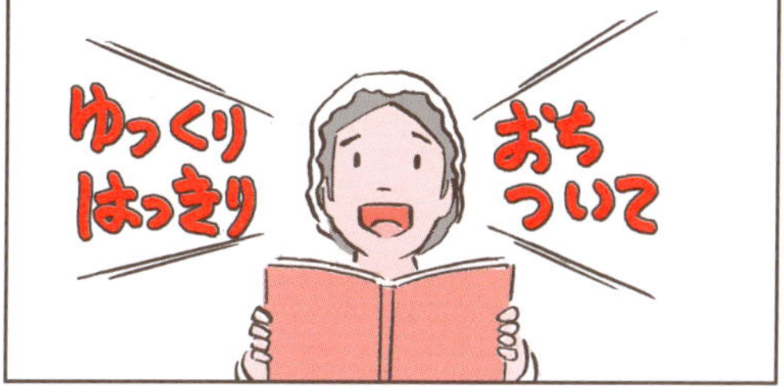

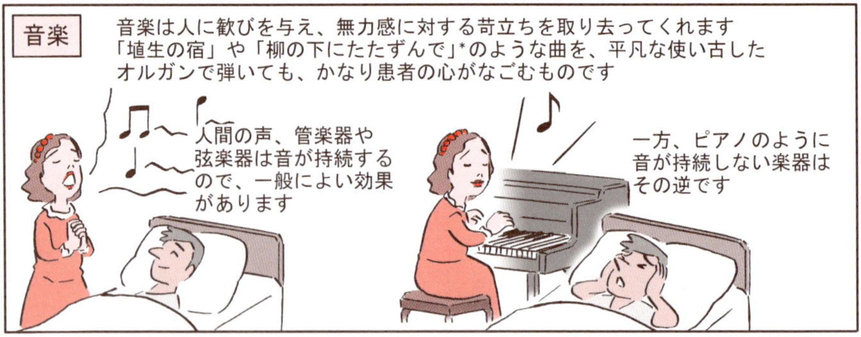
音楽
音楽は人に歓びを与え、無力感に対する苛立ちを取り去ってくれます
「埴生の宿」や「柳の下にたたずんで」*のような曲を、平凡な使い古したオルガンで弾いても、かなり患者の心がなごむものです
人間の声、管楽器や弦楽器は音が持続するので、一般によい効果があります
一方、ピアノのように音が持続しない楽器はその逆です

第V章　変化

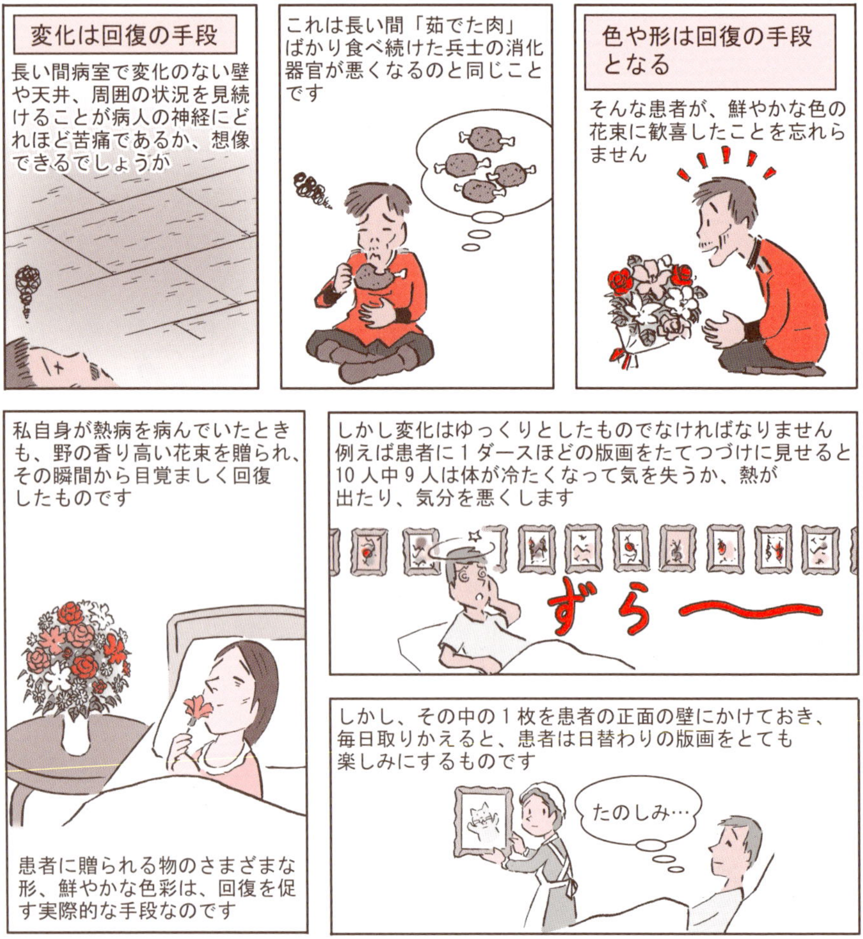
変化は回復の手段
長い間病室で変化のない壁や天井、周囲の状況を見続けることが病人の神経にどれほど苦痛であるか、想像できるでしょうか
これは長い間「茹でた肉」ばかり食べ続けた兵士の消化器官が悪くなるのと同じことです
色や形は回復の手段となる
そんな患者が、鮮やかな色の花束に歓喜したことを忘れられません
私自身が熱病を病んでいたときも、野の香り高い花束を贈られ、その瞬間から目覚ましく回復したものです
患者に贈られる物のさまざまな形、鮮やかな色彩は、回復を促す実際的な手段なのです
しかし変化はゆっくりとしたものでなければなりません
例えば患者に1ダースほどの版画をたてつづけに見せると10人中9人は体が冷たくなって気を失うか、熱が出たり、気分を悪くします
ずら～～
しかし、その中の1枚を患者の正面の壁にかけておき、毎日取りかえると、患者は日替わりの版画をとても楽しみにするものです
たのしみ…

＊ ジョアキーノ・ロッシーニの同名オペラ(1816年)に収められている曲

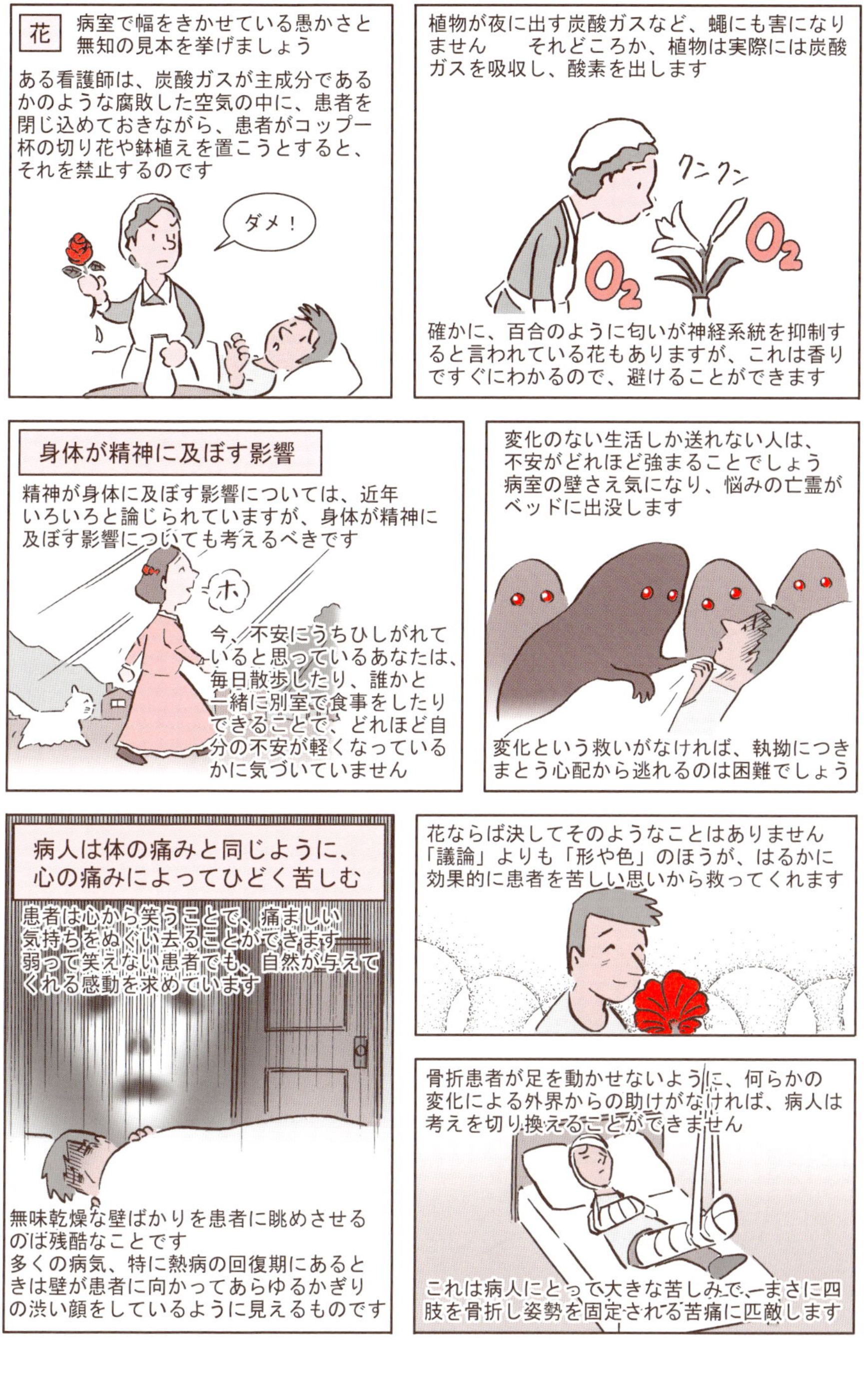
花
病室で幅をきかせている愚かさと
無知の見本を挙げましょう
ある看護師は、炭酸ガスが主成分であるかのような腐敗した空気の中に、患者を閉じ込めておきながら、患者がコップ一杯の切り花や鉢植えを置こうとすると、それを禁止するのです
ダメ！
植物が夜に出す炭酸ガスなど、蠅にも害になりません　それどころか、植物は実際には炭酸ガスを吸収し、酸素を出します
クンクン
O2
O2
確かに、百合のように匂いが神経系統を抑制すると言われている花もありますが、これは香りですぐにわかるので、避けることができます
身体が精神に及ぼす影響
精神が身体に及ぼす影響については、近年いろいろと論じられていますが、身体が精神に及ぼす影響についても考えるべきです
ホ
今、不安にうちひしがれていると思っているあなたは、毎日散歩したり、誰かと一緒に別室で食事をしたりできることで、どれほど自分の不安が軽くなっているかに気づいていません
変化のない生活しか送れない人は、不安がどれほど強まることでしょう
病室の壁さえ気になり、悩みの亡霊がベッドに出没します
変化という救いがなければ、執拗につきまとう心配から逃れるのは困難でしょう
病人は体の痛みと同じように、
心の痛みによってひどく苦しむ
患者は心から笑うことで、痛ましい気持ちをぬぐい去ることができます　弱って笑えない患者でも、自然が与えてくれる感動を求めています
無味乾燥な壁ばかりを患者に眺めさせるのは残酷なことです
多くの病気、特に熱病の回復期にあるときは壁が患者に向かってあらゆるかぎりの渋い顔をしているように見えるものです
花ならば決してそのようなことはありません
「議論」よりも「形や色」のほうが、はるかに効果的に患者を苦しい思いから救ってくれます
骨折患者が足を動かせないように、何らかの変化による外界からの助けがなければ、病人は考えを切り換えることができません
これは病人にとって大きな苦しみで、まさに四肢を骨折し姿勢を固定される苦痛に匹敵します

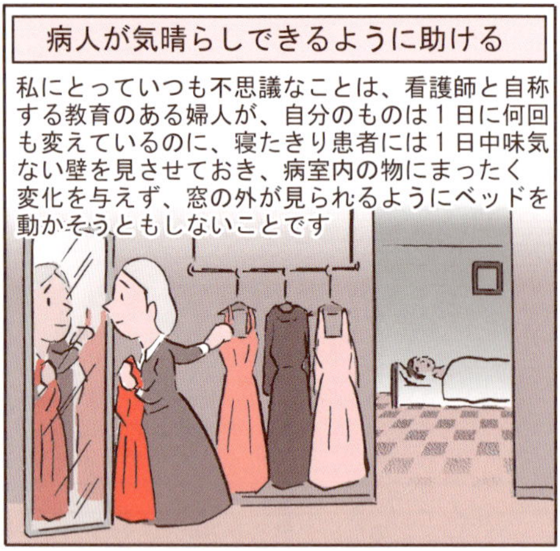
病人が気晴らしできるように助ける
私にとっていつも不思議なことは、看護師と自称する教育のある婦人が、自分のものは1日に何回も変えているのに、寝たきり患者には1日中味気ない壁を見させておき、病室内の物にまったく変化を与えず、窓の外が見られるようにベッドを動かそうともしないことです

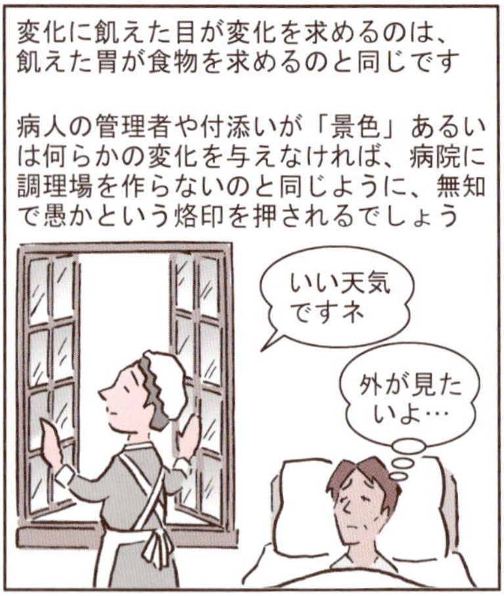
変化に飢えた目が変化を求めるのは、飢えた胃が食物を求めるのと同じです
病人の管理者や付添いが「景色」あるいは何らかの変化を与えなければ、病院に調理場を作らないのと同じように、無知で愚かという烙印を押されるでしょう
いい天気ですネ
外が見たいよ…

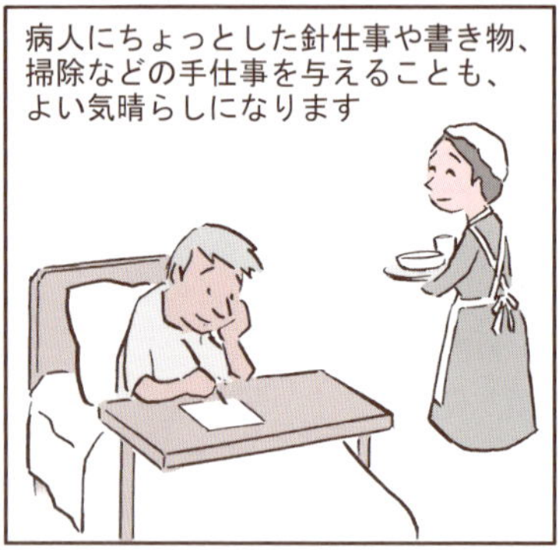
病人にちょっとした針仕事や書き物、掃除などの手仕事を与えることも、よい気晴らしになります

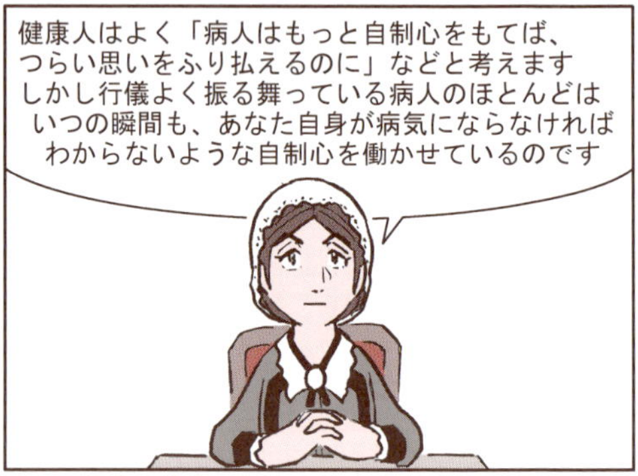
健康人はよく「病人はもっと自制心をもてば、つらい思いをふり払えるのに」などと考えます しかし行儀よく振る舞っている病人のほとんどは いつの瞬間も、あなた自身が病気にならなければ わからないような自制心を働かせているのです

第Ⅵ章　食事

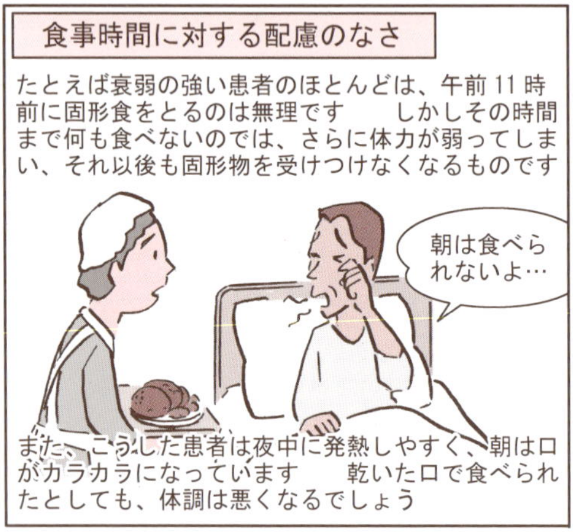
食事時間に対する配慮のなさ
たとえば衰弱の強い患者のほとんどは、午前11時前に固形食をとるのは無理です　しかしその時間まで何も食べないのでは、さらに体力が弱ってしまい、それ以後も固形物を受けつけなくなるものです
朝は食べられないよ…
また、こうした患者は夜中に発熱しやすく、朝は口がカラカラになっています　乾いた口で食べられたとしても、体調は悪くなるでしょう

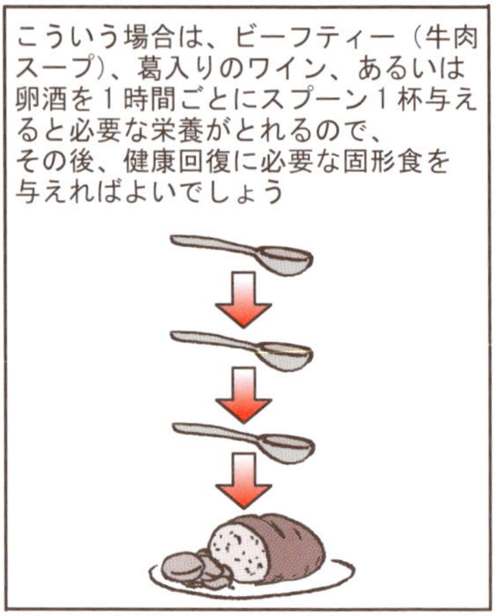
こういう場合は、ビーフティー（牛肉スープ）、葛入りのワイン、あるいは卵酒を1時間ごとにスプーン1杯与えると必要な栄養がとれるので、その後、健康回復に必要な固形食を与えればよいでしょう

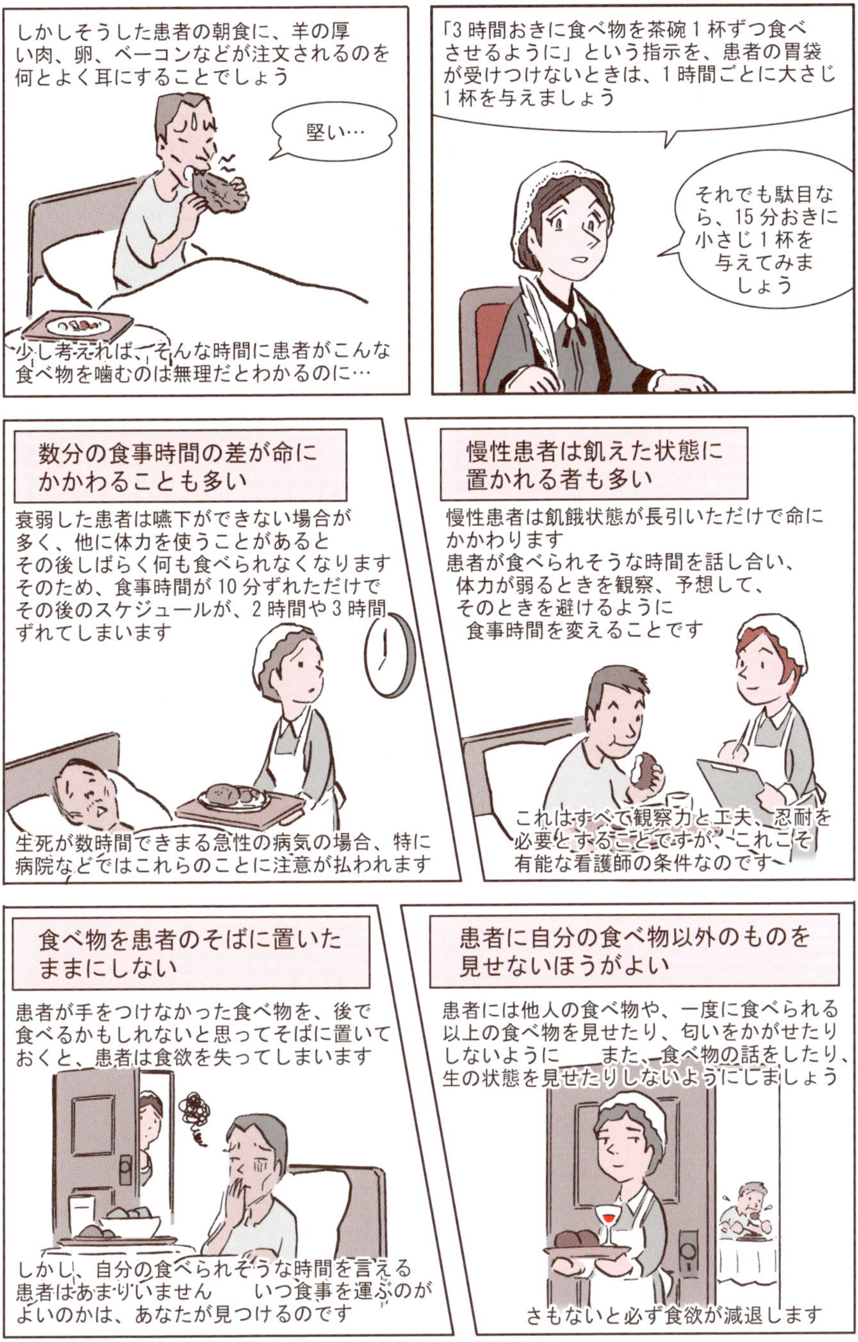

しかしそうした患者の朝食に、羊の厚い肉、卵、ベーコンなどが注文されるのを何とよく耳にすることでしょう
堅い…
少し考えれば、そんな時間に患者がこんな食べ物を噛むのは無理だとわかるのに…
「3時間おきに食べ物を茶碗1杯ずつ食べさせるように」という指示を、患者の胃袋が受けつけないときは、1時間ごとに大さじ1杯を与えましょう
それでも駄目なら、15分おきに小さじ1杯を与えてみましょう
数分の食事時間の差が命にかかわることも多い
衰弱した患者は嚥下ができない場合が多く、他に体力を使うことがあるとその後しばらく何も食べられなくなります
そのため、食事時間が10分ずれただけでその後のスケジュールが、2時間や3時間ずれてしまいます
生死が数時間できまる急性の病気の場合、特に病院などではこれらのことに注意が払われます
慢性患者は飢えた状態に置かれる者も多い
慢性患者は飢餓状態が長引いただけで命にかかわります
患者が食べられそうな時間を話し合い、体力が弱るときを観察、予想して、そのときを避けるように食事時間を変えることです
これはすべて観察力と工夫、忍耐を必要とすることですが、これこそ有能な看護師の条件なのです
食べ物を患者のそばに置いたままにしない
患者が手をつけなかった食べ物を、後で食べるかもしれないと思ってそばに置いておくと、患者は食欲を失ってしまいます
しかし、自分の食べられそうな時間を言える患者はあまりいません　いつ食事を運ぶのがよいのかは、あなたが見つけるのです
患者に自分の食べ物以外のものを見せないほうがよい
患者には他人の食べ物や、一度に食べられる以上の食べ物を見せたり、匂いをかがせたりしないように　また、食べ物の話をしたり、生の状態を見せたりしないようにしましょう
さもないと必ず食欲が減退します

病人食の品質には、注意をしすぎるということはない

病人に出す食事の品質をチェックし、酸っぱくなった牛乳、変質した肉やスープ、腐った卵、生煮えの野菜などを絶対に出さないようにしましょう

食事がいたんでいるとわかったときは、数分で何か代わりのものを手早く調理することです

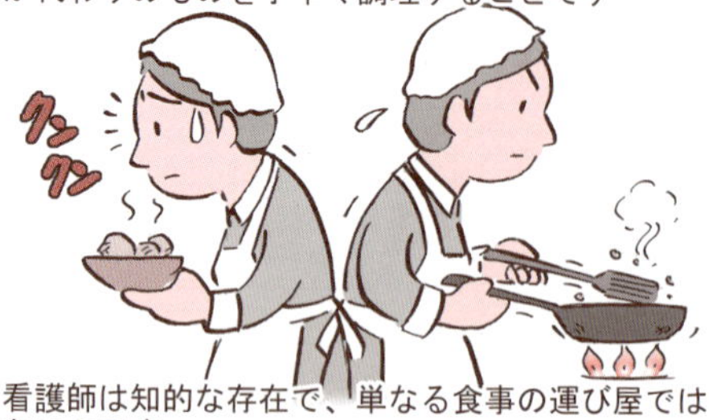

看護師は知的な存在で、単なる食事の運び屋ではないのです

患者がその日に何も固形食を食べていなかったとしても、夕方にトースト1枚をお茶と一緒に食べるかも、1時間早ければ何か食べられるかも、2時の食事には手をつけられなくても7時なら喜んで食べられるかもしれません

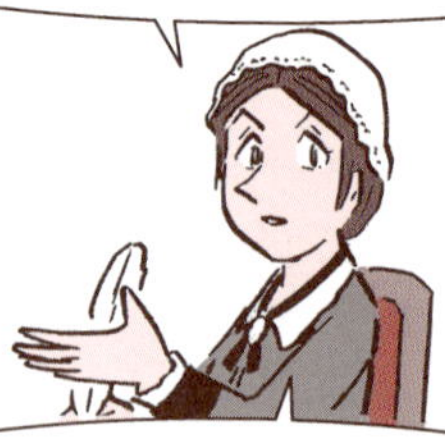

こうしたことを考えない看護師は、判断力を働かせるのは自分の仕事ではないとして、それを患者に任せているとしか思えません

看護師は病人の食事について、何らかの基本的な考え方の基準をもたなければならない

患者の胃袋はこちらの都合や必要を待ってはくれません
看護師は知恵を働かせてこの穴埋めをするのです

患者が今日はどれだけ食べたか、そしてどれだけ食べないといけないかを考え、覚えておくことです

今日は何かを手に入れたので患者に先にそれを与える、ということもいけません

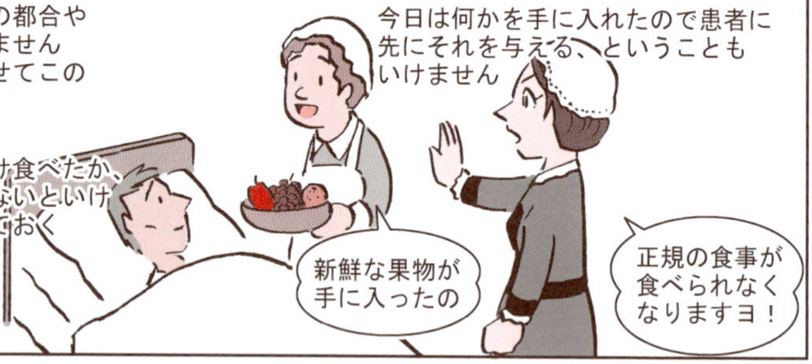

新鮮な果物が手に入ったの
正規の食事が食べられなくなりますヨ！

第Ⅶ章　食べ物について

ビーフティー（牛肉スープ）・1

病人食の誤解の一つが、ビーフティーがあらゆる食物の中で最も栄養があるという思いこみです

肉を茹でてビーフティーにし、これを煮詰めて牛肉の何が残ったかを考えてみましょう

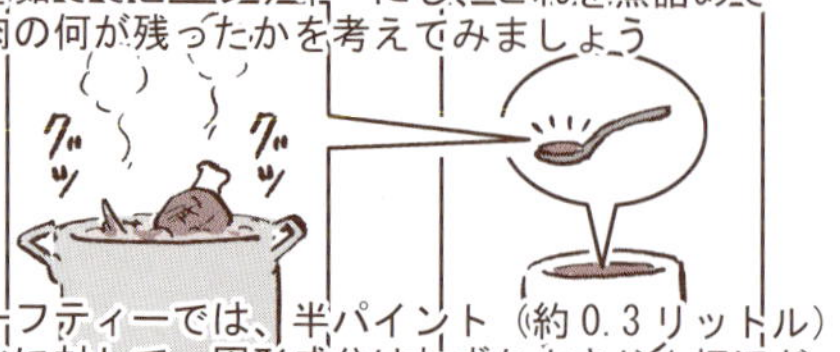

ビーフティーでは、半パイント（約0.3リットル）の水に対して、固形成分はわずか小さじ1杯ほどしか残っていないことがわかります

それにもかかわらず、何かはわかりませんが、このスープにはお茶と同じように回復を促進する成分があるのです

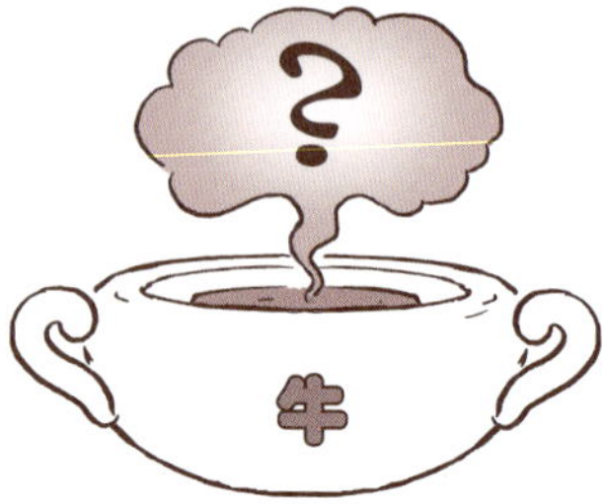

卵

「卵１個は１ポンドの肉に相当する」とよく格言に言われますが、事実はまったく異なります

また神経質で怒りっぽい性格の患者には卵はよくないのですが、これがほとんど認識されていません

その結果、この患者たちは卵で作ったプディングをまずいと感じるのです

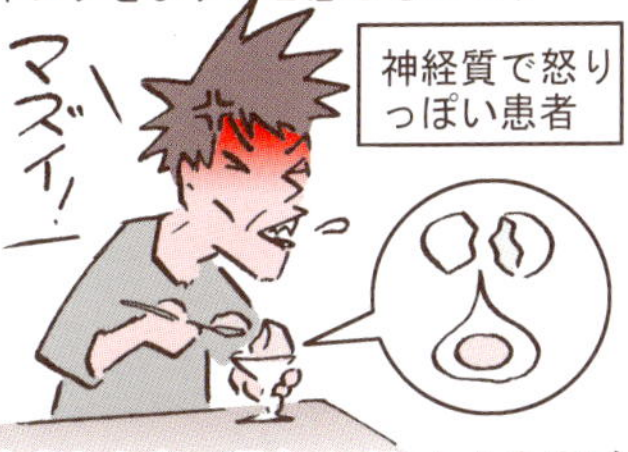

この患者たちも、卵をワインとかき交ぜたものなら食べられるので、これは卵から栄養をとる唯一の方法になります

野菜抜きの肉料理

患者が肉を食べられるようになると、肉を与えることだけが回復に必要なことのように思われがちですが、これは間違いです

英国では豊かな療養生活をしている患者の中に、壊血病が見られることがあります

その原因はただ一つ、看護師が肉を過信して、患者が野菜を食べないのを黙認してきたからです

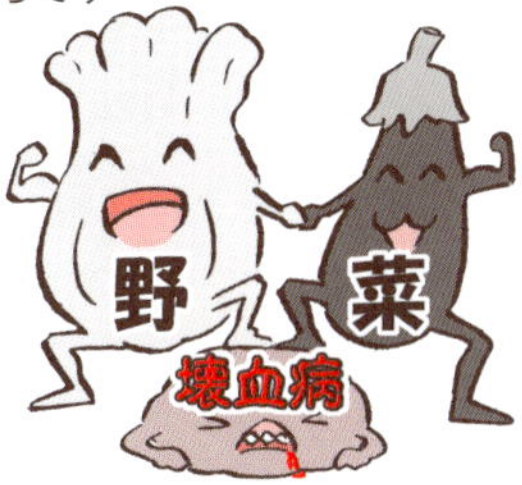

葛湯

葛湯も過信されています

葛湯はワインを薄めるのにも 手早くできる元気回復食としても とてもすばらしいものですが、しょせんは澱粉と水です

できるなら、もっと栄養もあり発酵しにくい小麦粉を使用するほうが好ましいでしょう

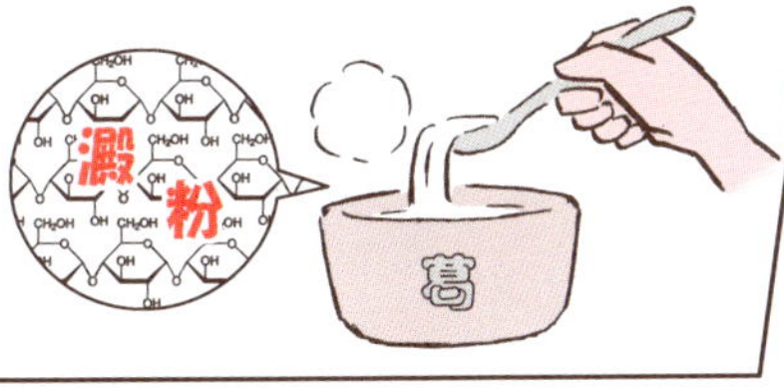

ミルク、バター、クリームなど

ミルクや乳製品は、病人には非常に重要な食品です　バターは動物性脂肪の中では最も軽く、ミルクに含まれる糖分やその他いくつかの成分はないものの、パンに塗ると食欲をそそります

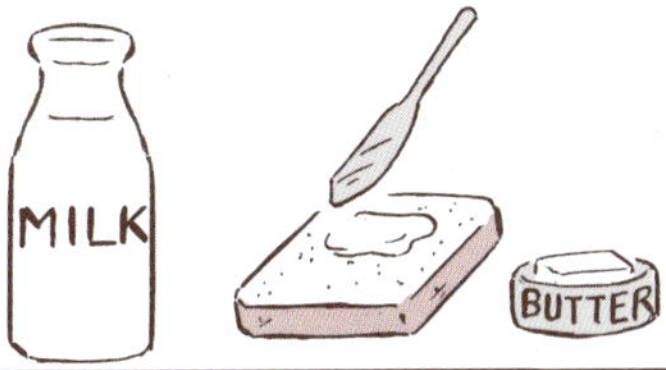

小麦、カラス麦、米、大麦などを加工したものはいずれも葛湯、サゴ（サゴ椰子からとれる澱粉）、タピオカなどの加工品より好ましいです

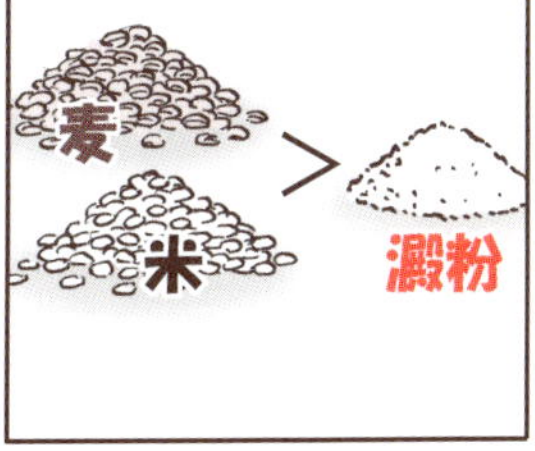

慢性の病気にはクリームがなによりです　これはビーフティーと同じ効果があるようで、ミルクよりはるかに消化がよいです

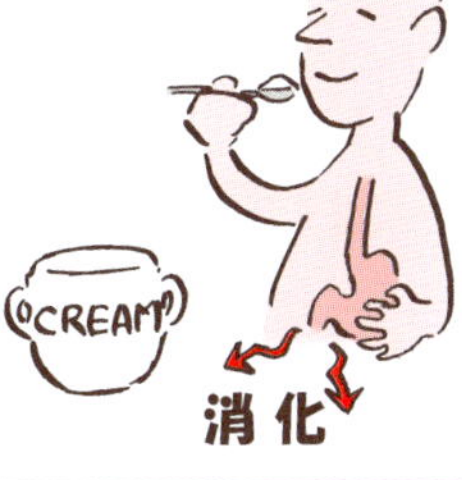

チーズは病人には必ずしも消化がよいとは言えませんが、体力を回復させるためには実に栄養があります

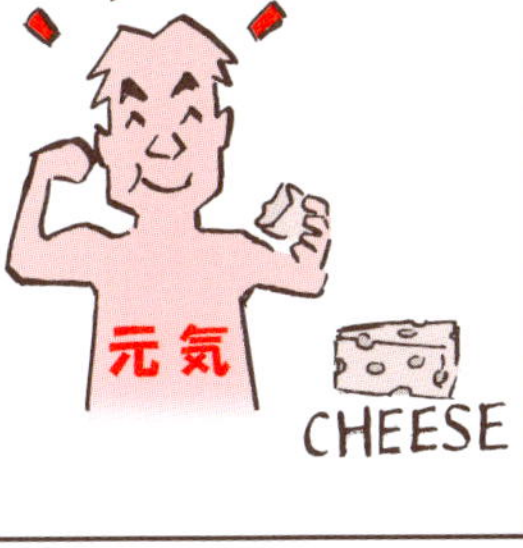

病気によって、ほしがる食品が違うのはそれなりの理由がある

食べ物が原因で病気になった場合、特定の食べ物を患者の胃袋が要求することがあります
こういうときに患者が欲するものは、主に脂肪と植物性の酸の二つです

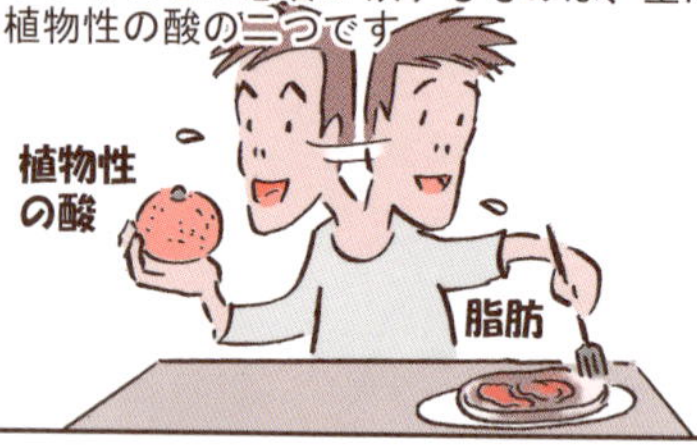
植物性の酸
脂肪

新鮮なミルクは病人にとって非常に重要ですが、多少でも変質したり酸っぱくなると、おそらくあらゆる食品の中で最も危険なものとなります

多少でも酸っぱくなった生のミルクを飲むと、必ず下痢をします

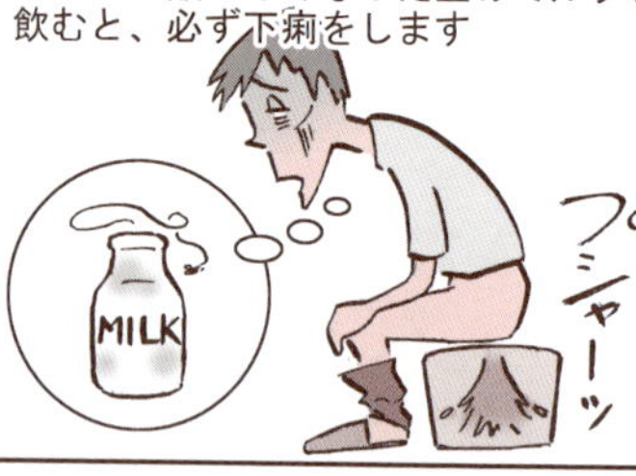
MILK
プシャーッ

患者が飲む紅茶の中で栄養があるのは紅茶に入れたミルクだけだということ、また、英国の患者の大多数が紅茶なしではいられないことを考えると、ミルクの重要さがわかるでしょう

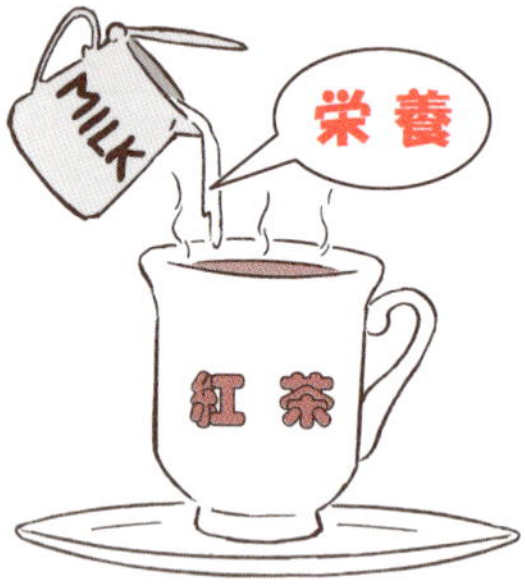
MILK
栄養
紅茶

また、バターミルクは体によく、特に発熱患者に効果があります

甘いもの 砂糖は純粋な炭素なので、すべての食品中で最も栄養価があり、特にこれを推奨している本もあります

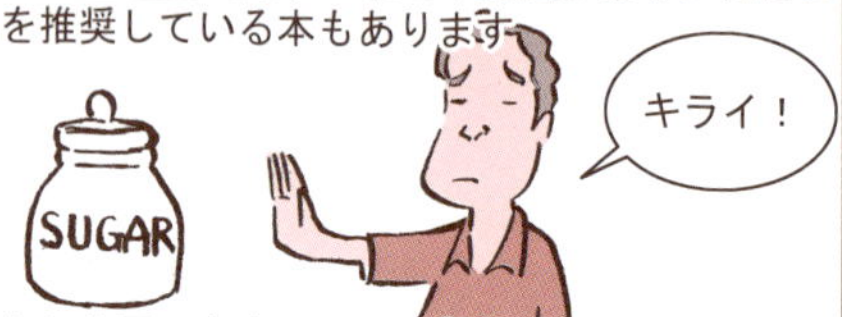
SUGAR
キライ！

しかし英国の患者たちの大部分は、甘いものが好きではありませんし、病気になってから好きになったという話もあまり聞きません

もっとも、壊血病の患者は別で、砂糖菓子やジャムを欲しがることが多いものです

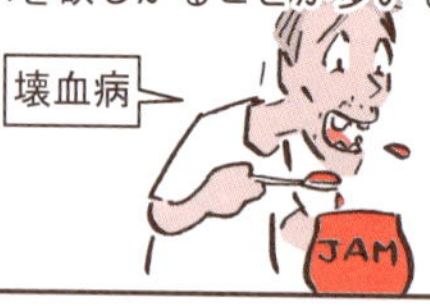
壊血病
JAM

ゼリー ゼリーもたいへん好評な食べ物ですが、栄養価がありません

ゼラチンを水に入れて量を増やしたものを栄養があるかのように病人に与えているのは愚の骨頂です

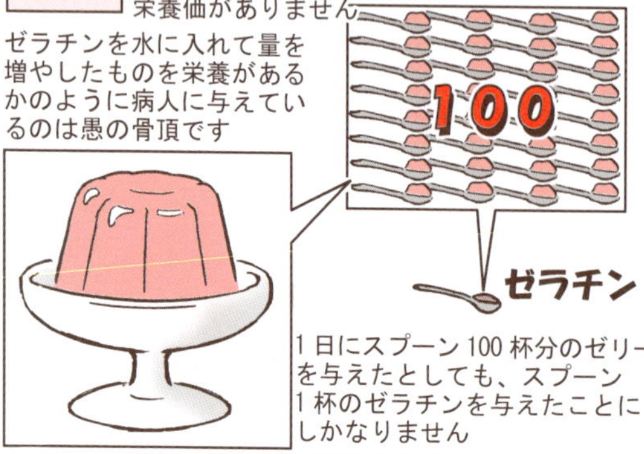
100
ゼラチン

1日にスプーン100杯分のゼリーを与えたとしても、スプーン1杯のゼラチンを与えたことにしかなりません

とはいうものの、ゼラチンには多量の窒素が含まれており、窒素は最も有効な栄養素の一つです

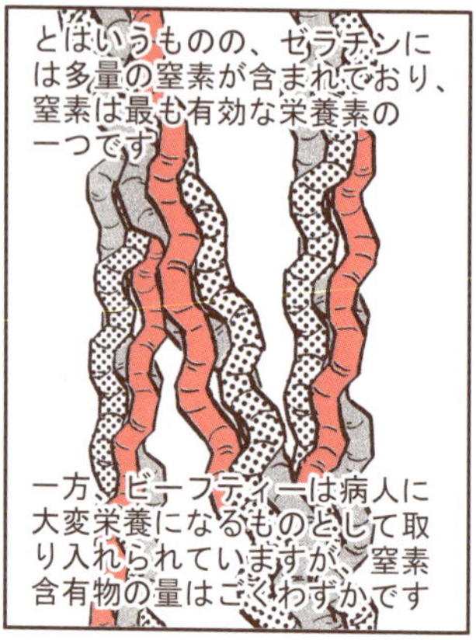

一方、ビーフティーは病人に大変栄養になるものとして取り入れられていますが、窒素含有物の量はごくわずかです

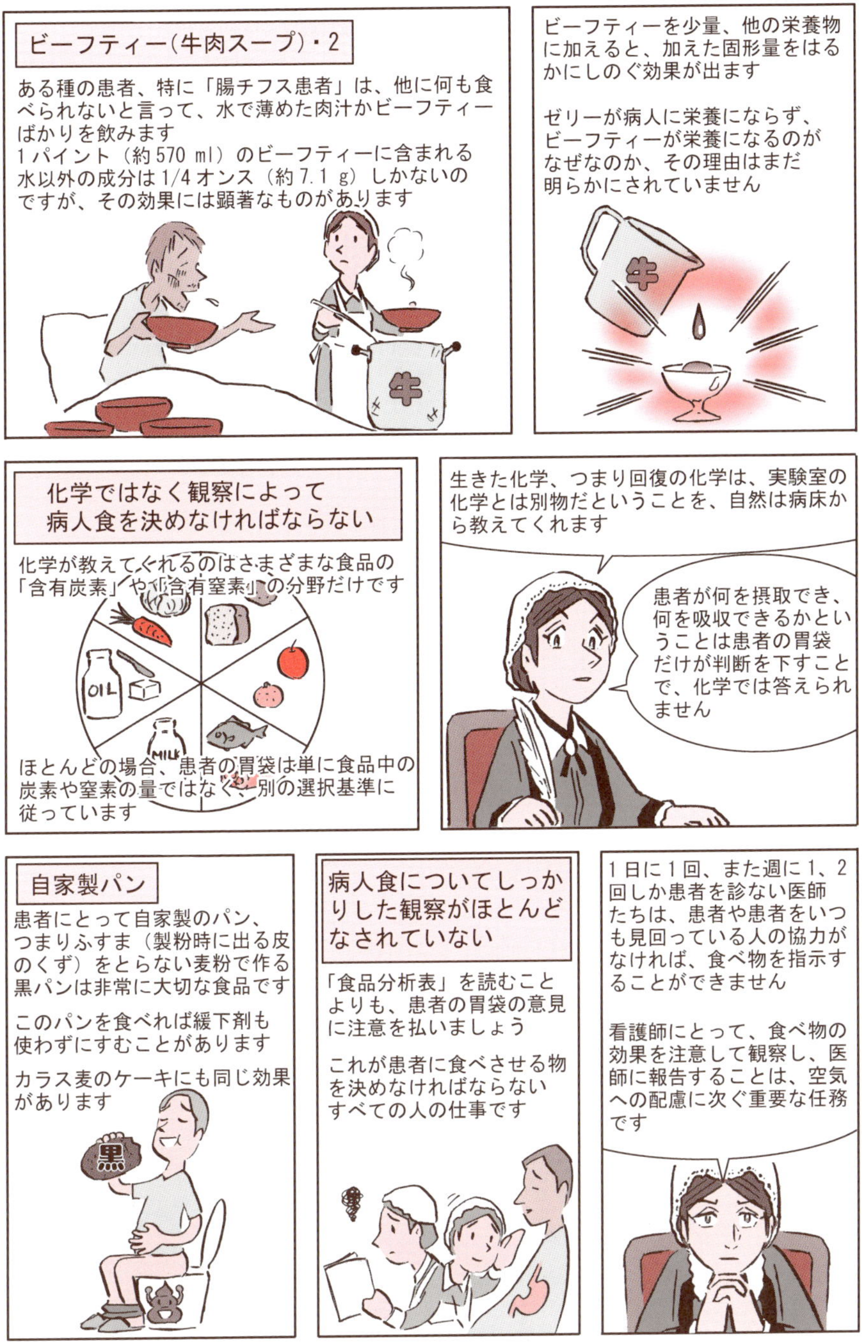

ビーフティー(牛肉スープ)・2
ある種の患者、特に「腸チフス患者」は、他に何も食べられないと言って、水で薄めた肉汁かビーフティーばかりを飲みます
1パイント（約570 ml）のビーフティーに含まれる水以外の成分は1/4オンス（約7.1 g）しかないのですが、その効果には顕著なものがあります
牛
ビーフティーを少量、他の栄養物に加えると、加えた固形量をはるかにしのぐ効果が出ます
ゼリーが病人に栄養にならず、ビーフティーが栄養になるのがなぜなのか、その理由はまだ明らかにされていません
牛
化学ではなく観察によって病人食を決めなければならない
化学が教えてくれるのはさまざまな食品の「含有炭素」や「含有窒素」の分野だけです
OIL
MILK
ほとんどの場合、患者の胃袋は単に食品中の炭素や窒素の量ではなく、別の選択基準に従っています
生きた化学、つまり回復の化学は、実験室の化学とは別物だということを、自然は病床から教えてくれます
患者が何を摂取でき、何を吸収できるかということは患者の胃袋だけが判断を下すことで、化学では答えられません
自家製パン
患者にとって自家製のパン、つまりふすま（製粉時に出る皮のくず）をとらない麦粉で作る黒パンは非常に大切な食品です
このパンを食べれば緩下剤も使わずにすむことがあります
カラス麦のケーキにも同じ効果があります
黒
病人食についてしっかりした観察がほとんどなされていない
「食品分析表」を読むことよりも、患者の胃袋の意見に注意を払いましょう
これが患者に食べさせる物を決めなければならないすべての人の仕事です
1日に1回、また週に1、2回しか患者を診ない医師たちは、患者や患者をいつも見回っている人の協力がなければ、食べ物を指示することができません
看護師にとって、食べ物の効果を注意して観察し、医師に報告することは、空気への配慮に次ぐ重要な任務です

紅茶とコーヒー

英国人は体が何も受けつけないときでも、紅茶だけは飲めるものです

宵のくちに眠れないのは興奮によるもので、紅茶やコーヒーを飲むとよけいに眠れなくなります

一方、明け方まで眠れないのは消耗による場合が多く、紅茶を飲むと和らぎ、その後よく眠れるものです

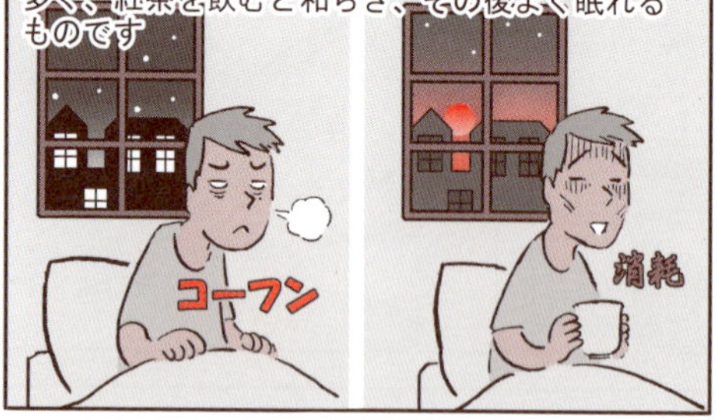

非常に疲れること――例えば休息を入れず乗り物で長旅をするとか、幾晩も徹夜するなどした英国人が、ほぼ例外なく証言しているのは、「時々紅茶を飲み、他には何も摂らなかったときが一番調子がよかった」ということです

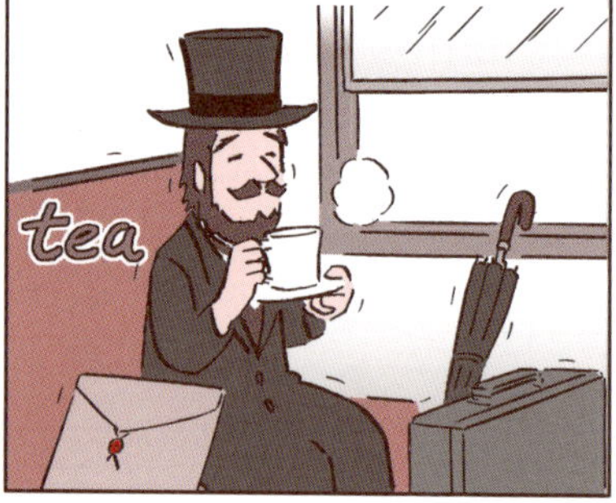

コーヒーは紅茶より回復効果があります

1日に炒ったコーヒー豆1オンス（約28g）分のコーヒーを飲むと、体内の消耗を4分の1抑えると言われます

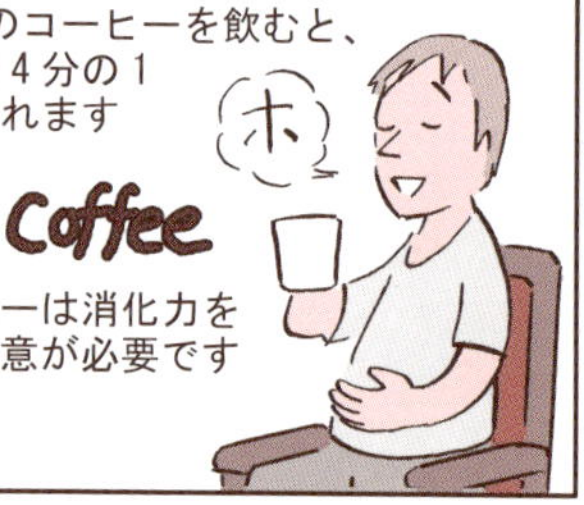

しかしコーヒーは消化力を損なうので注意が必要です

ココア

ココアの効果は紅茶やコーヒーとはかなり違うものです

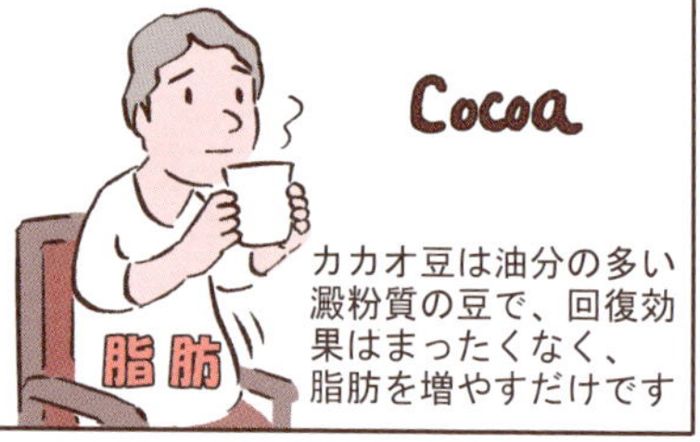

カカオ豆は油分の多い澱粉質の豆で、回復効果はまったくなく、脂肪を増やすだけです

第Ⅷ章　ベッドと寝具類

発熱は寝具による症状

寝たきり患者の発熱は、たいてい不潔な寝具が原因です

患者の体から発散したものが、日に干さない寝具類に何週間にもわたってしみつき、それを患者が再び吸入してしまった結果なのです

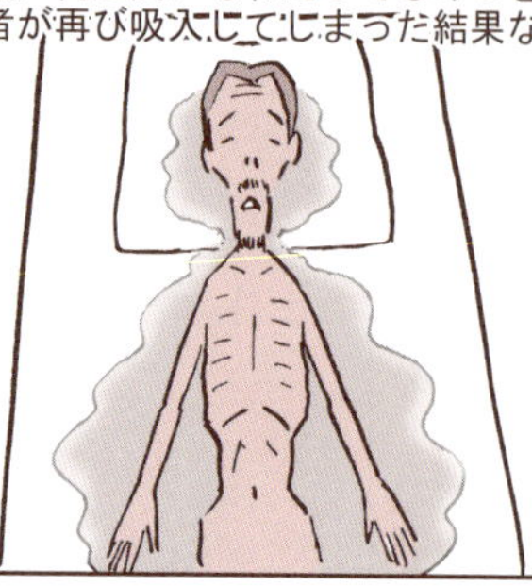

普通の寝具の不潔さ

家庭のベッドはまさに「やってはいけないことの見本」です

木枠のベッドにマットレスが2枚も3枚も積み重ねられ、枠には垂れ布がついています

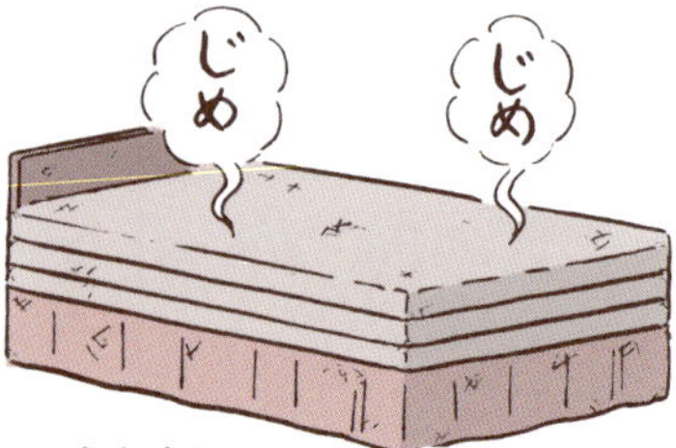

このような寝具を乾かして風を当てるのは無理でしょう

健康な成人は肺と皮膚から 24 時間で少なくとも 3 パイント(約 1.7 L)の水分を発散します
この中にはすぐに腐敗する有機物が含まれていますが、病気のときはその量が増え、質的にもさらに有害になります

これらの水分のほとんど寝具に吸収され、そこに居座ります

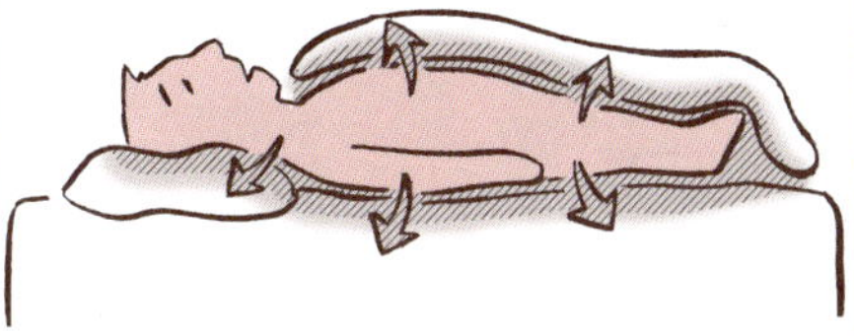

シーツは常に風に当てて、有害な湿気を取り除くようにこころがけましょう

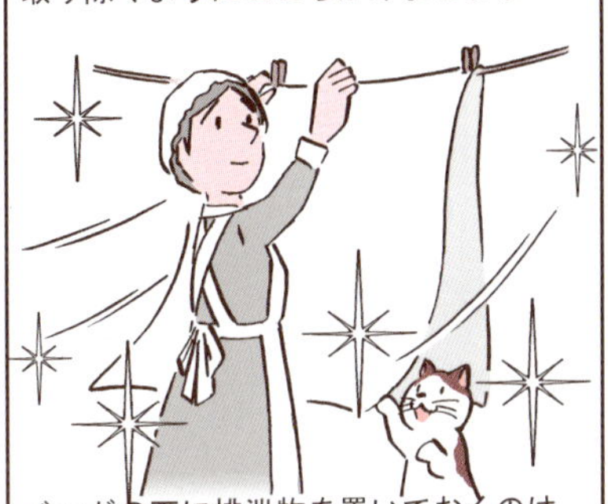

ベッドの下に排泄物を置いておくのは厳禁です

鉄のスプリングのベッドが最高

ベッドは枠が鉄製で重層スプリングのものが最高です

これなら空気がマットレスまで通るからです

マットレスは薄い毛織物とし、ベッドの幅は 3.5 フィート(約 107 cm)を超えてはなりません

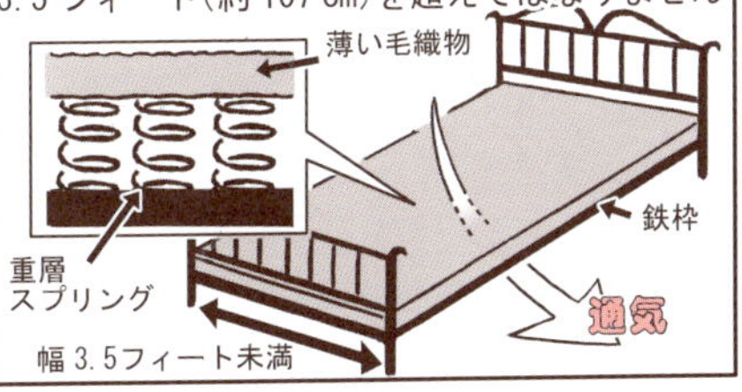
薄い毛織物
重層スプリング
鉄枠
通気
幅 3.5フィート未満

ベッドは広すぎないこと 高すぎないこと

ベッドが広ければいいというのは偏見です

ベッドが狭いと食事が置けないという意見がありますが、優秀な看護師はベッドの上に食事は置きません

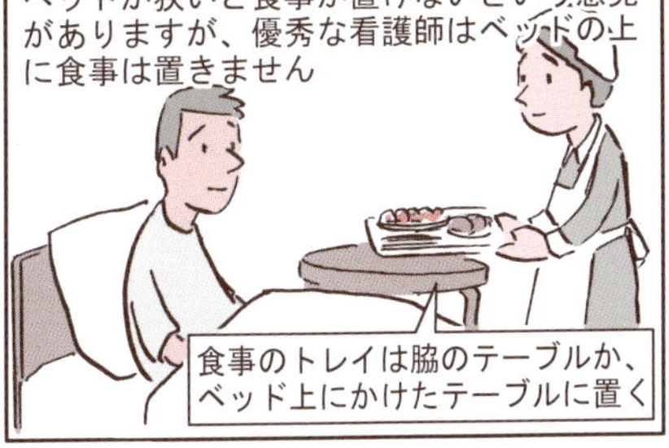
食事のトレイは脇のテーブルか、ベッド上にかけたテーブルに置く

ベッドはソファよりは決して高くしないことです
さもないと、自分では何も取れず何も動かせない患者は、人間社会から隔絶されているように感じます
またベッドに出入りする際の疲労度も高まります

高すぎるベッドでは患者は天井の圧迫感も感じ、また、天井まで届く窓がなければ、患者の頭が新鮮な空気の層の上に突き出して、汚れた空気を吸うことになります

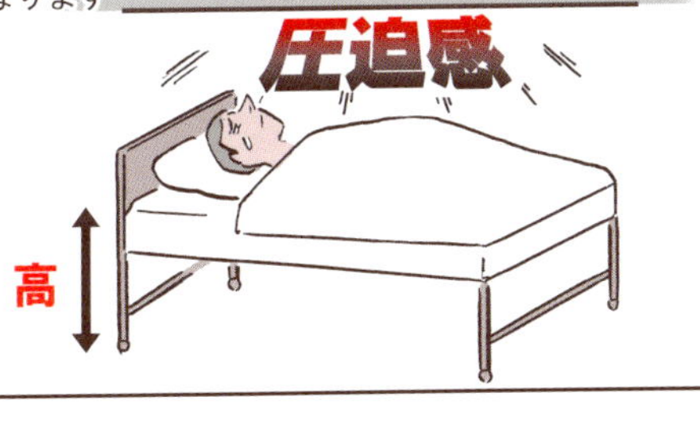
圧迫感
高

ベッドは壁際には置かず、看護師が両側に簡単につけ、体のどの部分にも簡単に手が届くようにしなければなりません

また、いつもその部屋の一番明るい場所に置き、窓の外が見えるようにしましょう

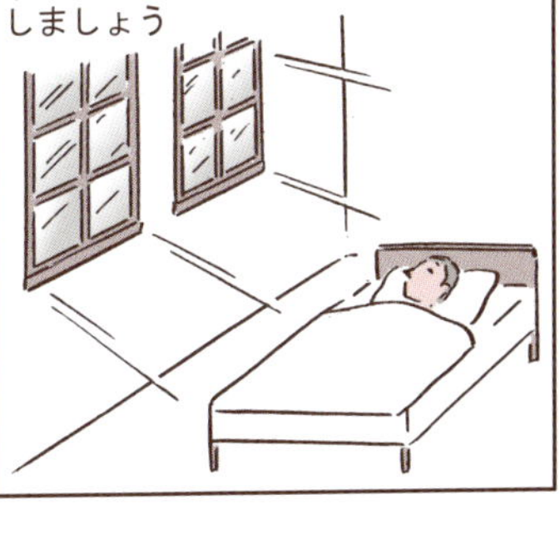

腺病は寝具の処理に原因があることが多い

原因不明の子どもの腺病は「頭から寝具をかぶって眠る習慣」によるものではないでしょうか？

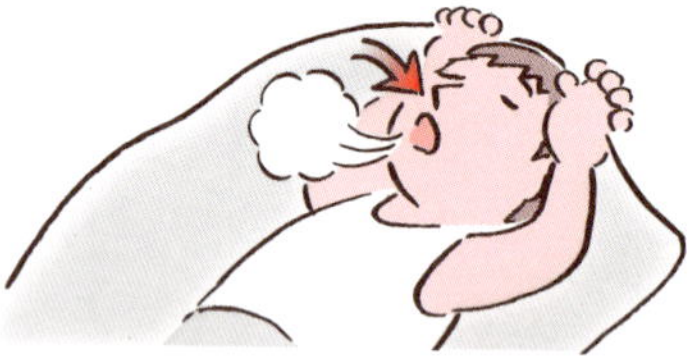

こうして眠ると一度吐いた空気、しかも皮膚からの発散物でさらに汚れた空気を、ふたたび吸い込むことになるからです

肺結核患者も、よく頭まで寝具をかぶります
こうすることで空気中の温度や湿度の変化によって起こる咳の発作が和らぐからです

しかし、自分の体を熱源とするのはよくありません

絹のハンカチをたたんで口にのせたり、マスクや医療用吸引器、または洗面器に熱湯を入れその湯気を吸わせるだけでも、咳の発作を和らげることができます

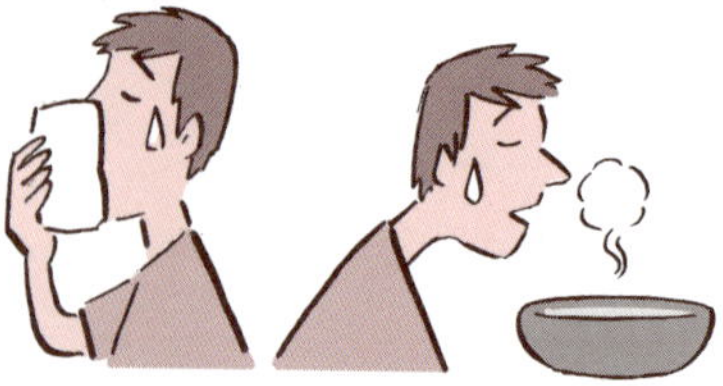

床ずれ

床ずれの危険がある場合には患者の体の下に毛布を敷いてはいけません

毛布が湿気を含み湿布のような作用をするからです

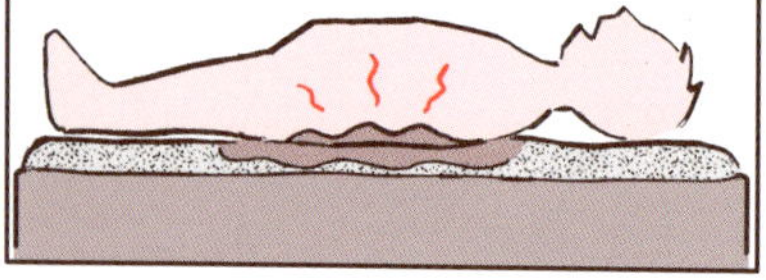

重く通気性の悪い上掛け

上掛は、軽いウィットニー毛布*が最適です

重くて通気性の悪い木綿の上掛けは、病人の体から発散した物を中にため込んでしまいます

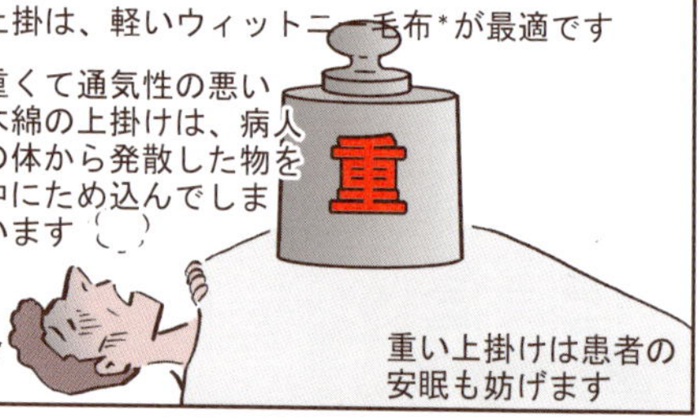

重い上掛けは患者の安眠も妨げます

看護師は自分の担当は病室ではなく病人だけだと考えることが多い

管理の行き届いた病院では、最も重病な患者のベッドメーキングは主任看護師が行い、病棟で誰よりもこの仕事がうまいものです

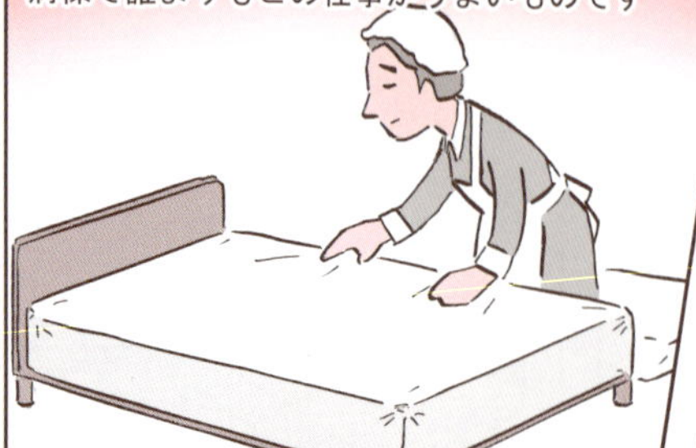

病人にとっての睡眠の重要性と、うまく整えたベッドが安眠のために必要であることを考えれば、これは当然でしょう

枕

看護師が枕を当てがうのは、機能の弱った胸に、体の重みがかからないようにするためです

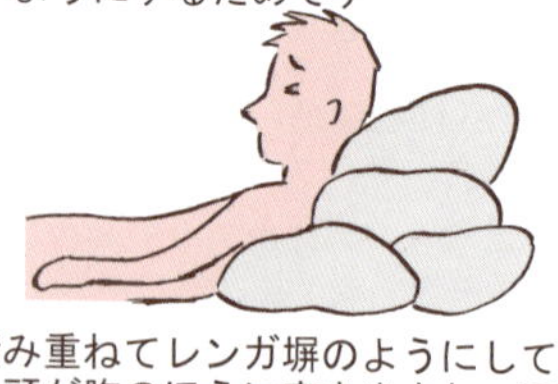

枕を積み重ねてレンガ塀のようにしてしまうと、頭が胸のほうに突き出され、肩も前に押し出され、肺を広げられません

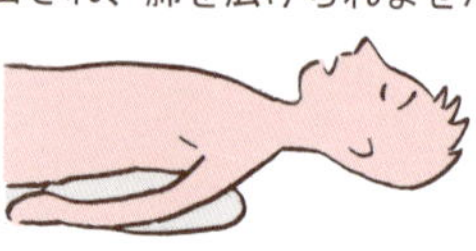

枕で呼吸器官の下側の背中を支え、肩が後ろにいくようにして、頭が前に出ないようにするのがよいでしょう

＊ オックスフォード州のウィットニーで作られる、ざっくりしてけばのある羊毛素材の毛布

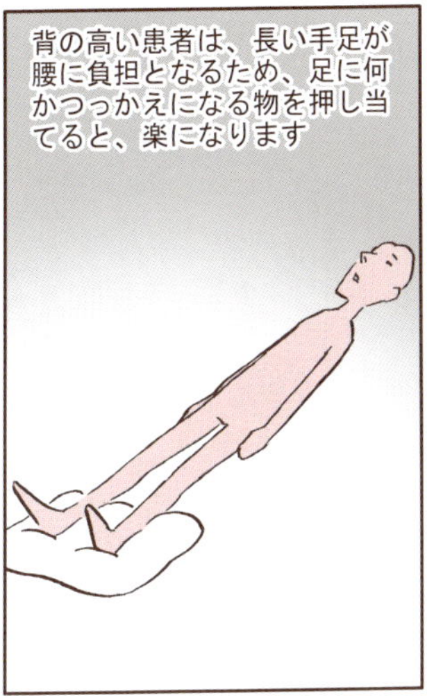
背の高い患者は、長い手足が腰に負担となるため、足に何かつっかえになる物を押し当てると、楽になります

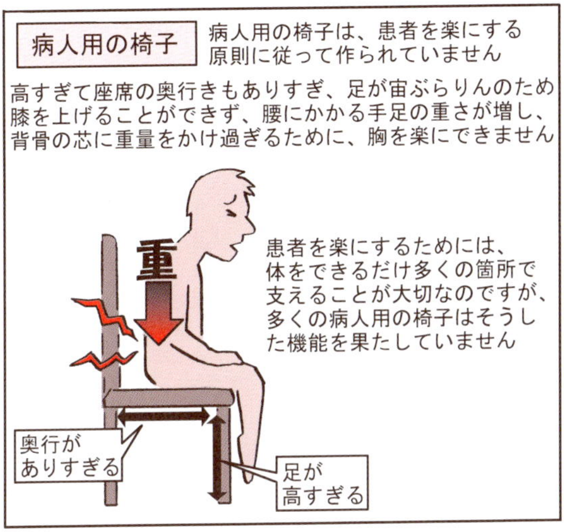
病人用の椅子
病人用の椅子は、患者を楽にする原則に従って作られていません
高すぎて座席の奥行きもありすぎ、足が宙ぶらりんのため膝を上げることができず、腰にかかる手足の重さが増し、背骨の芯に重量をかけ過ぎるために、胸を楽にできません
重
患者を楽にするためには、体をできるだけ多くの箇所で支えることが大切なのですが、多くの病人用の椅子はそうした機能を果たしていません
奥行がありすぎる
足が高すぎる

第Ⅸ章　光

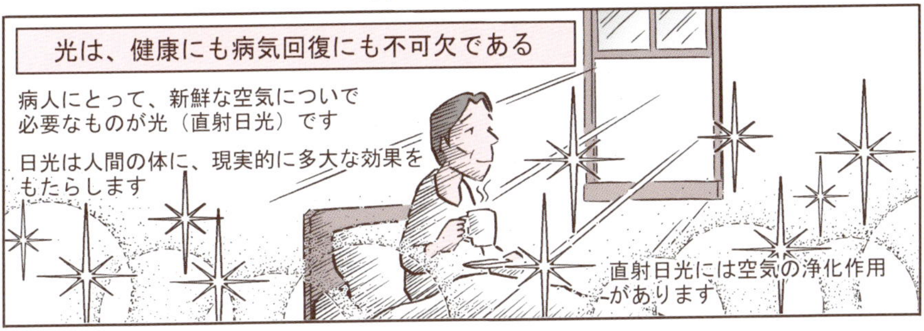
光は、健康にも病気回復にも不可欠である
病人にとって、新鮮な空気について必要なものが光（直射日光）です
日光は人間の体に、現実的に多大な効果をもたらします
直射日光には空気の浄化作用があります

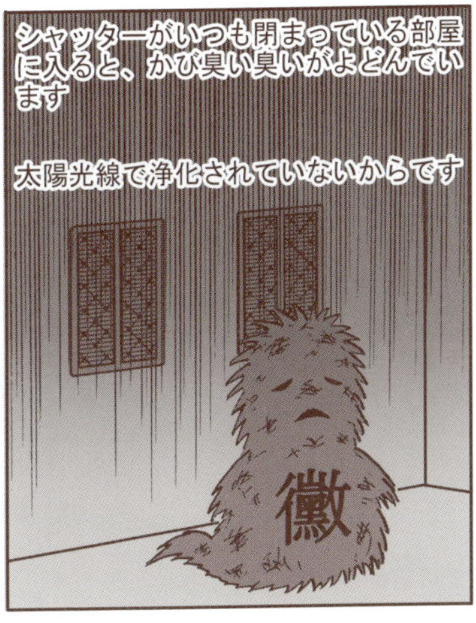
シャッターがいつも閉まっている部屋に入ると、かび臭い臭いがよどんでいます
太陽光線で浄化されていないからです
黴

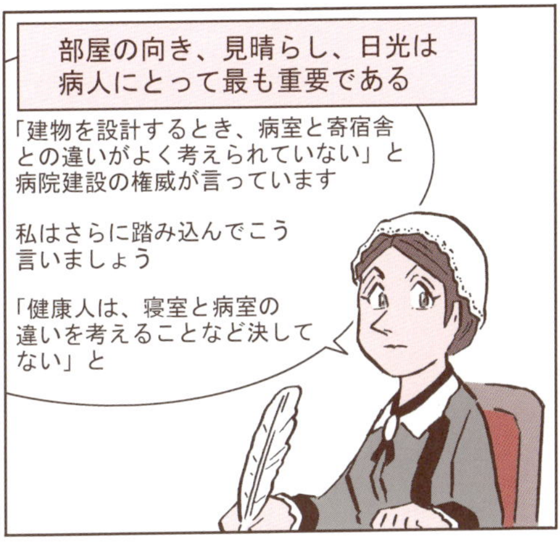
部屋の向き、見晴らし、日光は病人にとって最も重要である
「建物を設計するとき、病室と寄宿舎との違いがよく考えられていない」と病院建設の権威が言っています
私はさらに踏み込んでこう言いましょう
「健康人は、寝室と病室の違いを考えることなど決してない」と

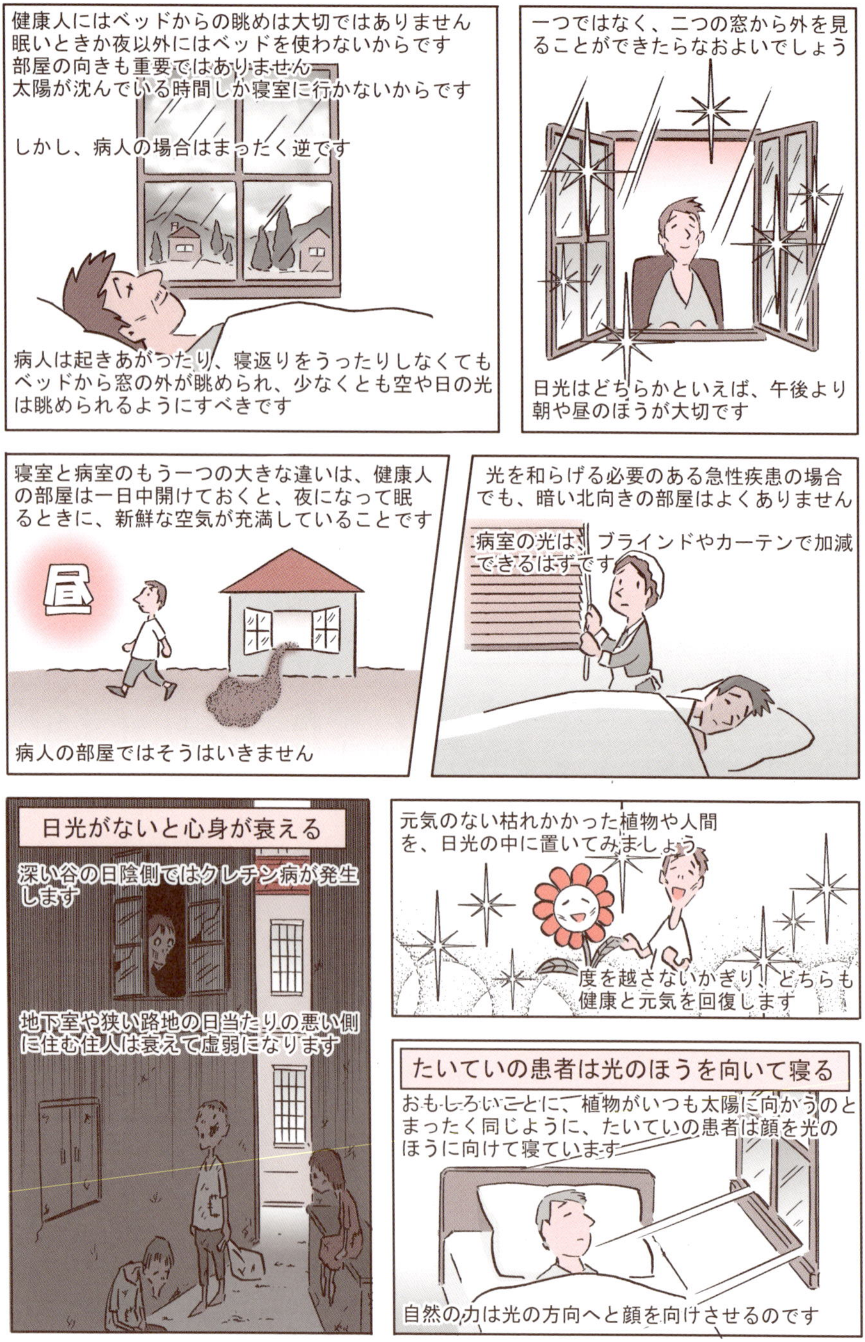
健康人にはベッドからの眺めは大切ではありません
眠いときか夜以外にはベッドを使わないからです
部屋の向きも重要ではありません
太陽が沈んでいる時間しか寝室に行かないからです
しかし、病人の場合はまったく逆です
病人は起きあがったり、寝返りをうったりしなくてもベッドから窓の外が眺められ、少なくとも空や日の光は眺められるようにすべきです
一つではなく、二つの窓から外を見ることができたらなおよいでしょう
日光はどちらかといえば、午後より朝や昼のほうが大切です
寝室と病室のもう一つの大きな違いは、健康人の部屋は一日中開けておくと、夜になって眠るときに、新鮮な空気が充満していることです
昼
病人の部屋ではそうはいきません
光を和らげる必要のある急性疾患の場合でも、暗い北向きの部屋はよくありません
病室の光は、ブラインドやカーテンで加減できるはずです
日光がないと心身が衰える
深い谷の日陰側ではクレチン病が発生します
地下室や狭い路地の日当たりの悪い側に住む住人は衰えて虚弱になります
元気のない枯れかかった植物や人間を、日光の中に置いてみましょう
度を越さないかぎり、どちらも健康と元気を回復します
たいていの患者は光のほうを向いて寝る
おもしろいことに、植物がいつも太陽に向かうのとまったく同じように、たいていの患者は顔を光のほうに向けて寝ています
自然の力は光の方向へと顔を向けさせるのです

第X章　部屋と壁の清潔

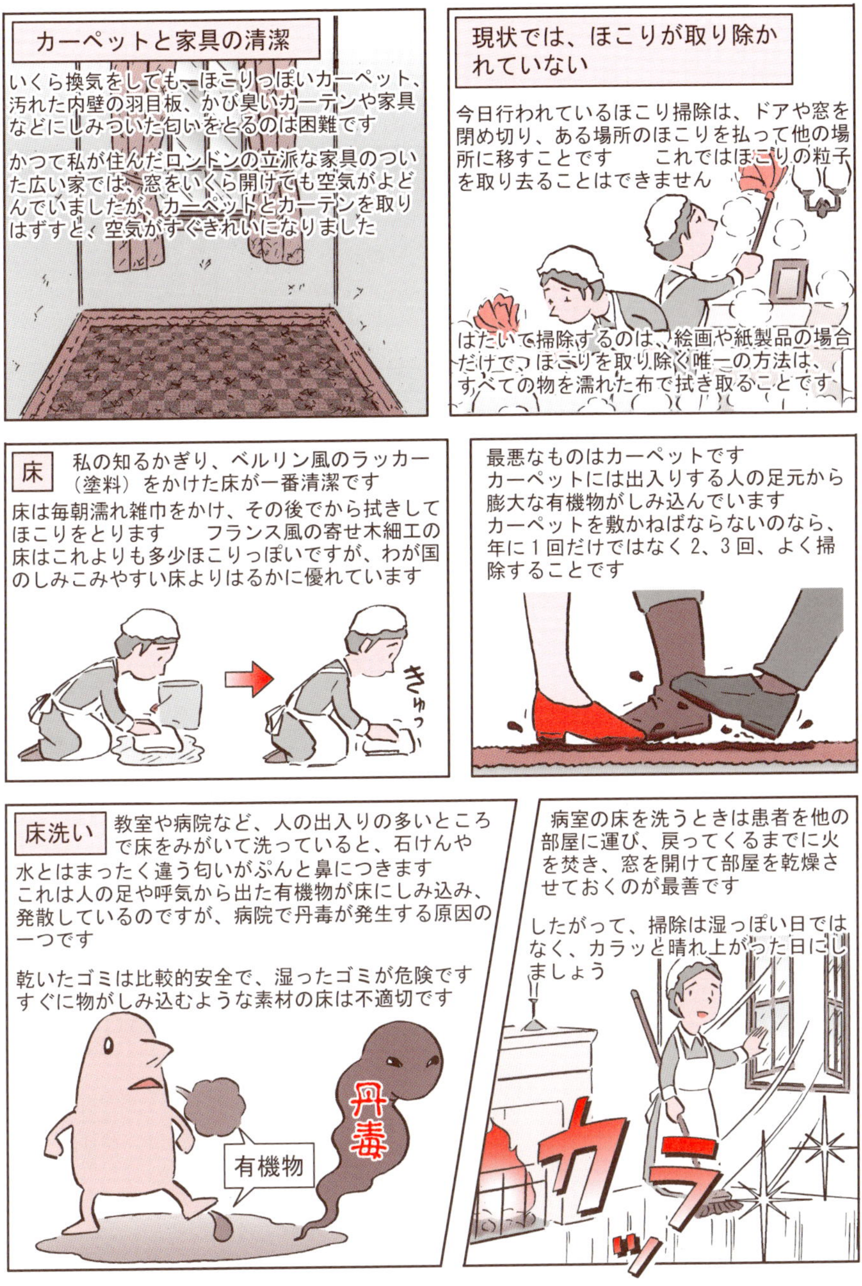

カーペットと家具の清潔
いくら換気をしても、ほこりっぽいカーペット、汚れた内壁の羽目板、かび臭いカーテンや家具などにしみついた匂いをとるのは困難です
かつて私が住んだロンドンの立派な家具のついた広い家では、窓をいくら開けても空気がよどんでいましたが、カーペットとカーテンを取りはずすと、空気がすぐきれいになりました
現状では、ほこりが取り除かれていない
今日行われているほこり掃除は、ドアや窓を閉め切り、ある場所のほこりを払って他の場所に移すことです　これではほこりの粒子を取り去ることはできません
はたいて掃除するのは、絵画や紙製品の場合だけで、ほこりを取り除く唯一の方法は、すべての物を濡れた布で拭き取ることです
床
私の知るかぎり、ベルリン風のラッカー（塗料）をかけた床が一番清潔です
床は毎朝濡れ雑巾をかけ、その後でから拭きしてほこりをとります　フランス風の寄せ木細工の床はこれよりも多少ほこりっぽいですが、わが国のしみこみやすい床よりはるかに優れています
きゅっ
最悪なものはカーペットです
カーペットには出入りする人の足元から膨大な有機物がしみ込んでいます
カーペットを敷かねばならないのなら、年に1回だけではなく2、3回、よく掃除することです
床洗い
教室や病院など、人の出入りの多いところで床をみがいて洗っていると、石けんや水とはまったく違う匂いがぷんと鼻につきます
これは人の足や呼気から出た有機物が床にしみ込み、発散しているのですが、病院で丹毒が発生する原因の一つです
乾いたゴミは比較的安全で、湿ったゴミが危険です
すぐに物がしみ込むような素材の床は不適切です
有機物
丹毒
病室の床を洗うときは患者を他の部屋に運び、戻ってくるまでに火を焚き、窓を開けて部屋を乾燥させておくのが最善です
したがって、掃除は湿っぽい日ではなく、カラッと晴れ上がった日にしましょう
カラッ

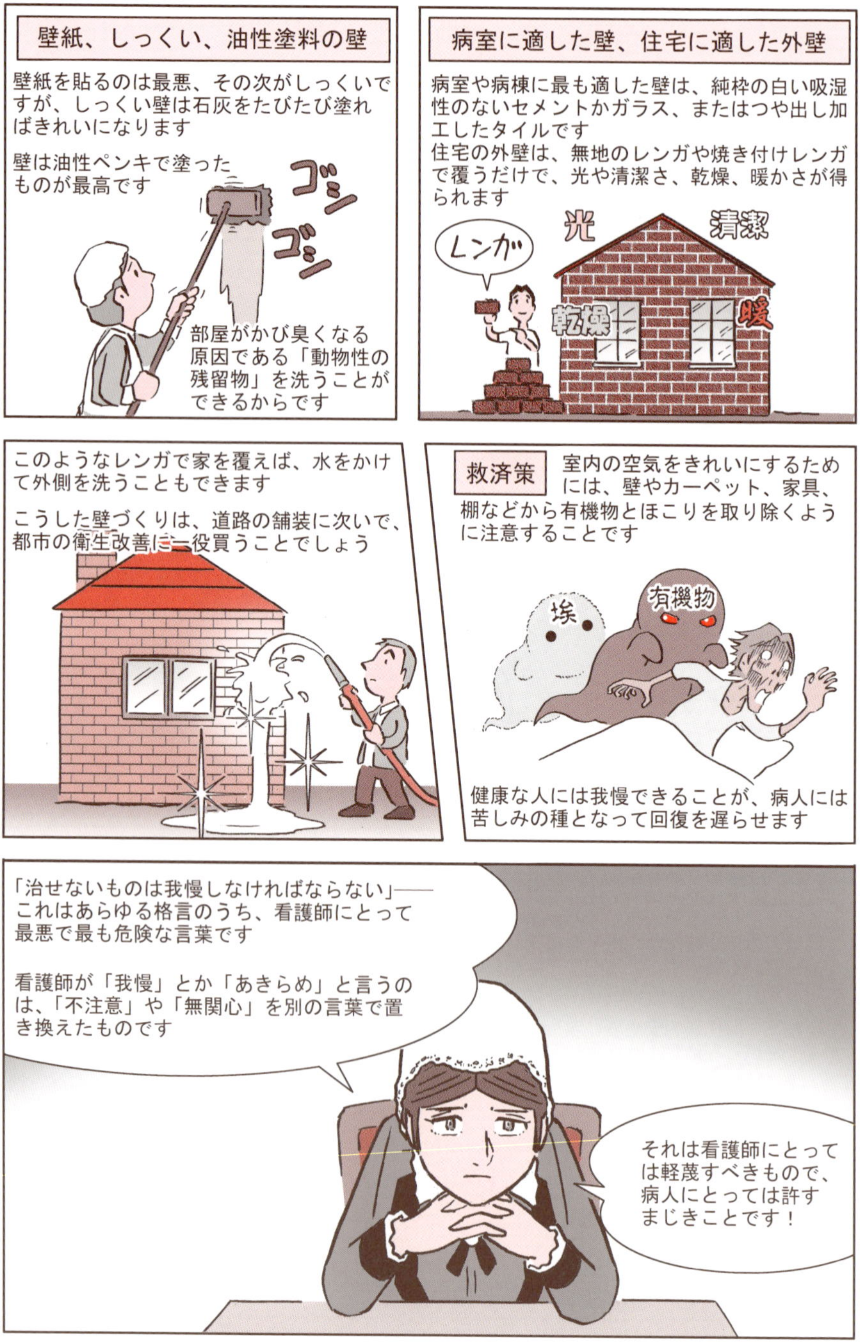
壁紙、しっくい、油性塗料の壁
壁紙を貼るのは最悪、その次がしっくいですが、しっくい壁は石灰をたびたび塗ればきれいになります
壁は油性ペンキで塗ったものが最高です
ゴシ
ゴシ
部屋がかび臭くなる原因である「動物性の残留物」を洗うことができるからです
病室に適した壁、住宅に適した外壁
病室や病棟に最も適した壁は、純枠の白い吸湿性のないセメントかガラス、またはつや出し加工したタイルです
住宅の外壁は、無地のレンガや焼き付けレンガで覆うだけで、光や清潔さ、乾燥、暖かさが得られます
レンガ
光
清潔
乾燥
暖
このようなレンガで家を覆えば、水をかけて外側を洗うこともできます
こうした壁づくりは、道路の舗装に次いで、都市の衛生改善に一役買うことでしょう
救済策
室内の空気をきれいにするためには、壁やカーペット、家具、棚などから有機物とほこりを取り除くように注意することです
埃
有機物
健康な人には我慢できることが、病人には苦しみの種となって回復を遅らせます
「治せないものは我慢しなければならない」――これはあらゆる格言のうち、看護師にとって最悪で最も危険な言葉です
看護師が「我慢」とか「あきらめ」と言うのは、「不注意」や「無関心」を別の言葉で置き換えたものです
それは看護師にとっては軽蔑すべきもので、病人にとっては許すまじきことです！

第Ⅺ章　体の清潔

皮膚からの害毒

重い病気にかかると、排泄作用はほとんどすべて皮膚から行われます

しかし皮膚からの排泄物は、洗うかぬぐい取らないかぎり、皮膚に付着したままです

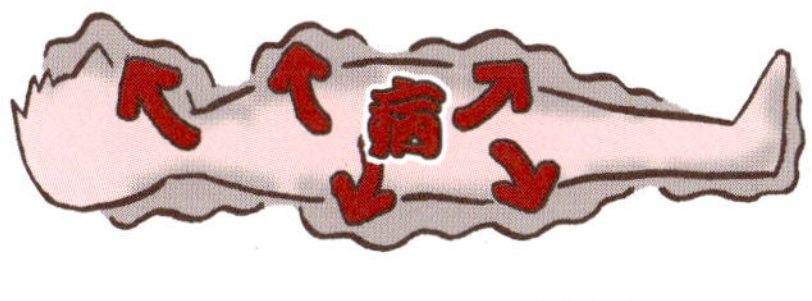

患者の体を洗わなかったり、汗や排泄物にまみれた衣服をそのままにしておくと、自然の治癒作用を妨げることになります

換気と皮膚の清潔は、どちらも劣らず重要である

皮膚をていねいに洗い拭いてもらった後で、病人が感じる安堵感と心地よさは、圧迫していたものが取り払われ、生命力がよみがえったことを示す徴候なのです

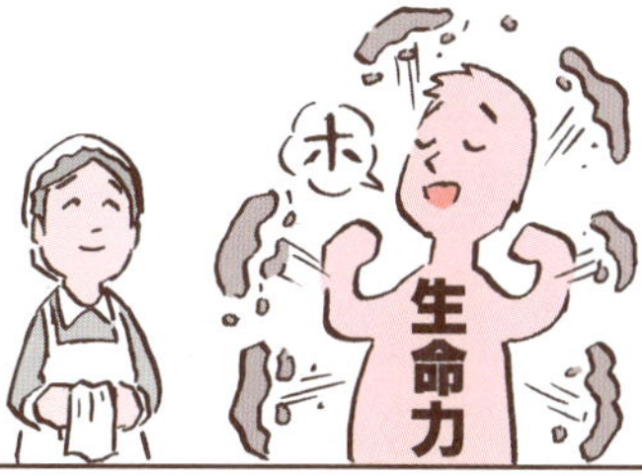

肺や皮膚から出される不健康な臭気を取り除くため換気し、病人の周りの空気を入れ替える必要があるように、皮膚の毛穴には、邪魔な排泄物が付着しないようにしなければなりません

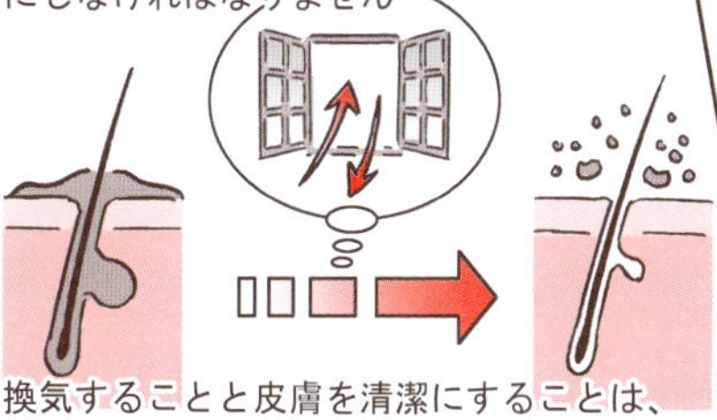

換気することと皮膚を清潔にすることは、どちらも目的はほとんど同じです

皮膚を蒸して擦る

石けんをつけずに水で洗った場合、石けんを使い水で洗った場合、石けんを使ってお湯で洗う場合とで、汚れの落ちを比べてみましょう

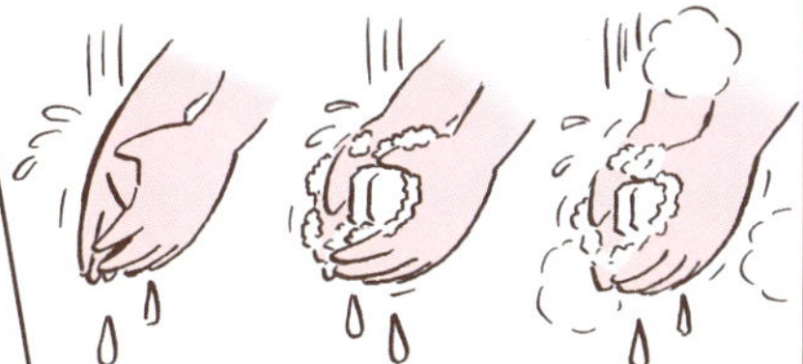

最初の洗い方ではほとんど汚れが落ちませんが、次の場合は多少落ちます　そして最後の場合はとてもよく汚れが落ちます

熱湯の入った茶碗の上に、手を 1～2 分かざすと、指をこするだけで、黒い垢がはがれます
ただ水だけで洗ったりスポンジで擦ったのでは、皮膚は本当に清潔になりません
きめの粗いタオルのはじに熱湯をたらし、アルコールを少量加えるとさらに効果があります

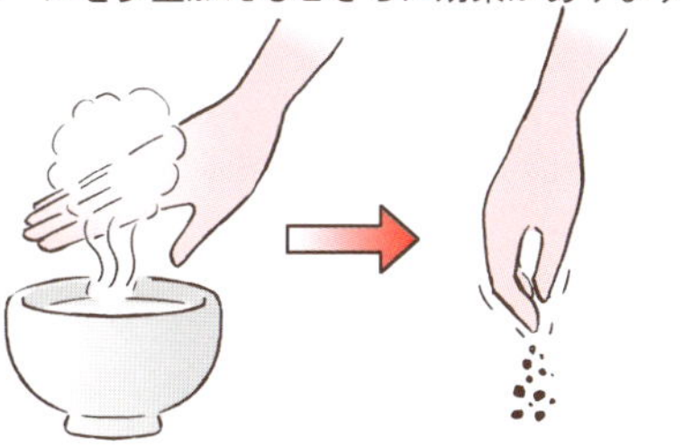

コップ一杯の熱湯ときめの粗いタオルがあれば、浴槽、石けん、スポンジなど一式を取り揃えていても擦らないときに比べ、はるかに体を清潔にできます

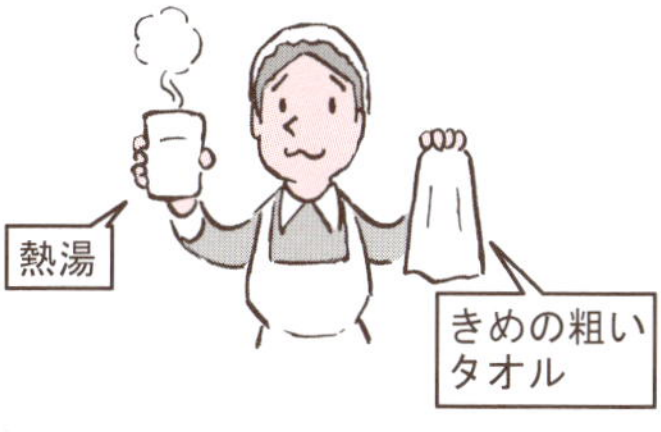

ただし大量の水で洗うと、それ以上の効果はあります　皮膚が水分を吸収して、軟らかく発汗しやすくなるからです

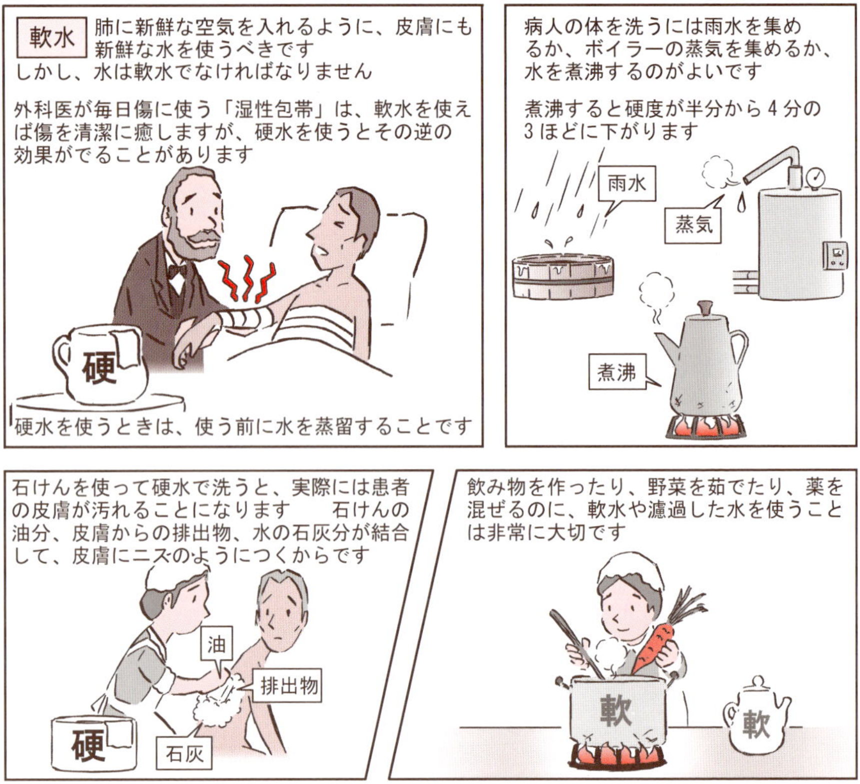
軟水
肺に新鮮な空気を入れるように、皮膚にも新鮮な水を使うべきです
しかし、水は軟水でなければなりません
外科医が毎日傷に使う「湿性包帯」は、軟水を使えば傷を清潔に癒しますが、硬水を使うとその逆の効果がでることがあります
硬
硬水を使うときは、使う前に水を蒸留することです
病人の体を洗うには雨水を集めるか、ボイラーの蒸気を集めるか、水を煮沸するのがよいです
煮沸すると硬度が半分から4分の3ほどに下がります
雨水
蒸気
煮沸
石けんを使って硬水で洗うと、実際には患者の皮膚が汚れることになります　石けんの油分、皮膚からの排出物、水の石灰分が結合して、皮膚にニスのようにつくからです
油
排出物
硬
石灰
飲み物を作ったり、野菜を茹でたり、薬を混ぜるのに、軟水や濾過した水を使うことは非常に大切です
軟
軟

第XII章　余計なおしゃべり——気休めや忠告

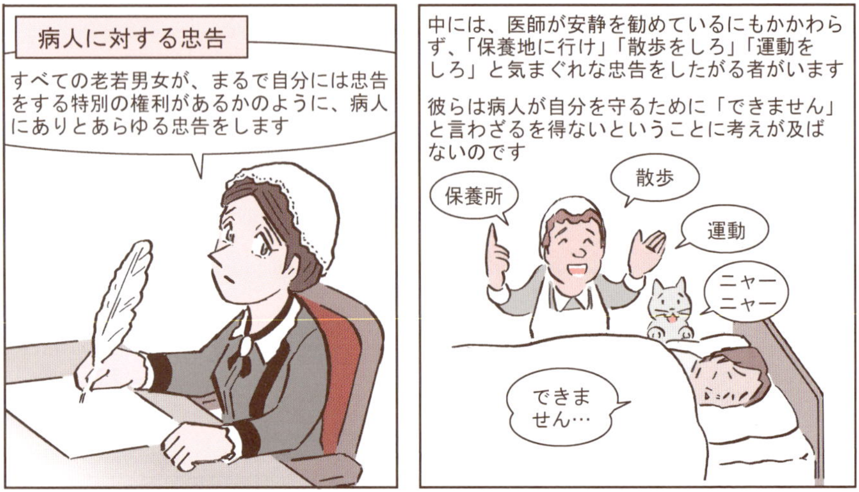
病人に対する忠告
すべての老若男女が、まるで自分には忠告をする特別の権利があるかのように、病人にありとあらゆる忠告をします
中には、医師が安静を勧めているにもかかわらず、「保養地に行け」「散歩をしろ」「運動をしろ」と気まぐれな忠告をしたがる者がいます
彼らは病人が自分を守るために「できません」と言わざるを得ないということに考えが及ばないのです
保養所
散歩
運動
ニャーニャー
できません…

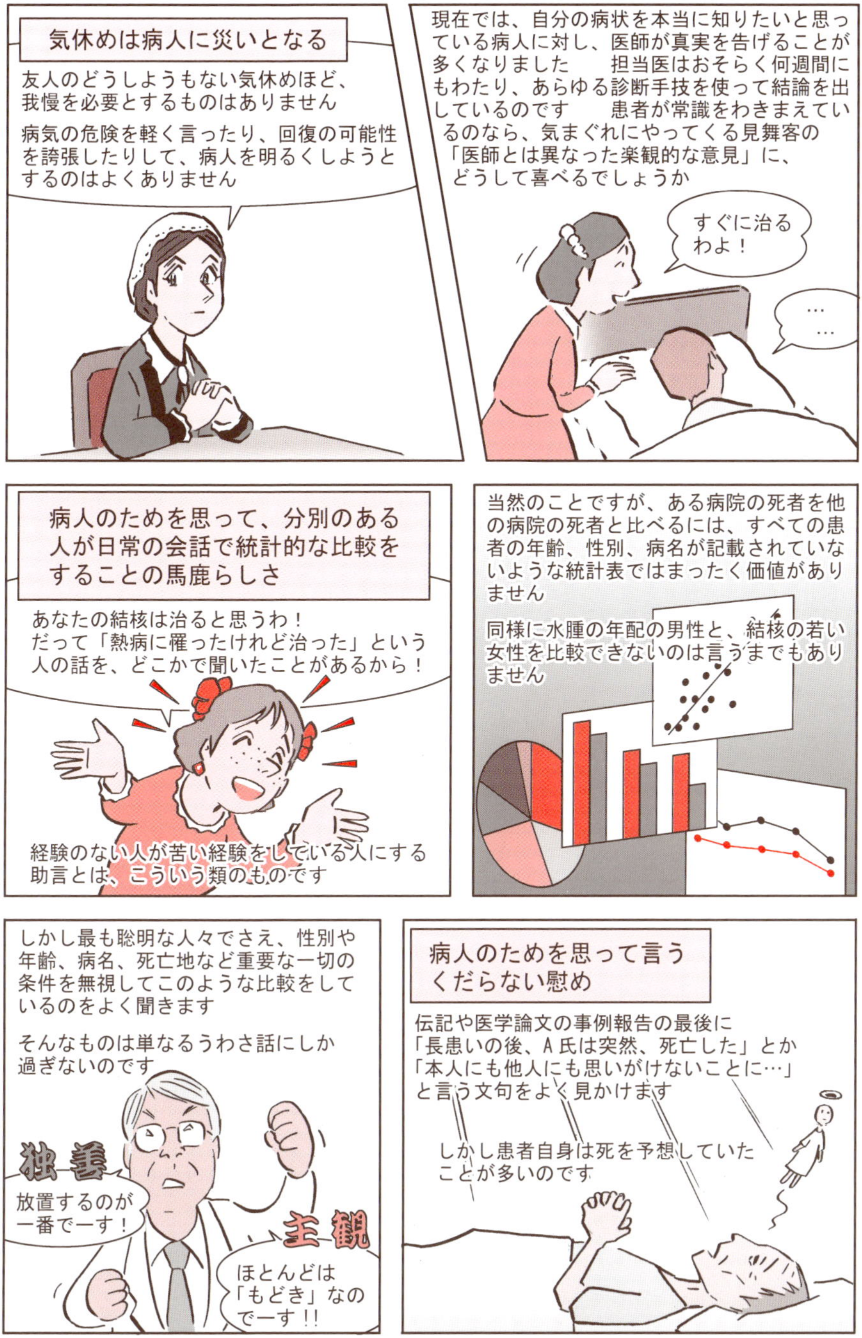

気休めは病人に災いとなる
友人のどうしようもない気休めほど、我慢を必要とするものはありません
病気の危険を軽く言ったり、回復の可能性を誇張したりして、病人を明るくしようとするのはよくありません
現在では、自分の病状を本当に知りたいと思っている病人に対し、医師が真実を告げることが多くなりました　担当医はおそらく何週間にもわたり、あらゆる診断手技を使って結論を出しているのです　患者が常識をわきまえているのなら、気まぐれにやってくる見舞客の「医師とは異なった楽観的な意見」に、どうして喜べるでしょうか
すぐに治るわよ！
……
病人のためを思って、分別のある人が日常の会話で統計的な比較をすることの馬鹿らしさ
あなたの結核は治ると思うわ！
だって「熱病に罹ったけれど治った」という人の話を、どこかで聞いたことがあるから！
経験のない人が苦い経験をしている人にする助言とは、こういう類のものです
当然のことですが、ある病院の死者を他の病院の死者と比べるには、すべての患者の年齢、性別、病名が記載されていないような統計表ではまったく価値がありません
同様に水腫の年配の男性と、結核の若い女性を比較できないのは言うまでもありません
しかし最も聡明な人々でさえ、性別や年齢、病名、死亡地など重要な一切の条件を無視してこのような比較をしているのをよく聞きます
そんなものは単なるうわさ話にしか過ぎないのです
独善
放置するのが一番でーす！
主観
ほとんどは「もどき」なのでーす!!
病人のためを思って言うくだらない慰め
伝記や医学論文の事例報告の最後に「長患いの後、A氏は突然、死亡した」とか「本人にも他人にも思いがけないことに…」と言う文句をよく見かけます
しかし患者自身は死を予想していたことが多いのです

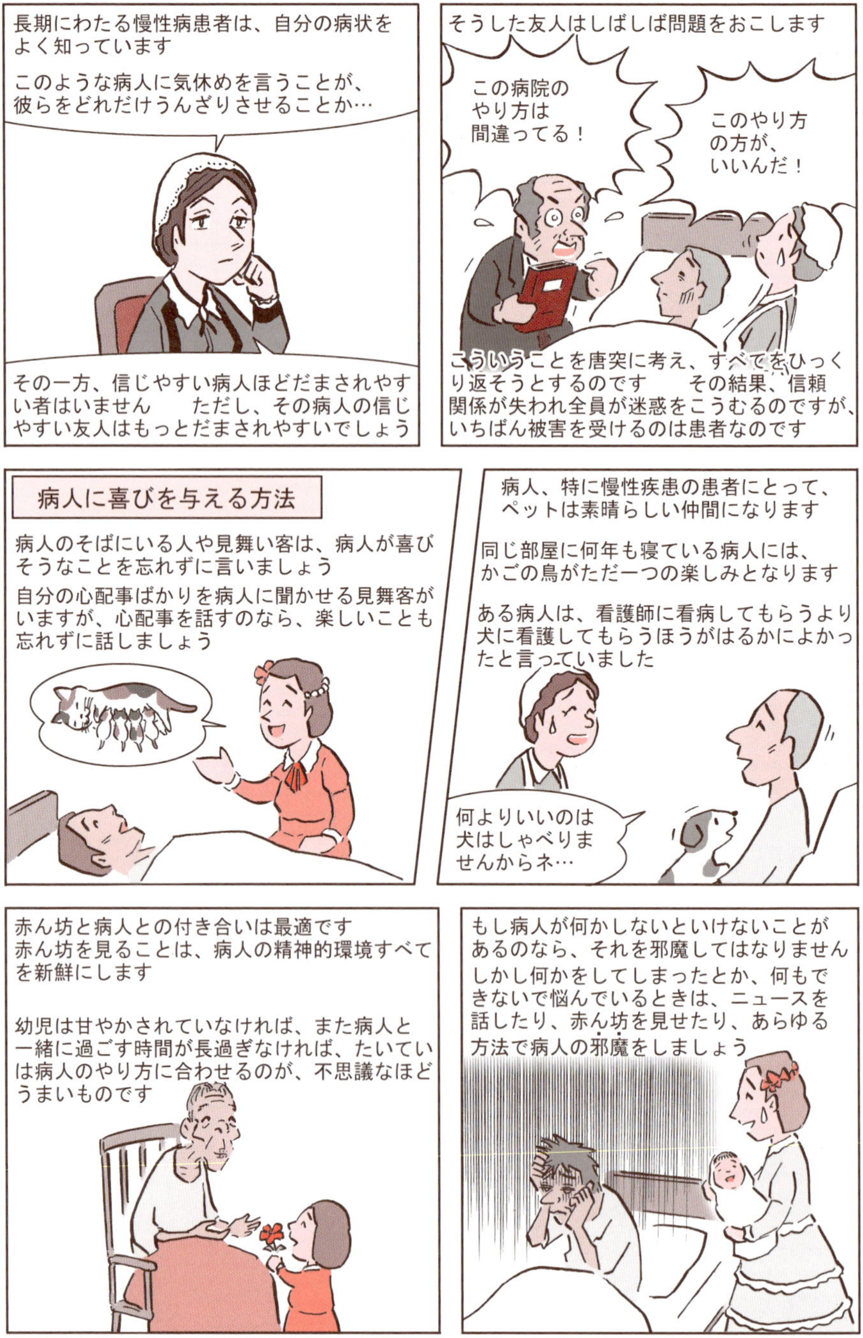
長期にわたる慢性病患者は、自分の病状をよく知っています
このような病人に気休めを言うことが、彼らをどれだけうんざりさせることか…
その一方、信じやすい病人ほどだまされやすい者はいません　ただし、その病人の信じやすい友人はもっとだまされやすいでしょう
そうした友人はしばしば問題をおこします
この病院のやり方は間違ってる！
このやり方の方が、いいんだ！
こういうことを唐突に考え、すべてをひっくり返そうとするのです　その結果、信頼関係が失われ全員が迷惑をこうむるのですが、いちばん被害を受けるのは患者なのです
病人に喜びを与える方法
病人のそばにいる人や見舞い客は、病人が喜びそうなことを忘れずに言いましょう
自分の心配事ばかりを病人に聞かせる見舞客がいますが、心配事を話すのなら、楽しいことも忘れずに話しましょう
病人、特に慢性疾患の患者にとって、ペットは素晴らしい仲間になります
同じ部屋に何年も寝ている病人には、かごの鳥がただ一つの楽しみとなります
ある病人は、看護師に看病してもらうより犬に看護してもらうほうがはるかによかったと言っていました
何よりいいのは犬はしゃべりませんからネ…
赤ん坊と病人との付き合いは最適です
赤ん坊を見ることは、病人の精神的環境すべてを新鮮にします
幼児は甘やかされていなければ、また病人と一緒に過ごす時間が長過ぎなければ、たいていは病人のやり方に合わせるのが、不思議なほどうまいものです
もし病人が何かしないといけないことがあるのなら、それを邪魔してはなりません
しかし何かをしてしまったとか、何もできないで悩んでいるときは、ニュースを話したり、赤ん坊を見せたり、あらゆる方法で病人の邪魔をしましょう

第XIII章　病人の観察

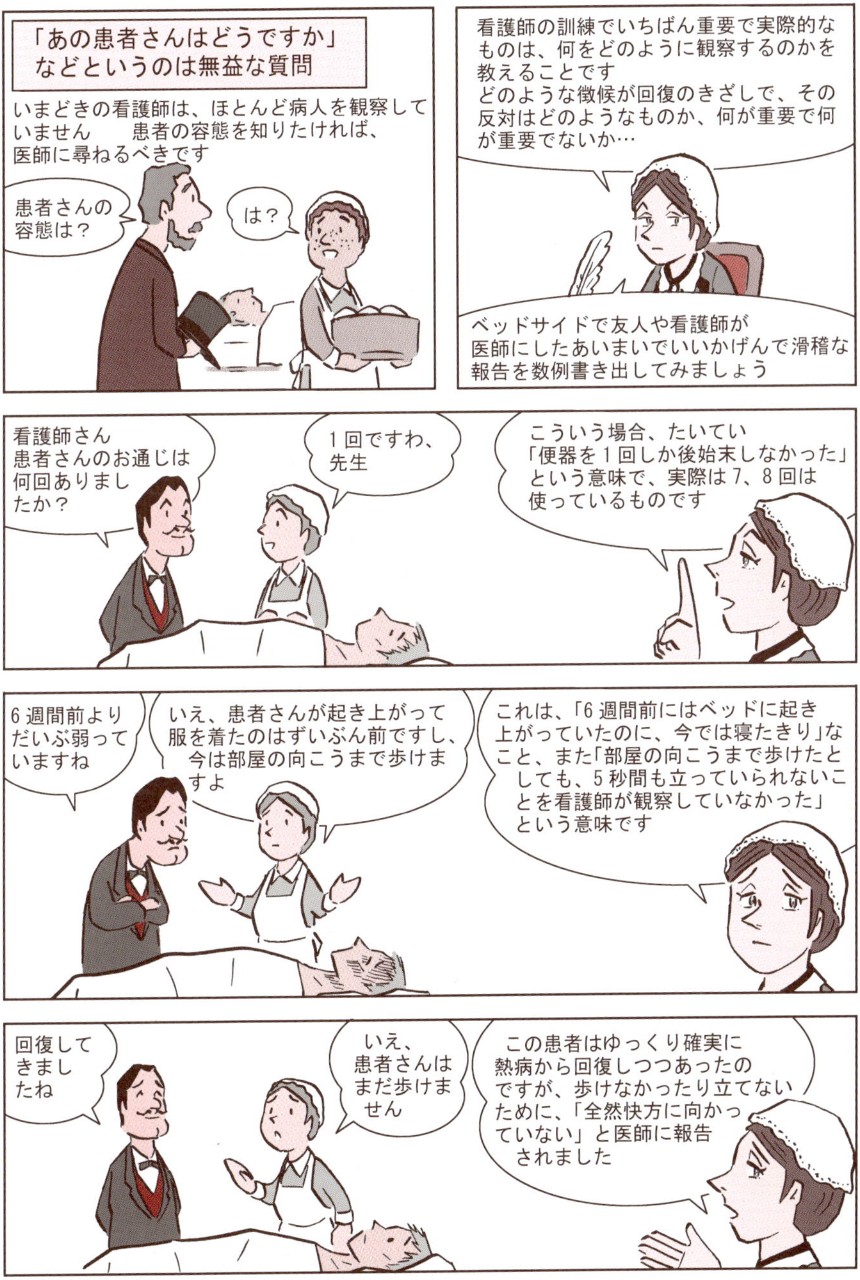
「あの患者さんはどうですか」
などというのは無益な質問
いまどきの看護師は、ほとんど病人を観察していません　患者の容態を知りたければ、医師に尋ねるべきです
患者さんの容態は？
は？
看護師の訓練でいちばん重要で実際的なものは、何をどのように観察するのかを教えることです
どのような徴候が回復のきざしで、その反対はどのようなものか、何が重要で何が重要でないか…
ベッドサイドで友人や看護師が医師にしたあいまいでいいかげんで滑稽な報告を数例書き出してみましょう
看護師さん　患者さんのお通じは何回ありましたか？
1回ですわ、先生
こういう場合、たいてい「便器を1回しか後始末しなかった」という意味で、実際は7、8回は使っているものです
6週間前よりだいぶ弱っていますね
いえ、患者さんが起き上がって服を着たのはずいぶん前ですし、今は部屋の向こうまで歩けますよ
これは、「6週間前にはベッドに起き上がっていたのに、今では寝たきり」なこと、また「部屋の向こうまで歩けたとしても、5秒間も立っていられないことを看護師が観察していなかった」という意味です
回復してきましたね
いえ、患者さんはまだ歩けません
この患者はゆっくり確実に熱病から回復しつつあったのですが、歩けなかったり立てないために、「全然快方に向かっていない」と医師に報告されました

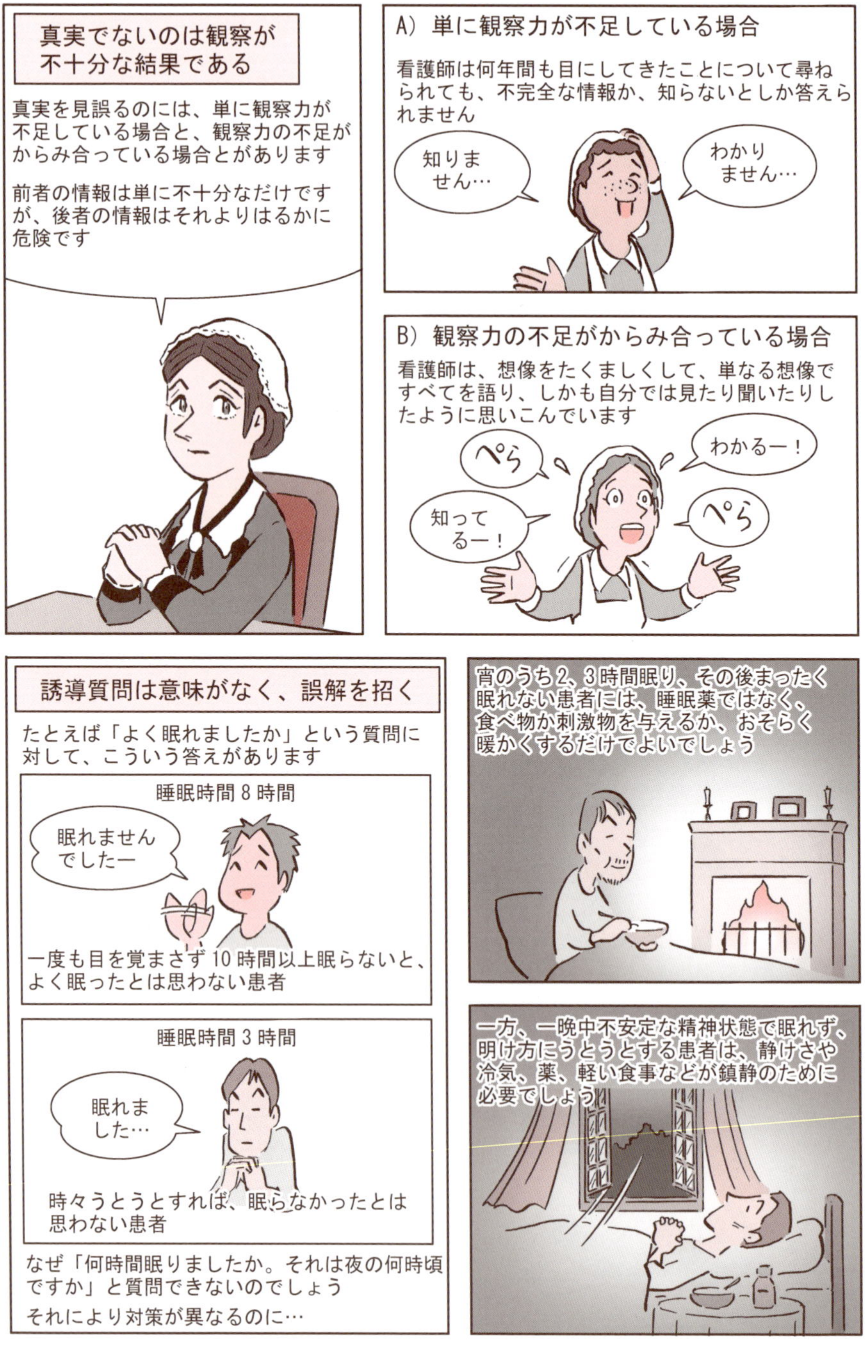

真実でないのは観察が
不十分な結果である
真実を見誤るのには、単に観察力が不足している場合と、観察力の不足がからみ合っている場合とがあります
前者の情報は単に不十分なだけですが、後者の情報はそれよりはるかに危険です
A）単に観察力が不足している場合
看護師は何年間も目にしてきたことについて尋ねられても、不完全な情報か、知らないとしか答えられません
知りません…
わかりません…
B）観察力の不足がからみ合っている場合
看護師は、想像をたくましくして、単なる想像ですべてを語り、しかも自分では見たり聞いたりしたように思いこんでいます
ぺら
わかるー！
知ってるー！
ぺら
誘導質問は意味がなく、誤解を招く
たとえば「よく眠れましたか」という質問に対して、こういう答えがあります
睡眠時間 8 時間
眠れませんでしたー
一度も目を覚まさず 10 時間以上眠らないと、よく眠ったとは思わない患者
睡眠時間 3 時間
眠れました…
時々うとうとすれば、眠らなかったとは思わない患者
なぜ「何時間眠りましたか。それは夜の何時頃ですか」と質問できないのでしょう
それにより対策が異なるのに…
宵のうち 2、3 時間眠り、その後まったく眠れない患者には、睡眠薬ではなく、食べ物か刺激物を与えるか、おそらく暖かくするだけでよいでしょう
一方、一晩中不安定な精神状態で眠れず、明け方にうとうとする患者は、静けさや冷気、薬、軽い食事などが鎮静のために必要でしょう

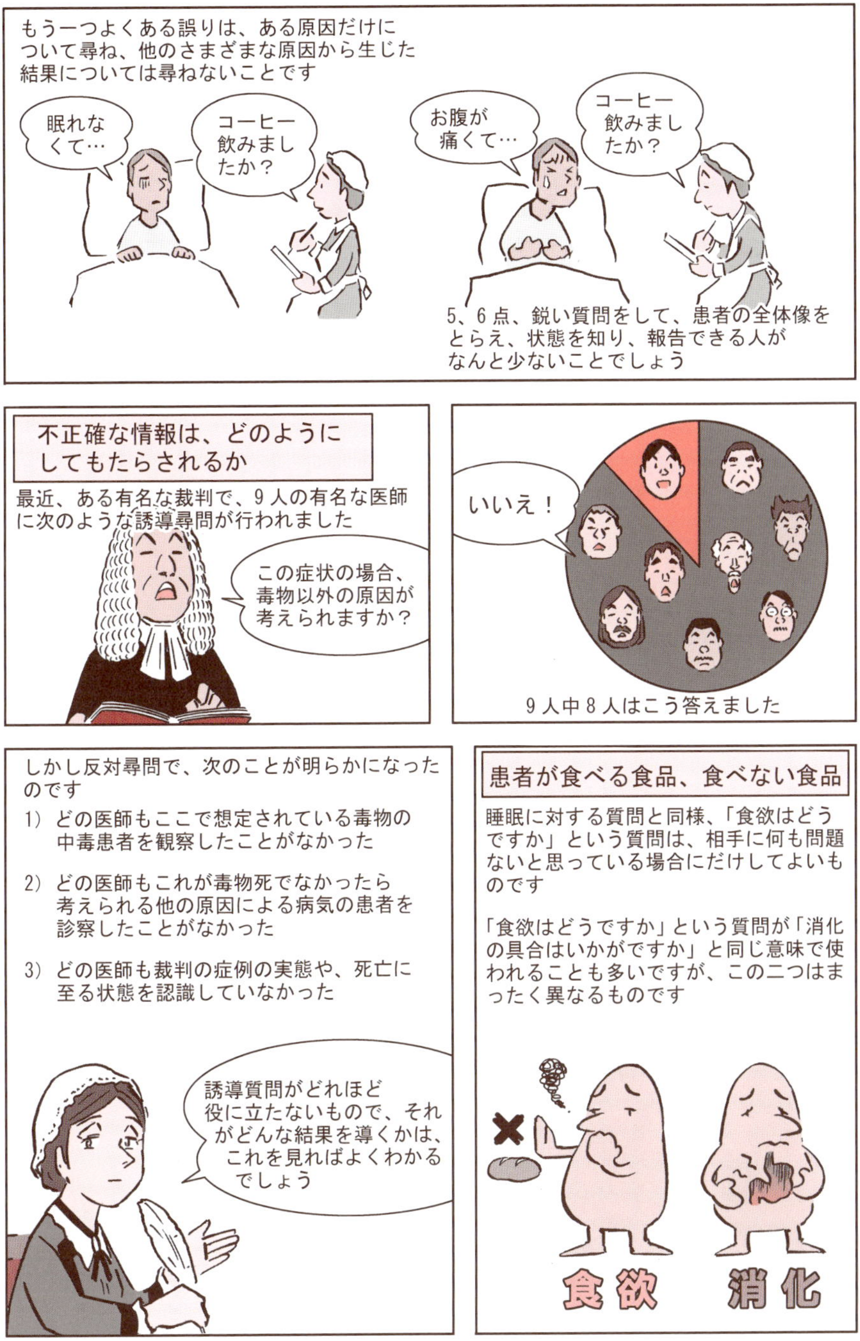

もう一つよくある誤りは、ある原因だけについて尋ね、他のさまざまな原因から生じた結果については尋ねないことです
眠れなくて…
コーヒー飲みましたか？
お腹が痛くて…
コーヒー飲みましたか？
5、6点、鋭い質問をして、患者の全体像をとらえ、状態を知り、報告できる人がなんと少ないことでしょう
不正確な情報は、どのようにしてもたらされるか
最近、ある有名な裁判で、9人の有名な医師に次のような誘導尋問が行われました
この症状の場合、毒物以外の原因が考えられますか？
いいえ！
9人中8人はこう答えました
しかし反対尋問で、次のことが明らかになったのです
1）どの医師もここで想定されている毒物の中毒患者を観察したことがなかった
2）どの医師もこれが毒物死でなかったら考えられる他の原因による病気の患者を診察したことがなかった
3）どの医師も裁判の症例の実態や、死亡に至る状態を認識していなかった
誘導質問がどれほど役に立たないもので、それがどんな結果を導くかは、これを見ればよくわかるでしょう
患者が食べる食品、食べない食品
睡眠に対する質問と同様、「食欲はどうですか」という質問は、相手に何も問題ないと思っている場合にだけしてよいものです
「食欲はどうですか」という質問が「消化の具合はいかがですか」と同じ意味で使われることも多いですが、この二つはまったく異なるものです
食欲
消化

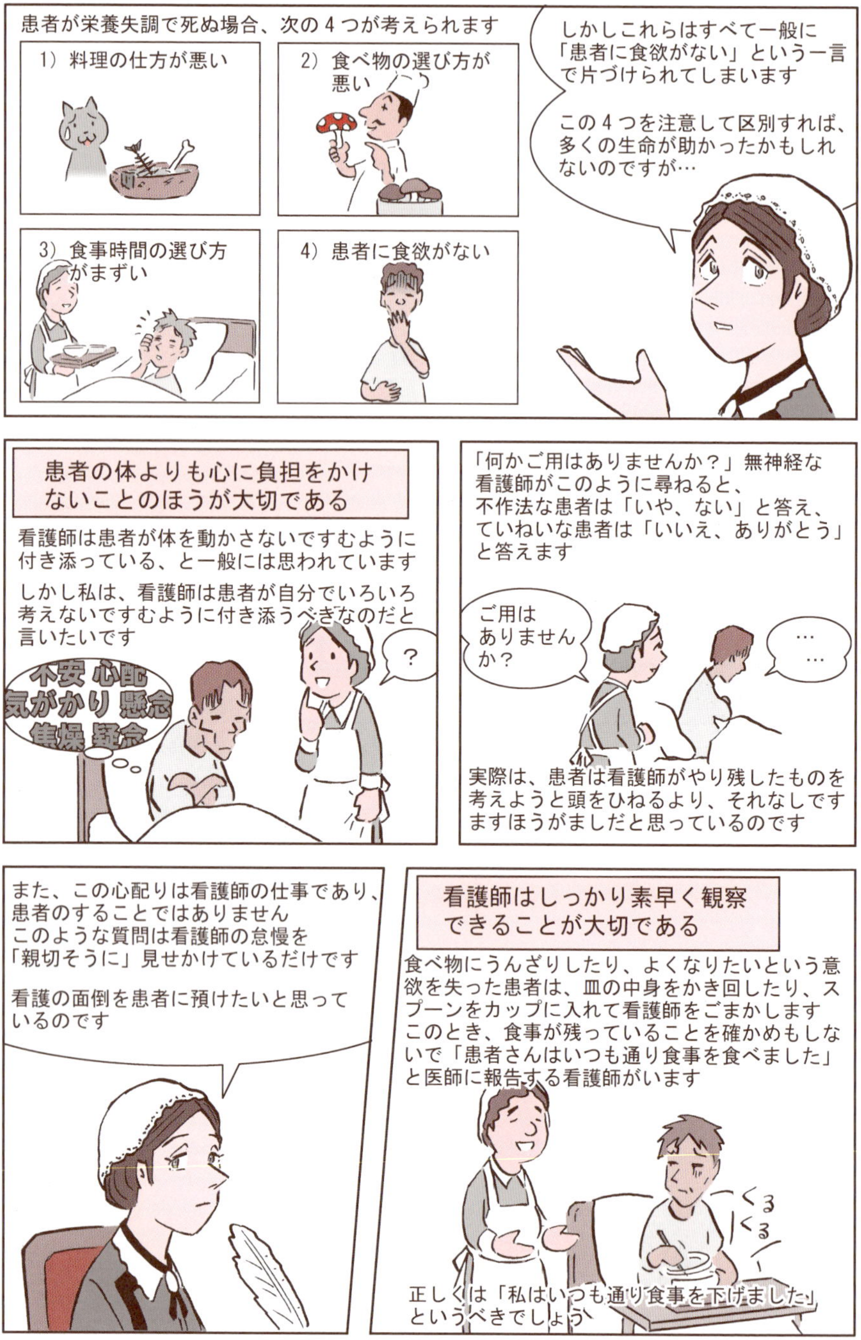

患者が栄養失調で死ぬ場合、次の４つが考えられます
1）料理の仕方が悪い
2）食べ物の選び方が悪い
3）食事時間の選び方がまずい
4）患者に食欲がない
しかしこれらはすべて一般に「患者に食欲がない」という一言で片づけられてしまいます
この４つを注意して区別すれば、多くの生命が助かったかもしれないのですが…
患者の体よりも心に負担をかけないことのほうが大切である
看護師は患者が体を動かさないですむように付き添っている、と一般には思われています
しかし私は、看護師は患者が自分でいろいろ考えないですむように付き添うべきなのだと言いたいです
不安 心配 気がかり 懸念 焦燥 疑念
？
「何かご用はありませんか？」無神経な看護師がこのように尋ねると、不作法な患者は「いや、ない」と答え、ていねいな患者は「いいえ、ありがとう」と答えます
ご用はありませんか？
… …
実際は、患者は看護師がやり残したものを考えようと頭をひねるより、それなしですますほうがましだと思っているのです
また、この心配りは看護師の仕事であり、患者のすることではありません
このような質問は看護師の怠慢を「親切そうに」見せかけているだけです
看護の面倒を患者に預けたいと思っているのです
看護師はしっかり素早く観察できることが大切である
食べ物にうんざりしたり、よくなりたいという意欲を失った患者は、皿の中身をかき回したり、スプーンをカップに入れて看護師をごまかします
このとき、食事が残っていることを確かめもしないで「患者さんはいつも通り食事を食べました」と医師に報告する看護師がいます
くる くる
正しくは「私はいつも通り食事を下げました」というべきでしょう

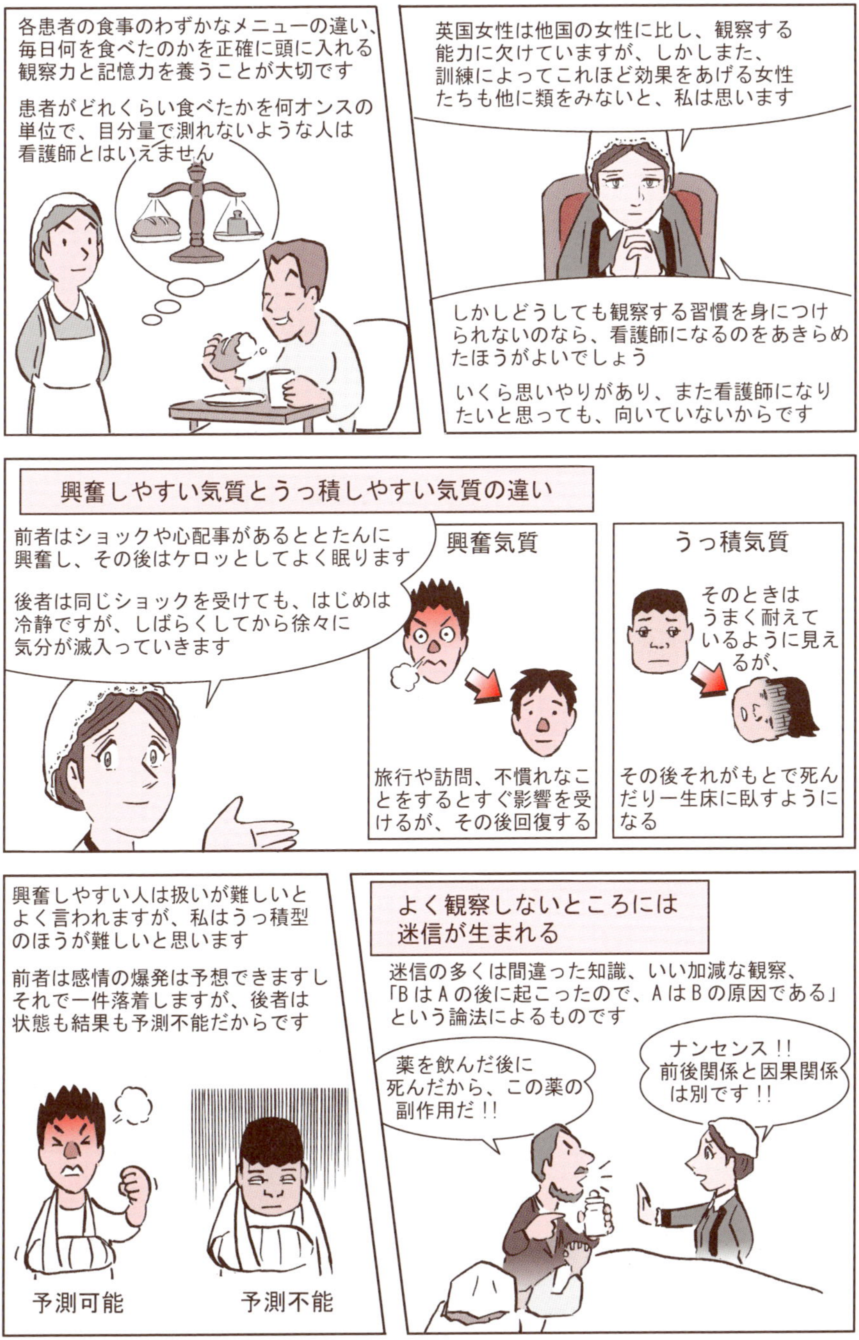

各患者の食事のわずかなメニューの違い、毎日何を食べたのかを正確に頭に入れる観察力と記憶力を養うことが大切です
患者がどれくらい食べたかを何オンスの単位で、目分量で測れないような人は看護師とはいえません
英国女性は他国の女性に比し、観察する能力に欠けていますが、しかしまた、訓練によってこれほど効果をあげる女性たちも他に類をみないと、私は思います
しかしどうしても観察する習慣を身につけられないのなら、看護師になるのをあきらめたほうがよいでしょう
いくら思いやりがあり、また看護師になりたいと思っても、向いていないからです
興奮しやすい気質とうっ積しやすい気質の違い
前者はショックや心配事があるととたんに興奮し、その後はケロッとしてよく眠ります
後者は同じショックを受けても、はじめは冷静ですが、しばらくしてから徐々に気分が滅入っていきます
興奮気質
旅行や訪問、不慣れなことをするとすぐ影響を受けるが、その後回復する
うっ積気質
そのときはうまく耐えているように見えるが、
その後それがもとで死んだり一生床に臥すようになる
興奮しやすい人は扱いが難しいとよく言われますが、私はうっ積型のほうが難しいと思います
前者は感情の爆発は予想できますしそれで一件落着しますが、後者は状態も結果も予測不能だからです
予測可能
予測不能
よく観察しないところには迷信が生まれる
迷信の多くは間違った知識、いい加減な観察、「BはAの後に起こったので、AはBの原因である」という論法によるものです
薬を飲んだ後に死んだから、この薬の副作用だ!!
ナンセンス!! 前後関係と因果関係は別です!!

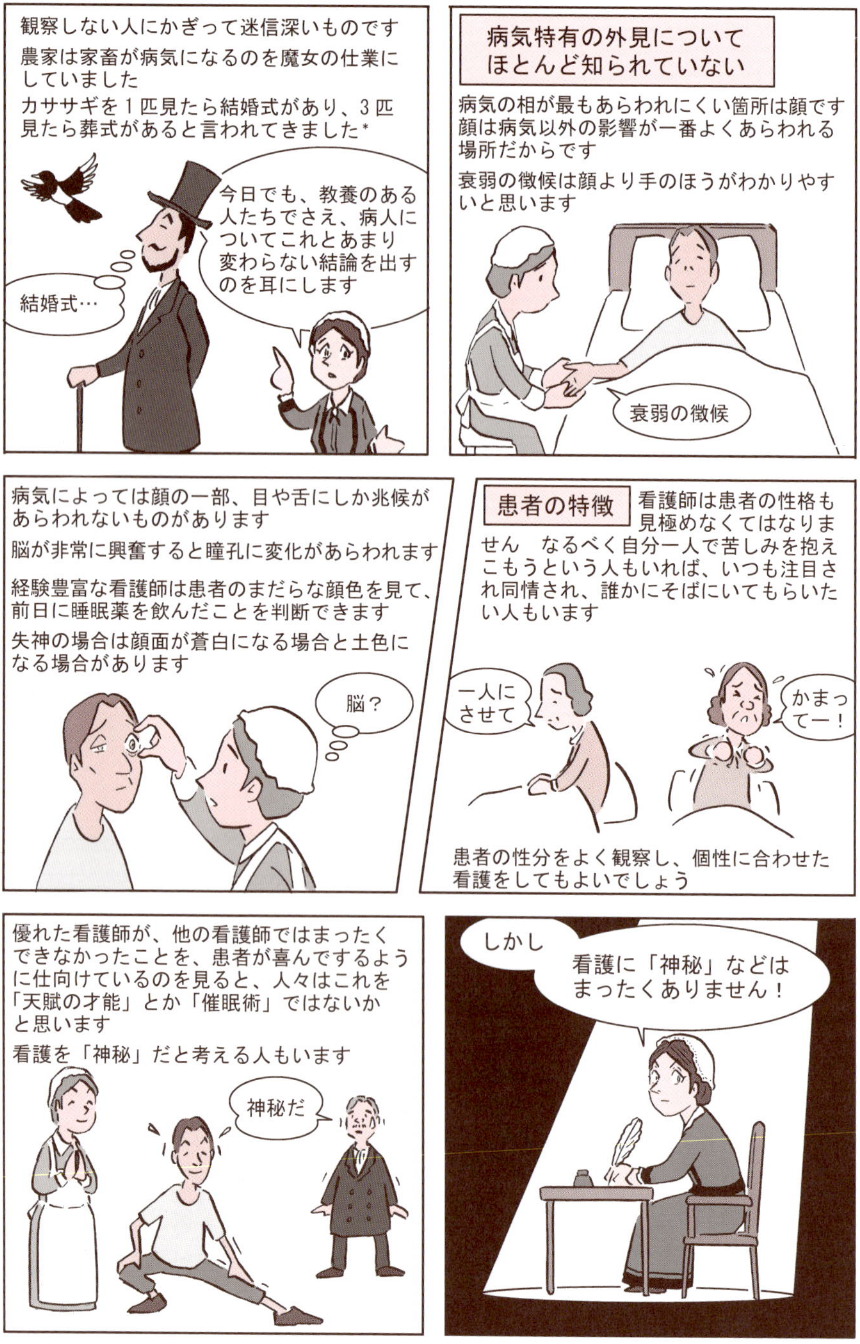
観察しない人にかぎって迷信深いものです
農家は家畜が病気になるのを魔女の仕業にしていました
カササギを１匹見たら結婚式があり、３匹見たら葬式があると言われてきました*
結婚式…
今日でも、教養のある人たちでさえ、病人についてこれとあまり変わらない結論を出すのを耳にします
病気特有の外見について ほとんど知られていない
病気の相が最もあらわれにくい箇所は顔です 顔は病気以外の影響が一番よくあらわれる場所だからです
衰弱の徴候は顔より手のほうがわかりやすいと思います
衰弱の徴候
病気によっては顔の一部、目や舌にしか兆候があらわれないものがあります
脳が非常に興奮すると瞳孔に変化があらわれます
経験豊富な看護師は患者のまだらな顔色を見て、前日に睡眠薬を飲んだことを判断できます
失神の場合は顔面が蒼白になる場合と土色になる場合があります
脳？
患者の特徴
看護師は患者の性格も見極めなくてはなりません なるべく自分一人で苦しみを抱えこもうという人もいれば、いつも注目され同情され、誰かにそばにいてもらいたい人もいます
一人にさせて
かまってー！
患者の性分をよく観察し、個性に合わせた看護をしてもよいでしょう
優れた看護師が、他の看護師ではまったくできなかったことを、患者が喜んでするように仕向けているのを見ると、人々はこれを「天賦の才能」とか「催眠術」ではないかと思います
看護を「神秘」だと考える人もいます
神秘だ
しかし
看護に「神秘」などはまったくありません！

＊ 英国のことわざでカササギ１匹は悲しみごと、２匹は喜び、３匹は結婚式、４匹は葬式を予見させるというものがあり、フローレンスはここでそのバリエーションを記している

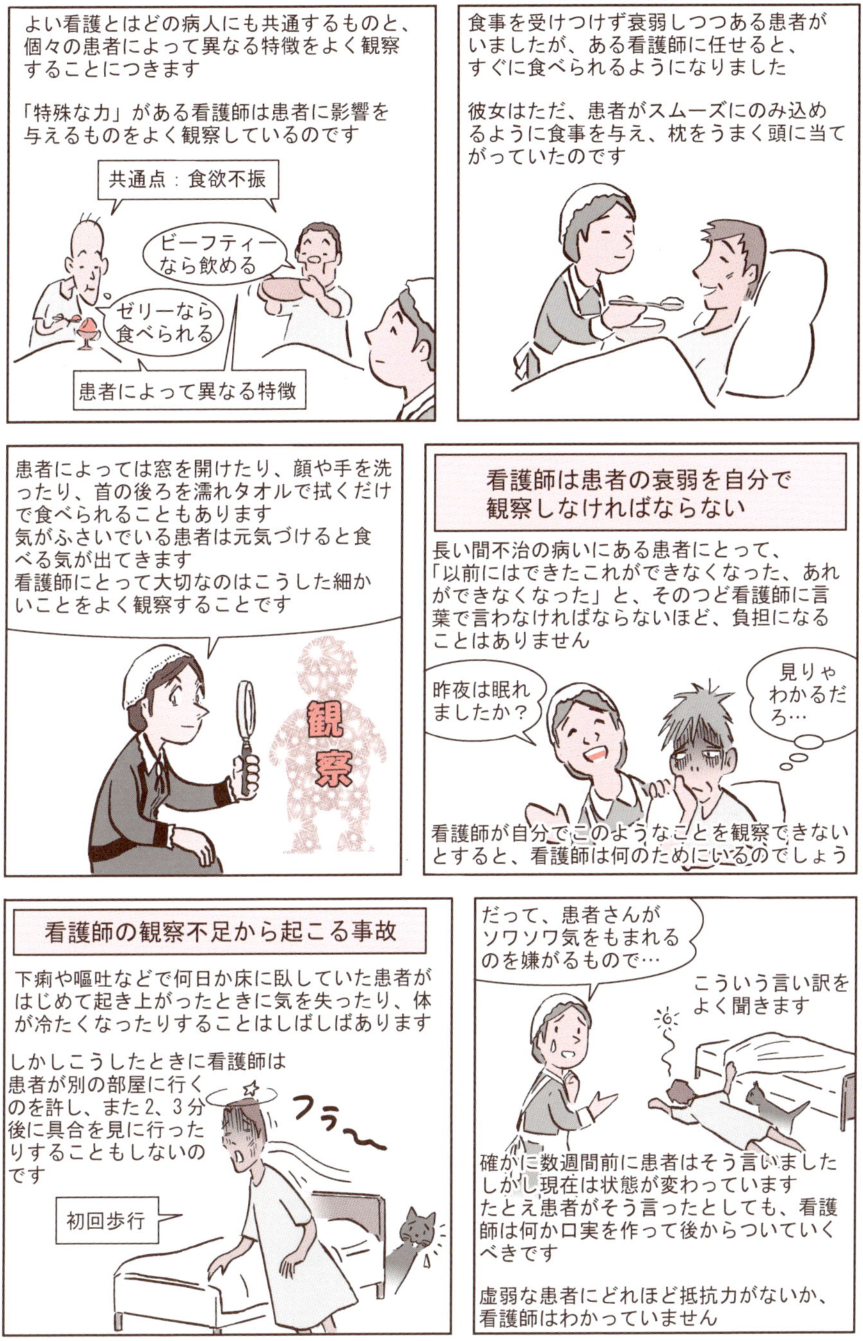
よい看護とはどの病人にも共通するものと、個々の患者によって異なる特徴をよく観察することにつきます
「特殊な力」がある看護師は患者に影響を与えるものをよく観察しているのです
共通点：食欲不振
ビーフティーなら飲める
ゼリーなら食べられる
患者によって異なる特徴
食事を受けつけず衰弱しつつある患者がいましたが、ある看護師に任せると、すぐに食べられるようになりました
彼女はただ、患者がスムーズにのみ込めるように食事を与え、枕をうまく頭に当てがっていたのです
患者によっては窓を開けたり、顔や手を洗ったり、首の後ろを濡れタオルで拭くだけで食べられることもあります
気がふさいでいる患者は元気づけると食べる気が出てきます
看護師にとって大切なのはこうした細かいことをよく観察することです
観察
看護師は患者の衰弱を自分で観察しなければならない
長い間不治の病いにある患者にとって、「以前にはできたこれができなくなった、あれができなくなった」と、そのつど看護師に言葉で言わなければならないほど、負担になることはありません
昨夜は眠れましたか？
見りゃわかるだろ…
看護師が自分でこのようなことを観察できないとすると、看護師は何のためにいるのでしょう
看護師の観察不足から起こる事故
下痢や嘔吐などで何日か床に臥していた患者がはじめて起き上がったときに気を失ったり、体が冷たくなったりすることはしばしばあります
しかしこうしたときに看護師は患者が別の部屋に行くのを許し、また2、3分後に具合を見に行ったりすることもしないのです
フラ～
初回歩行
だって、患者さんがソワソワ気をもまれるのを嫌がるもので…
こういう言い訳をよく聞きます
確かに数週間前に患者はそう言いました
しかし現在は状態が変わっています
たとえ患者がそう言ったとしても、看護師は何か口実を作って後からついていくべきです
虚弱な患者にどれほど抵抗力がないか、看護師はわかっていません

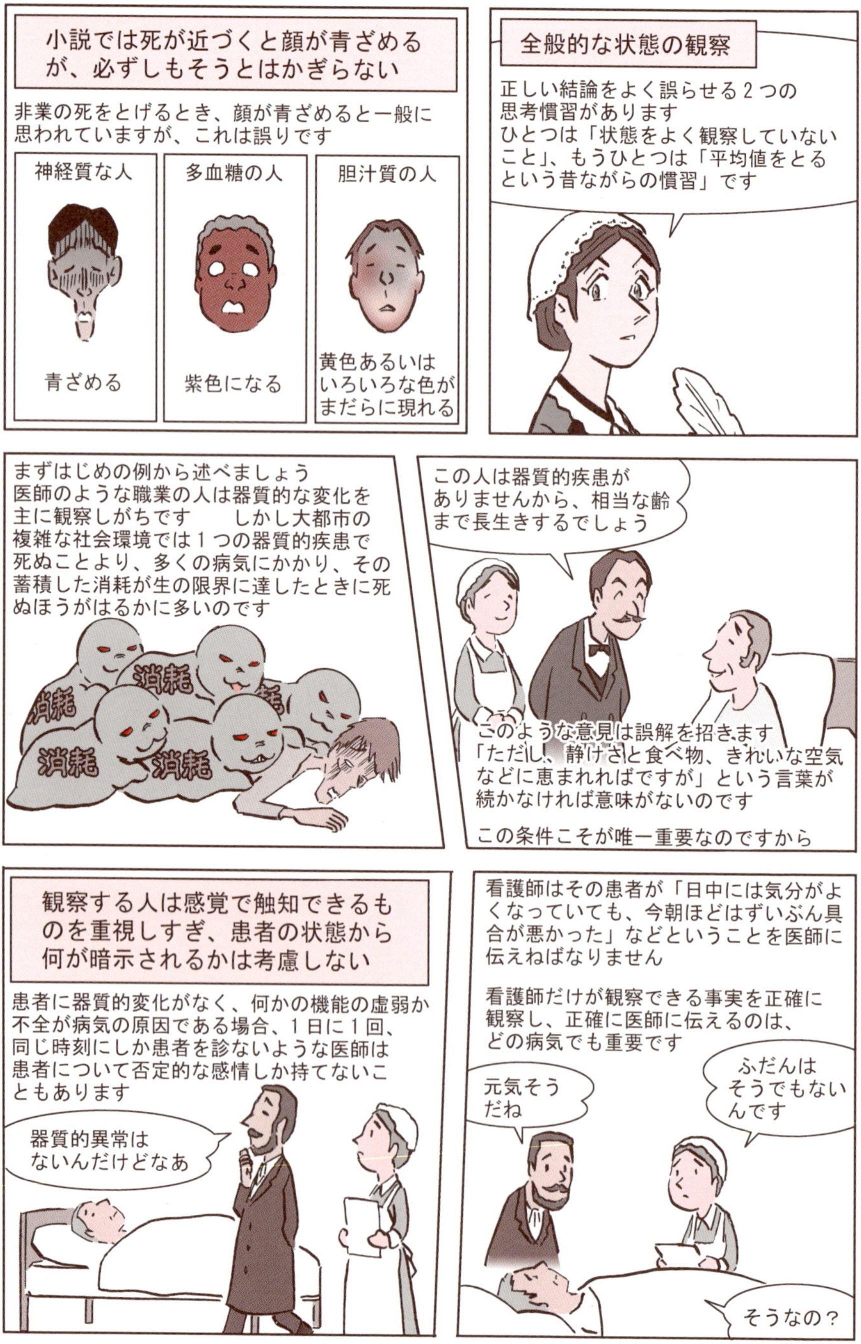

小説では死が近づくと顔が青ざめるが、必ずしもそうとはかぎらない
非業の死をとげるとき、顔が青ざめると一般に思われていますが、これは誤りです
神経質な人
青ざめる
多血糖の人
紫色になる
胆汁質の人
黄色あるいはいろいろな色がまだらに現れる
全般的な状態の観察
正しい結論をよく誤らせる2つの思考慣習があります
ひとつは「状態をよく観察していないこと」、もうひとつは「平均値をとるという昔ながらの慣習」です
まずはじめの例から述べましょう
医師のような職業の人は器質的な変化を主に観察しがちです　しかし大都市の複雑な社会環境では1つの器質的疾患で死ぬことより、多くの病気にかかり、その蓄積した消耗が生の限界に達したときに死ぬほうがはるかに多いのです
消耗
消耗
消耗
消耗
この人は器質的疾患がありませんから、相当な齢まで長生きするでしょう
このような意見は誤解を招きます
「ただし、静けさと食べ物、きれいな空気などに恵まれればですが」という言葉が続かなければ意味がないのです
この条件こそが唯一重要なのですから
観察する人は感覚で触知できるものを重視しすぎ、患者の状態から何が暗示されるかは考慮しない
患者に器質的変化がなく、何かの機能の虚弱か不全が病気の原因である場合、1日に1回、同じ時刻にしか患者を診ないような医師は患者について否定的な感情しか持てないこともあります
器質的異常はないんだけどなあ
看護師はその患者が「日中には気分がよくなっていても、今朝ほどはずいぶん具合が悪かった」などということを医師に伝えねばなりません
看護師だけが観察できる事実を正確に観察し、正確に医師に伝えるのは、どの病気でも重要です
元気そうだね
ふだんはそうでもないんです
そうなの？

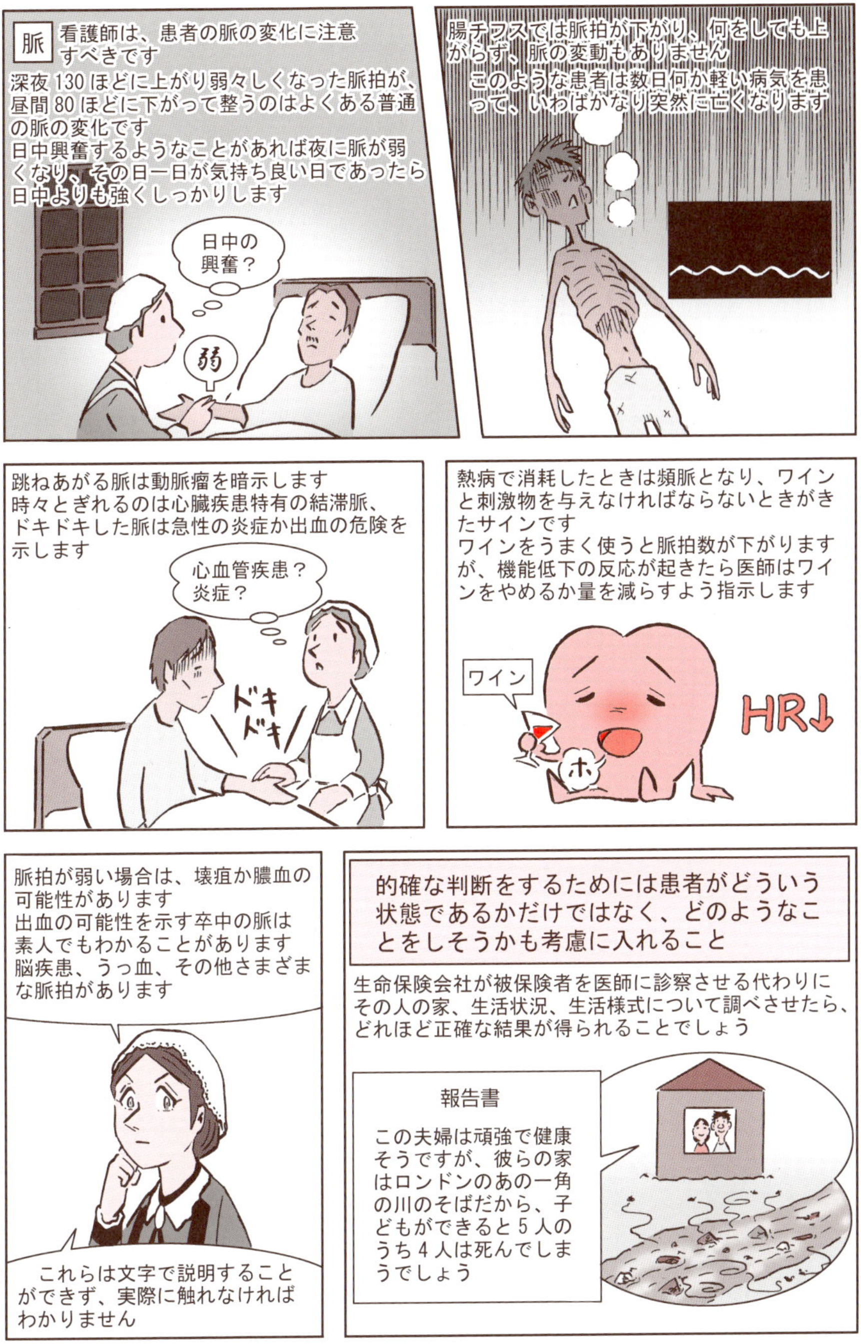
脈
看護師は、患者の脈の変化に注意すべきです
深夜130ほどに上がり弱々しくなった脈拍が、昼間80ほどに下がって整うのはよくある普通の脈の変化です
日中興奮するようなことがあれば夜に脈が弱くなり、その日一日が気持ち良い日であったら日中よりも強くしっかりします
日中の興奮？
弱
腸チフスでは脈拍が下がり、何をしても上がらず、脈の変動もありません
このような患者は数日何か軽い病気を患って、いわばかなり突然に亡くなります
跳ねあがる脈は動脈瘤を暗示します
時々とぎれるのは心臓疾患特有の結滞脈、ドキドキした脈は急性の炎症か出血の危険を示します
心血管疾患？
炎症？
ドキドキ
熱病で消耗したときは頻脈となり、ワインと刺激物を与えなければならないときがきたサインです
ワインをうまく使うと脈拍数が下がりますが、機能低下の反応が起きたら医師はワインをやめるか量を減らすよう指示します
ワイン
HR↓
ホ
脈拍が弱い場合は、壊疽か膿血の可能性があります
出血の可能性を示す卒中の脈は素人でもわかることがあります
脳疾患、うっ血、その他さまざまな脈拍があります
これらは文字で説明することができず、実際に触れなければわかりません
的確な判断をするためには患者がどういう状態であるかだけではなく、どのようなことをしそうかも考慮に入れること
生命保険会社が被保険者を医師に診察させる代わりにその人の家、生活状況、生活様式について調べさせたら、どれほど正確な結果が得られることでしょう
報告書
この夫婦は頑強で健康そうですが、彼らの家はロンドンのあの一角の川のそばだから、子どもができると5人のうち4人は死んでしまうでしょう

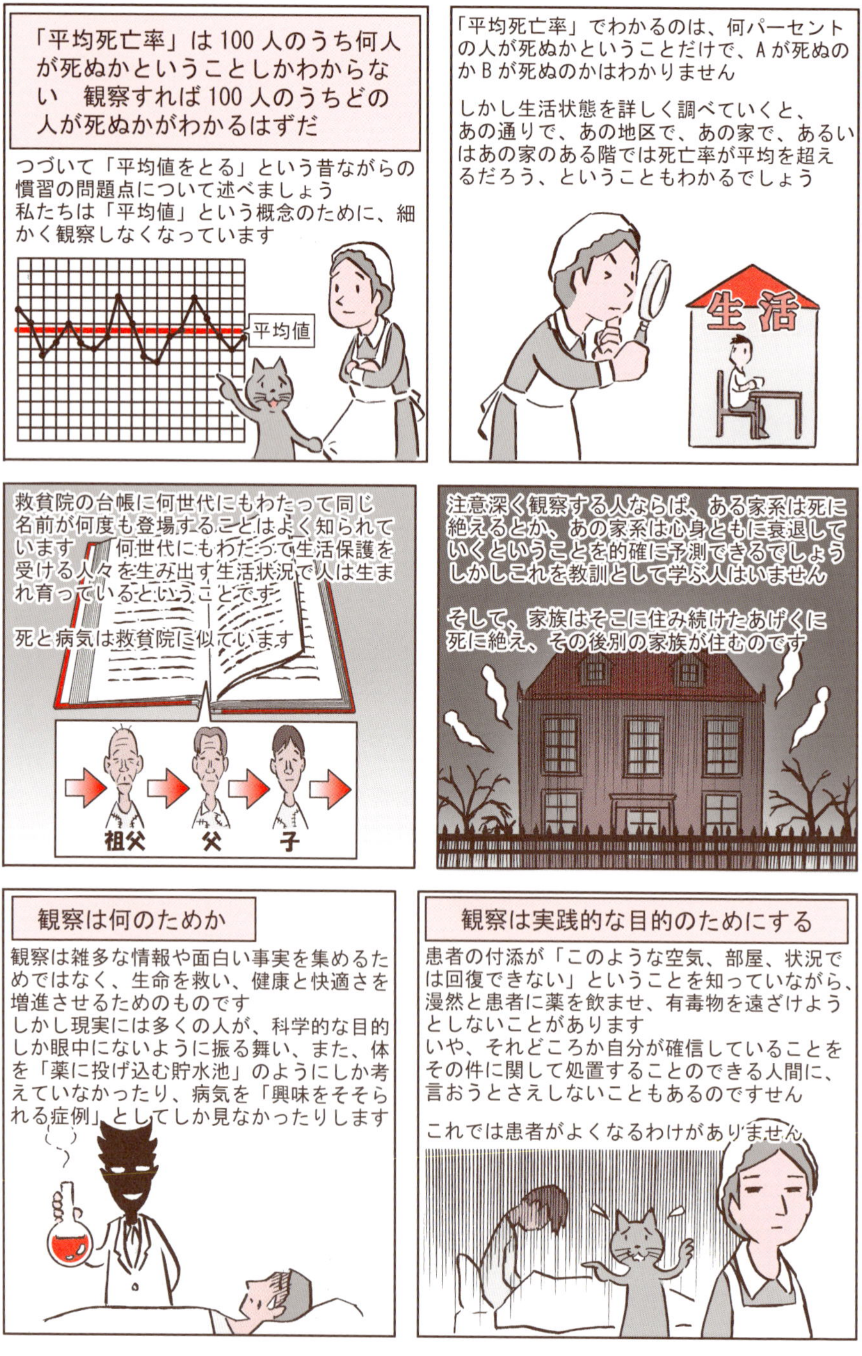
「平均死亡率」は100人のうち何人が死ぬかということしかわからない　観察すれば100人のうちどの人が死ぬかがわかるはずだ
つづいて「平均値をとる」という昔ながらの慣習の問題点について述べましょう
私たちは「平均値」という概念のために、細かく観察しなくなっています
平均値
「平均死亡率」でわかるのは、何パーセントの人が死ぬかということだけで、Aが死ぬのかBが死ぬのかはわかりません
しかし生活状態を詳しく調べていくと、あの通りで、あの地区で、あの家で、あるいはあの家のある階では死亡率が平均を超えるだろう、ということもわかるでしょう
生活
救貧院の台帳に何世代にもわたって同じ名前が何度も登場することはよく知られています　何世代にもわたって生活保護を受ける人々を生み出す生活状況で人は生まれ育っているということです
死と病気は救貧院に似ています
祖父
父
子
注意深く観察する人ならば、ある家系は死に絶えるとか、あの家系は心身ともに衰退していくということを的確に予測できるでしょう
しかしこれを教訓として学ぶ人はいません
そして、家族はそこに住み続けたあげくに死に絶え、その後別の家族が住むのです
観察は何のためか
観察は雑多な情報や面白い事実を集めるためではなく、生命を救い、健康と快適さを増進させるためのものです
しかし現実には多くの人が、科学的な目的しか眼中にないように振る舞い、また、体を「薬に投げ込む貯水池」のようにしか考えていなかったり、病気を「興味をそそられる症例」としてしか見なかったりします
観察は実践的な目的のためにする
患者の付添が「このような空気、部屋、状況では回復できない」ということを知っていながら、漫然と患者に薬を飲ませ、有毒物を遠ざけようとしないことがあります
いや、それどころか自分が確信していることをその件に関して処置することのできる人間に、言おうとさえしないこともあるのですせん
これでは患者がよくなるわけがありません

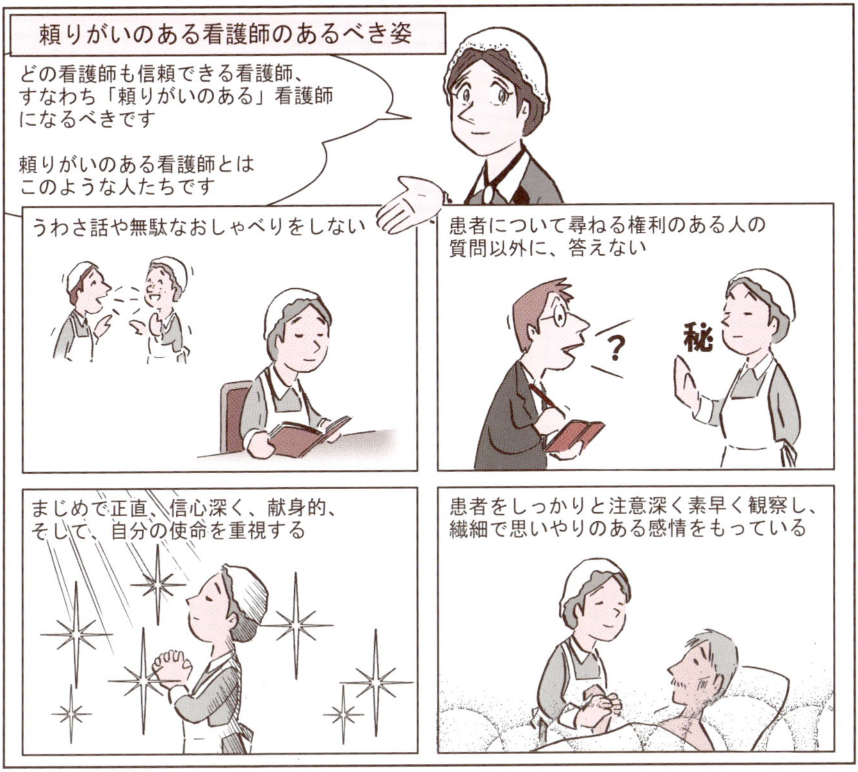

頼りがいのある看護師のあるべき姿
どの看護師も信頼できる看護師、
すなわち「頼りがいのある」看護師
になるべきです
頼りがいのある看護師とは
このような人たちです
うわさ話や無駄なおしゃべりをしない
患者について尋ねる権利のある人の
質問以外に、答えない
?
秘
まじめで正直、信心深く、献身的、
そして、自分の使命を重視する
患者をしっかりと注意深く素早く観察し、
繊細で思いやりのある感情をもっている

結び

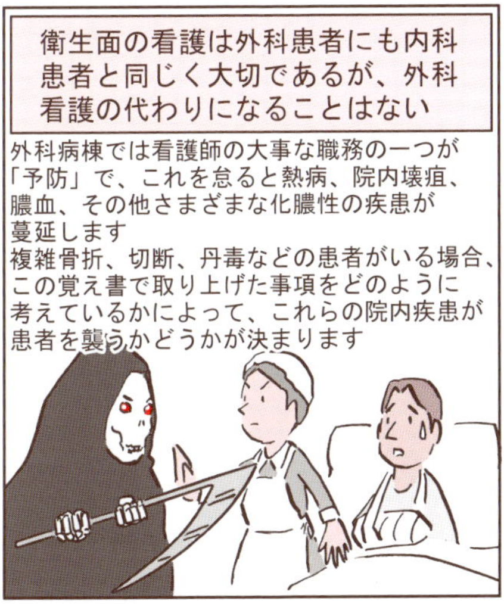

衛生面の看護は外科患者にも内科
患者と同じく大切であるが、外科
看護の代わりになることはない
外科病棟では看護師の大事な職務の一つが
「予防」で、これを怠ると熱病、院内壊疽、
膿血、その他さまざまな化膿性の疾患が
蔓延します
複雑骨折、切断、丹毒などの患者がいる場合、
この覚え書で取り上げた事項をどのように
考えているかによって、これらの院内疾患が
患者を襲うかどうかが決まります

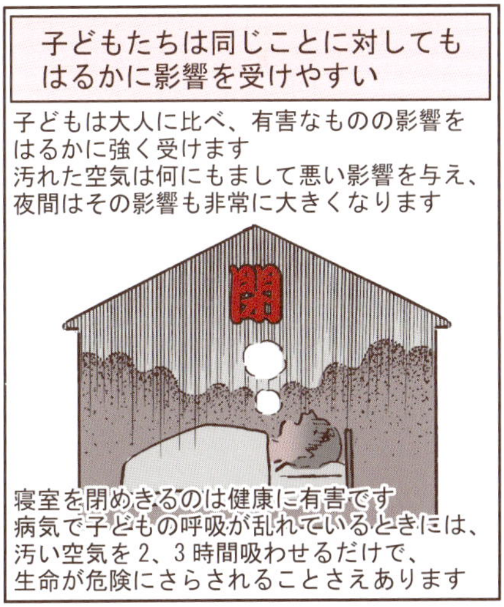

子どもたちは同じことに対しても
はるかに影響を受けやすい
子どもは大人に比べ、有害なものの影響を
はるかに強く受けます
汚れた空気は何にもまして悪い影響を与え、
夜間はその影響も非常に大きくなります
閉
寝室を閉めきるのは健康に有害です
病気で子どもの呼吸が乱れているときには、
汚い空気を 2、3 時間吸わせるだけで、
生命が危険にさらされることさえあります

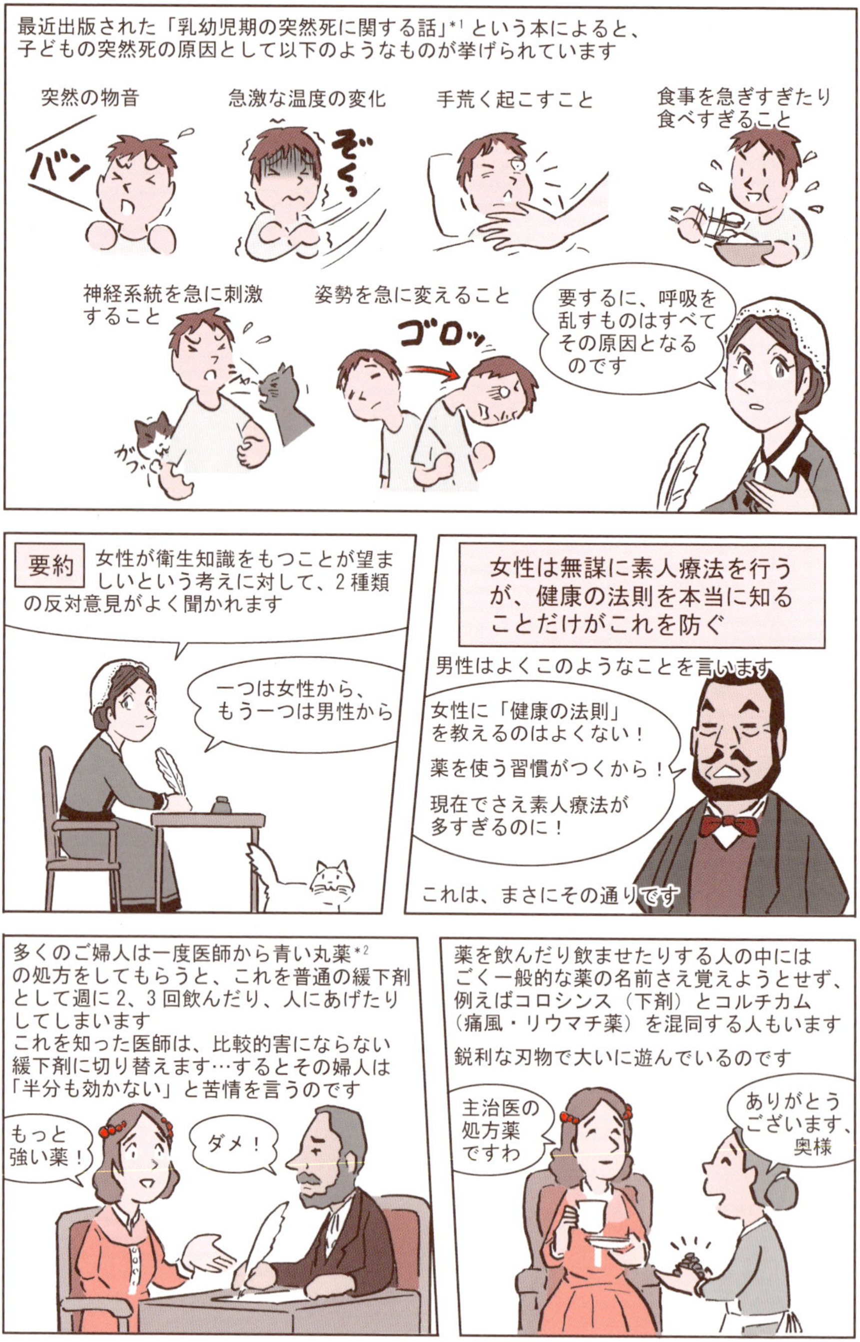
最近出版された「乳幼児期の突然死に関する話」*1 という本によると、
子どもの突然死の原因として以下のようなものが挙げられています
突然の物音
バン
急激な温度の変化
ぞくっ
手荒く起こすこと
食事を急ぎすぎたり
食べすぎること
神経系統を急に刺激
すること
姿勢を急に変えること
ゴロッ
要するに、呼吸を
乱すものはすべて
その原因となる
のです
要約
女性が衛生知識をもつことが望ましいという考えに対して、2 種類の反対意見がよく聞かれます
一つは女性から、
もう一つは男性から
女性は無謀に素人療法を行うが、健康の法則を本当に知ることだけがこれを防ぐ
男性はよくこのようなことを言います
女性に「健康の法則」
を教えるのはよくない！
薬を使う習慣がつくから！
現在でさえ素人療法が
多すぎるのに！
これは、まさにその通りです
多くのご婦人は一度医師から青い丸薬*2
の処方をしてもらうと、これを普通の緩下剤
として週に 2、3 回飲んだり、人にあげたり
してしまいます
これを知った医師は、比較的害にならない
緩下剤に切り替えます…するとその婦人は
「半分も効かない」と苦情を言うのです
もっと
強い薬！
ダメ！
薬を飲んだり飲ませたりする人の中には
ごく一般的な薬の名前さえ覚えようとせず、
例えばコロシンス（下剤）とコルチカム
（痛風・リウマチ薬）を混同する人もいます
鋭利な刃物で大いに遊んでいるのです
主治医の
処方薬
ですわ
ありがとう
ございます、
奥様

＊1　『The Medical Times and Gazette』（1859 年）に収載されているチャールズ・ウェスト博士の講義からの抜粋
＊2　胆汁過多を抑える作用のある水銀含有の丸薬

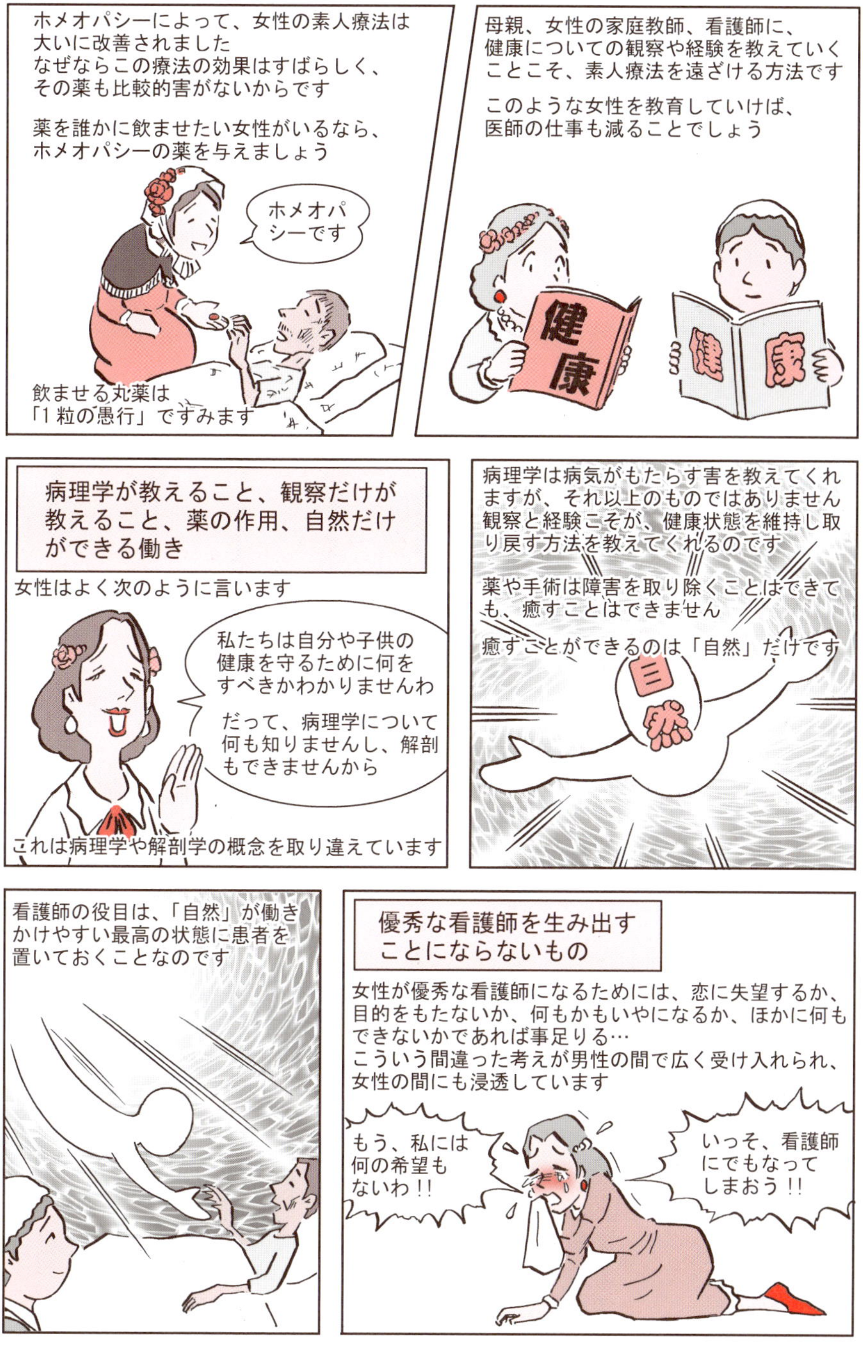
ホメオパシーによって、女性の素人療法は
大いに改善されました
なぜならこの療法の効果はすばらしく、
その薬も比較的害がないからです
薬を誰かに飲ませたい女性がいるなら、
ホメオパシーの薬を与えましょう
ホメオパシーです
飲ませる丸薬は
「1粒の愚行」ですみます
母親、女性の家庭教師、看護師に、
健康についての観察や経験を教えていく
ことこそ、素人療法を遠ざける方法です
このような女性を教育していけば、
医師の仕事も減ることでしょう
健康
健康
病理学が教えること、観察だけが
教えること、薬の作用、自然だけ
ができる働き
女性はよく次のように言います
私たちは自分や子供の
健康を守るために何を
すべきかわかりませんわ
だって、病理学について
何も知りませんし、解剖
もできませんから
これは病理学や解剖学の概念を取り違えています
病理学は病気がもたらす害を教えてくれ
ますが、それ以上のものではありません
観察と経験こそが、健康状態を維持し取
り戻す方法を教えてくれるのです
薬や手術は障害を取り除くことはできて
も、癒すことはできません
癒すことができるのは「自然」だけです
自然
看護師の役目は、「自然」が働き
かけやすい最高の状態に患者を
置いておくことなのです
優秀な看護師を生み出す
ことにならないもの
女性が優秀な看護師になるためには、恋に失望するか、
目的をもたないか、何もかもいやになるか、ほかに何も
できないかであれば事足りる…
こういう間違った考えが男性の間で広く受け入れられ、
女性の間にも浸透しています
もう、私には
何の希望も
ないわ!!
いっそ、看護師
にでもなって
しまおう!!

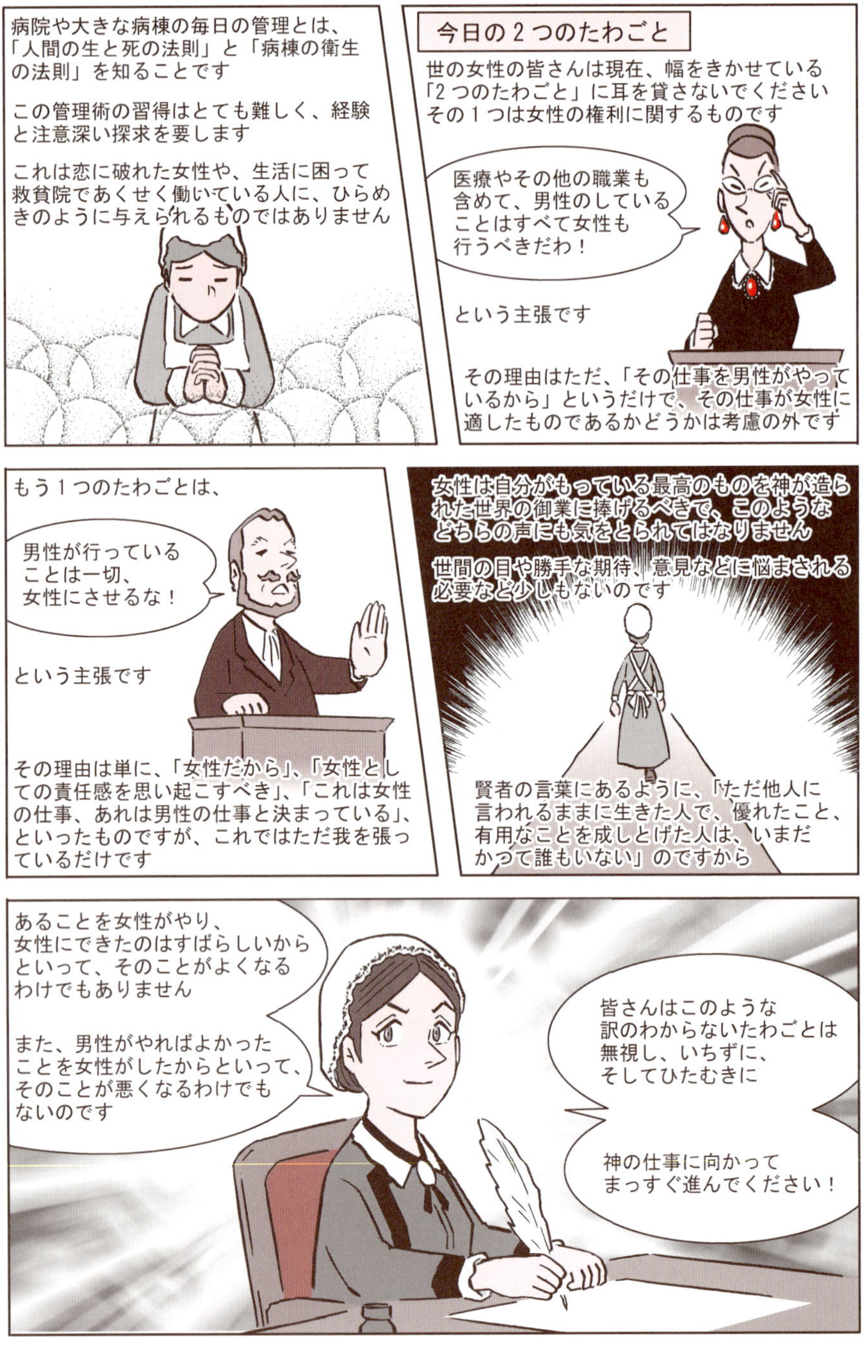
病院や大きな病棟の毎日の管理とは、「人間の生と死の法則」と「病棟の衛生の法則」を知ることです
この管理術の習得はとても難しく、経験と注意深い探求を要します
これは恋に破れた女性や、生活に困って救貧院であくせく働いている人に、ひらめきのように与えられるものではありません
今日の２つのたわごと
世の女性の皆さんは現在、幅をきかせている「２つのたわごと」に耳を貸さないでください
その１つは女性の権利に関するものです
医療やその他の職業も含めて、男性のしていることはすべて女性も行うべきだわ！
という主張です
その理由はただ、「その仕事を男性がやっているから」というだけで、その仕事が女性に適したものであるかどうかは考慮の外です
もう１つのたわごとは、
男性が行っていることは一切、女性にさせるな！
という主張です
その理由は単に、「女性だから」、「女性としての責任感を思い起こすべき」、「これは女性の仕事、あれは男性の仕事と決まっている」、といったものですが、これではただ我を張っているだけです
女性は自分がもっている最高のものを神が造られた世界の御業に捧げるべきで、このようなどちらの声にも気をとられてはなりません
世間の目や勝手な期待、意見などに悩まされる必要など少しもないのです
賢者の言葉にあるように、「ただ他人に言われるままに生きた人で、優れたこと、有用なことを成しとげた人は、いまだかつて誰もいない」のですから
あることを女性がやり、女性にできたのはすばらしいからといって、そのことがよくなるわけでもありません
また、男性がやればよかったことを女性がしたからといって、そのことが悪くなるわけでもないのです
皆さんはこのような訳のわからないたわごとは無視し、いちずに、そしてひたむきに
神の仕事に向かってまっすぐ進んでください！

補章

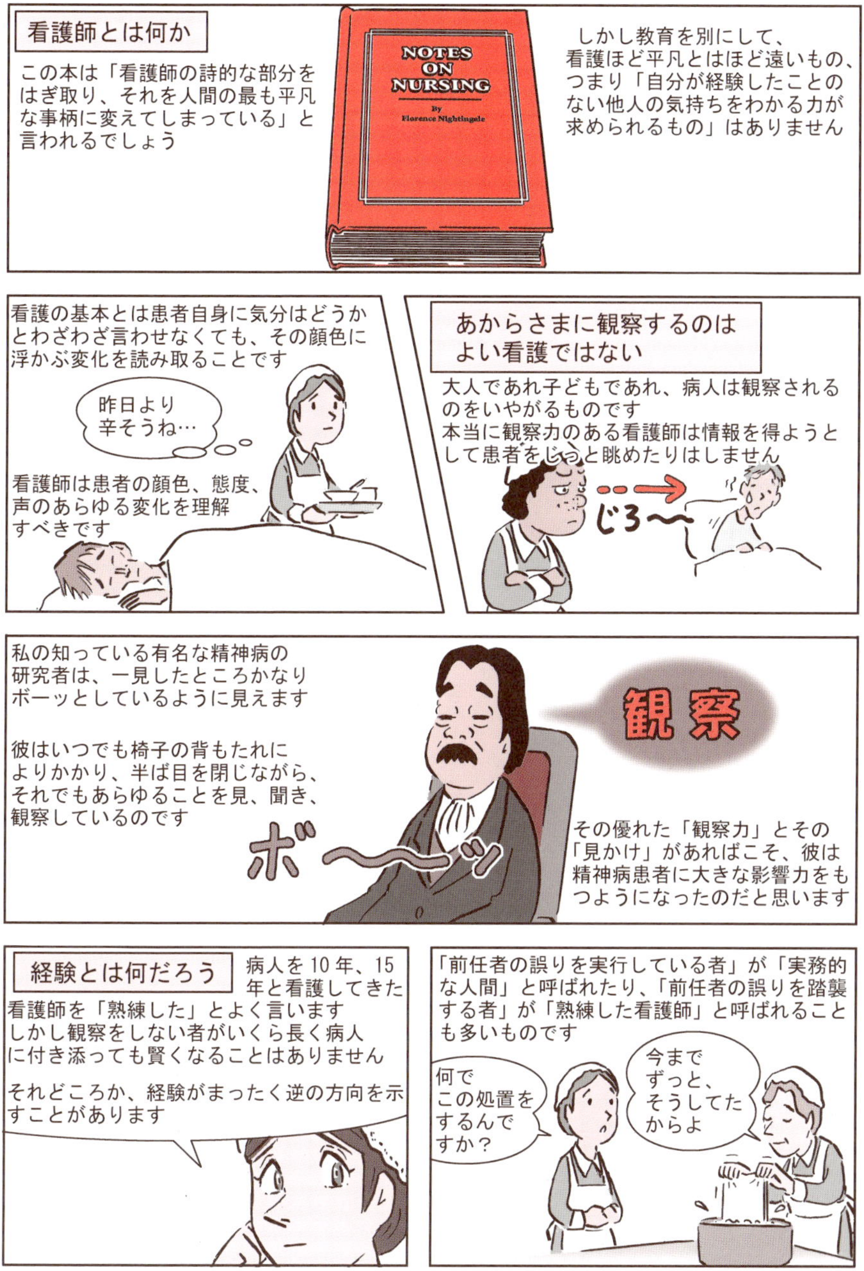

看護師とは何か
この本は「看護師の詩的な部分をはぎ取り、それを人間の最も平凡な事柄に変えてしまっている」と言われるでしょう
NOTES ON NURSING By Florence Nightingale
しかし教育を別にして、看護ほど平凡とはほど遠いもの、つまり「自分が経験したことのない他人の気持ちをわかる力が求められるもの」はありません
看護の基本とは患者自身に気分はどうかとわざわざ言わせなくても、その顔色に浮かぶ変化を読み取ることです
昨日より辛そうね…
看護師は患者の顔色、態度、声のあらゆる変化を理解すべきです
あからさまに観察するのはよい看護ではない
大人であれ子どもであれ、病人は観察されるのをいやがるものです
本当に観察力のある看護師は情報を得ようとして患者をじっと眺めたりはしません
じろ〜〜
私の知っている有名な精神病の研究者は、一見したところかなりボーッとしているように見えます
彼はいつでも椅子の背もたれによりかかり、半ば目を閉じながら、それでもあらゆることを見、聞き、観察しているのです
観察
ボ〜〜ッ
その優れた「観察力」とその「見かけ」があればこそ、彼は精神病患者に大きな影響力をもつようになったのだと思います
経験とは何だろう
病人を 10 年、15 年と看護してきた看護師を「熟練した」とよく言います
しかし観察をしない者がいくら長く病人に付き添っても賢くなることはありません
それどころか、経験がまったく逆の方向を示すことがあります
「前任者の誤りを実行している者」が「実務的な人間」と呼ばれたり、「前任者の誤りを踏襲する者」が「熟練した看護師」と呼ばれることも多いものです
何でこの処置をするんですか？
今までずっと、そうしてたからよ

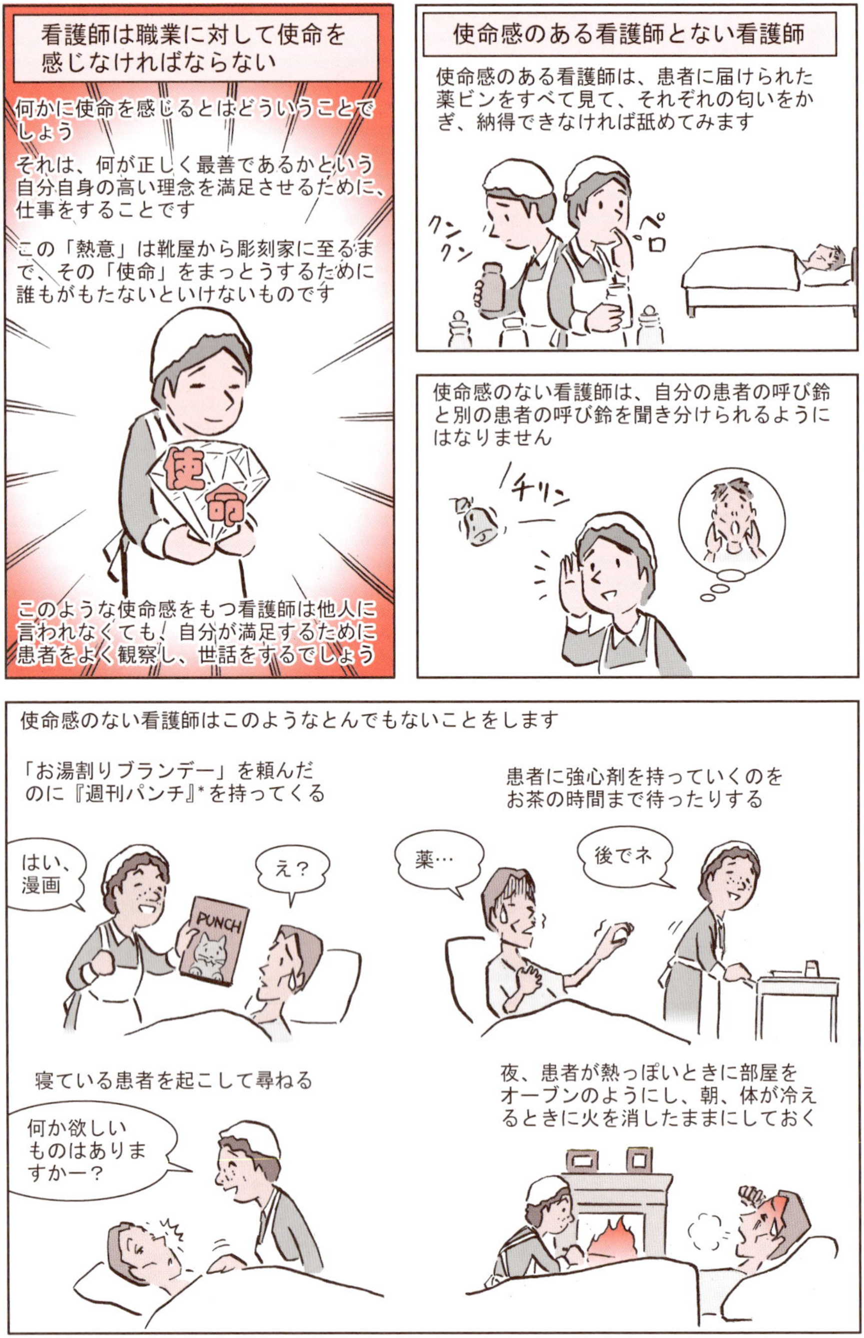
看護師は職業に対して使命を感じなければならない
何かに使命を感じるとはどういうことでしょう
それは、何が正しく最善であるかという自分自身の高い理念を満足させるために、仕事をすることです
この「熱意」は靴屋から彫刻家に至るまで、その「使命」をまっとうするために誰もがもたないといけないものです
使命
このような使命感をもつ看護師は他人に言われなくても、自分が満足するために患者をよく観察し、世話をするでしょう
使命感のある看護師とない看護師
使命感のある看護師は、患者に届けられた薬ビンをすべて見て、それぞれの匂いをかぎ、納得できなければ舐めてみます
クンクン
ペロ
使命感のない看護師は、自分の患者の呼び鈴と別の患者の呼び鈴を聞き分けられるようにはなりません
チリン
使命感のない看護師はこのようなとんでもないことをします
「お湯割りブランデー」を頼んだのに『週刊パンチ』* を持ってくる
はい、漫画
え？
PUNCH
患者に強心剤を持っていくのをお茶の時間まで待ったりする
薬…
後でネ
寝ている患者を起こして尋ねる
何か欲しいものはありますかー？
夜、患者が熱っぽいときに部屋をオーブンのようにし、朝、体が冷えるときに火を消したままにしておく

＊ 1841 年に創刊されたイギリスの週刊風刺漫画雑誌。この本をもとに日本で出版された雑誌『ジャパン・パンチ』が漫画の俗称「ポンチ絵」の語源

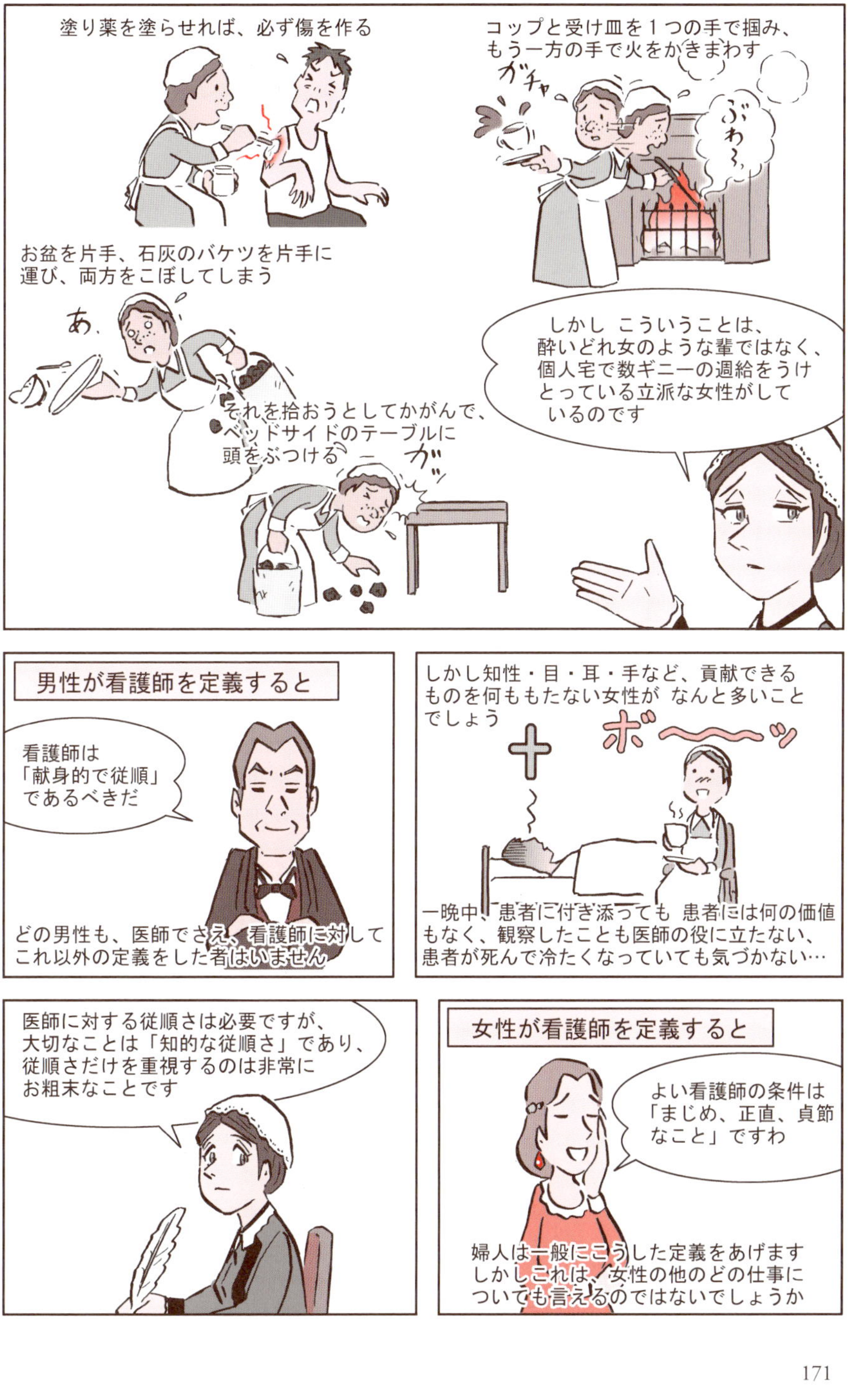

塗り薬を塗らせれば、必ず傷を作る
コップと受け皿を1つの手で掴み、
もう一方の手で火をかきまわす
ガチャ
ぶわ～
お盆を片手、石灰のバケツを片手に
運び、両方をこぼしてしまう
あ、
それを拾おうとしてかがんで、
ベッドサイドのテーブルに
頭をぶつける
ガッ
しかし こういうことは、
酔いどれ女のような輩ではなく、
個人宅で数ギニーの週給をうけ
とっている立派な女性がして
いるのです
男性が看護師を定義すると
看護師は
「献身的で従順」
であるべきだ
どの男性も、医師でさえ、看護師に対して
これ以外の定義をした者はいません
しかし知性・目・耳・手など、貢献できる
ものを何ももたない女性が なんと多いこと
でしょう
ボ～～ッ
一晩中、患者に付き添っても 患者には何の価値
もなく、観察したことも医師の役に立たない、
患者が死んで冷たくなっていても気づかない…
医師に対する従順さは必要ですが、
大切なことは「知的な従順さ」であり、
従順さだけを重視するのは非常に
お粗末なことです
女性が看護師を定義すると
よい看護師の条件は
「まじめ、正直、貞節
なこと」ですわ
婦人は一般にこうした定義をあげます
しかしこれは、女性の他のどの仕事に
ついても言えるのではないでしょうか

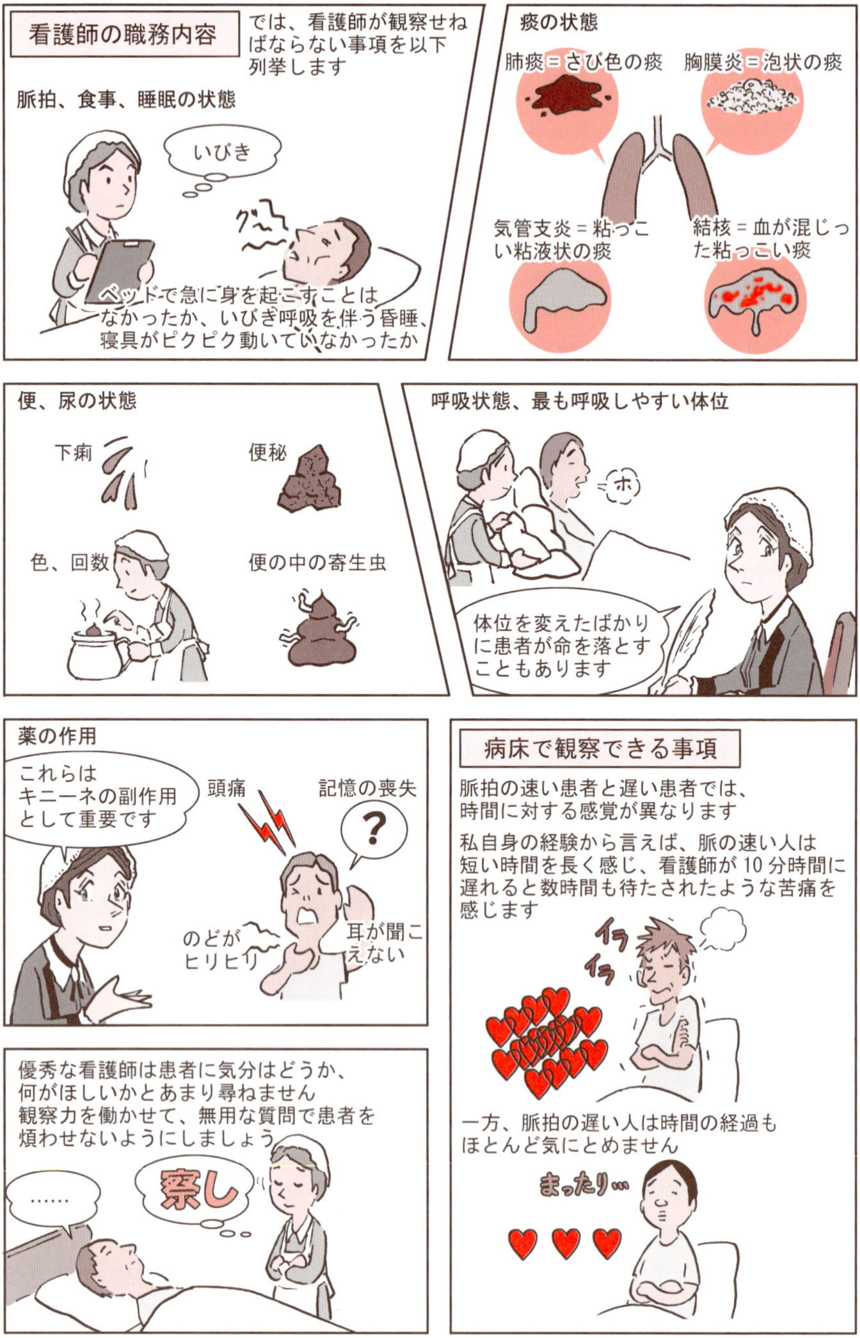

看護師の職務内容
では、看護師が観察せねばならない事項を以下列挙します
脈拍、食事、睡眠の状態
いびき
ベッドで急に身を起こすことはなかったか、いびき呼吸を伴う昏睡、寝具がピクピク動いていなかったか
痰の状態
肺炎＝さび色の痰
胸膜炎＝泡状の痰
気管支炎＝粘っこい粘液状の痰
結核＝血が混じった粘っこい痰
便、尿の状態
下痢
便秘
色、回数
便の中の寄生虫
呼吸状態、最も呼吸しやすい体位
ホ
体位を変えたばかりに患者が命を落とすこともあります
薬の作用
これらはキニーネの副作用として重要です
頭痛
記憶の喪失
?
のどがヒリヒリ
耳が聞こえない
優秀な看護師は患者に気分はどうか、何がほしいかとあまり尋ねません
観察力を働かせて、無用な質問で患者を煩わせないようにしましょう
……
察し
病床で観察できる事項
脈拍の速い患者と遅い患者では、時間に対する感覚が異なります
私自身の経験から言えば、脈の速い人は短い時間を長く感じ、看護師が10分時間に遅れると数時間も待たされたような苦痛を感じます
イラ
イラ
一方、脈拍の遅い人は時間の経過もほとんど気にとめません
まったり…

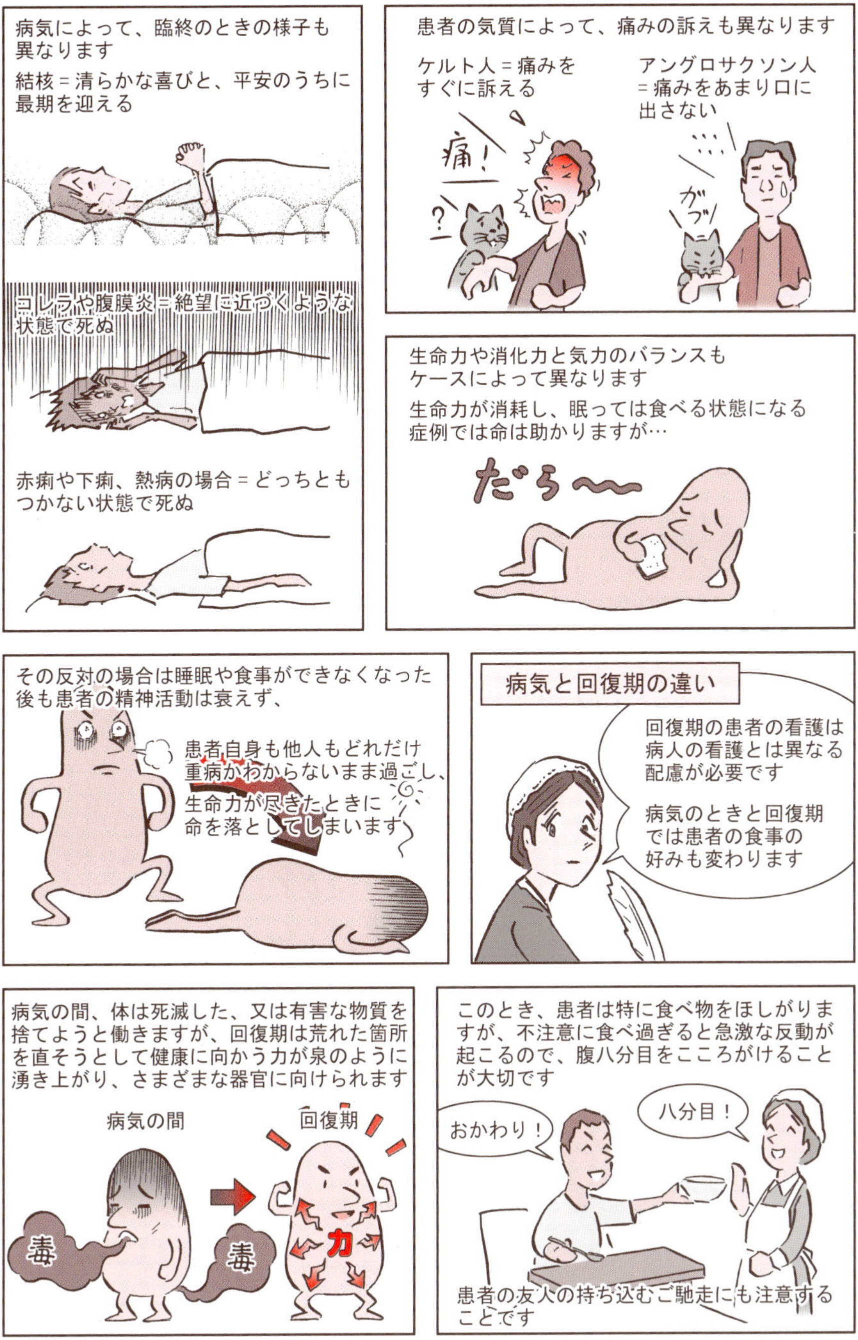

病気によって、臨終のときの様子も異なります
結核＝清らかな喜びと、平安のうちに最期を迎える
コレラや腹膜炎＝絶望に近づくような状態で死ぬ
赤痢や下痢、熱病の場合＝どっちともつかない状態で死ぬ
患者の気質によって、痛みの訴えも異なります
ケルト人＝痛みをすぐに訴える
痛！
?
アングロサクソン人＝痛みをあまり口に出さない
ガブ
生命力や消化力と気力のバランスもケースによって異なります
生命力が消耗し、眠っては食べる状態になる症例では命は助かりますが…
だら〜〜
その反対の場合は睡眠や食事ができなくなった後も患者の精神活動は衰えず、
患者自身も他人もどれだけ重病かわからないまま過ごし、生命力が尽きたときに命を落としてしまいます
病気と回復期の違い
回復期の患者の看護は病人の看護とは異なる配慮が必要です
病気のときと回復期では患者の食事の好みも変わります
病気の間、体は死滅した、又は有害な物質を捨てようと働きますが、回復期は荒れた箇所を直そうとして健康に向かう力が泉のように湧き上がり、さまざまな器官に向けられます
病気の間
回復期
毒
毒
力
このとき、患者は特に食べ物をほしがりますが、不注意に食べ過ぎると急激な反動が起こるので、腹八分目をこころがけることが大切です
おかわり！
八分目！
患者の友人の持ち込むご馳走にも注意することです

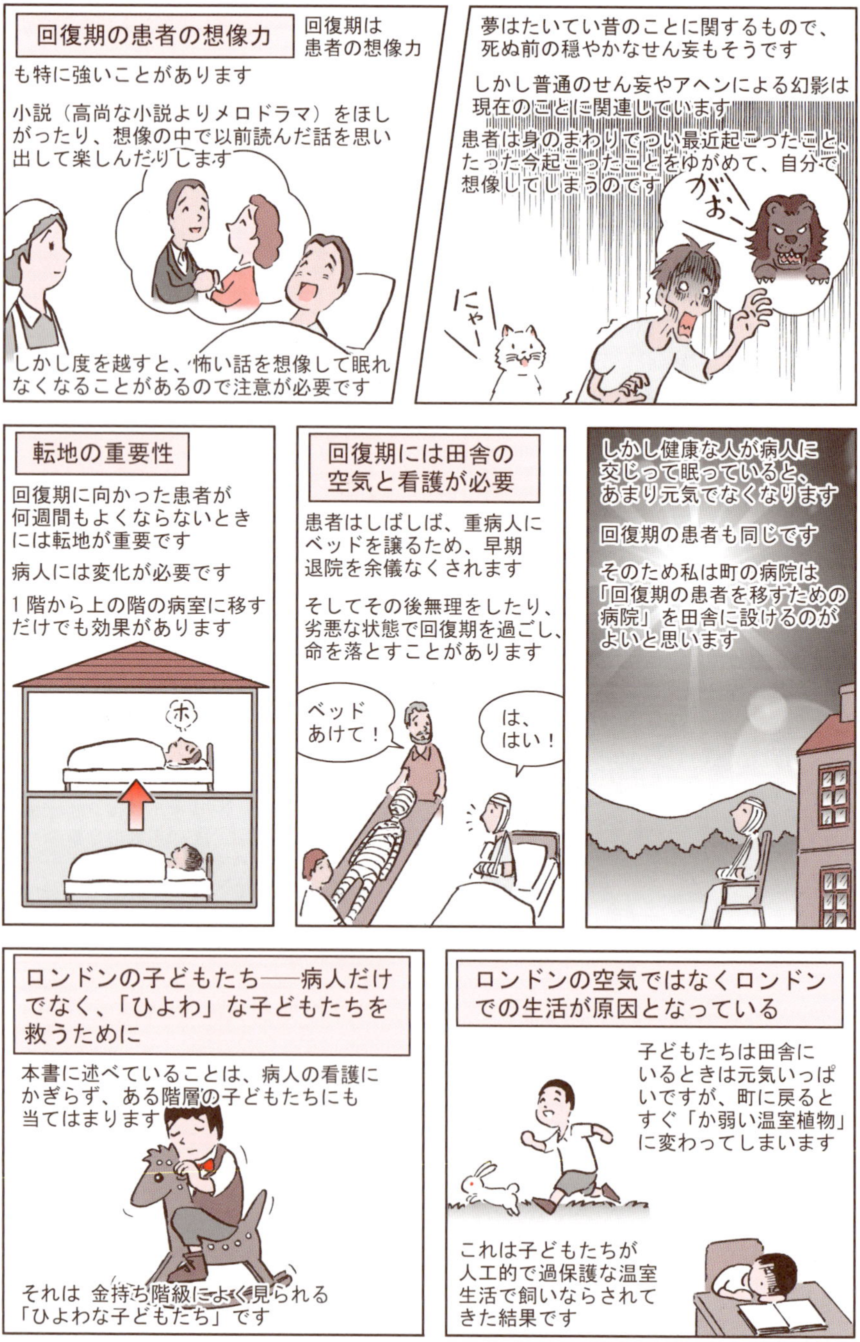

回復期の患者の想像力
回復期は患者の想像力も特に強いことがあります
小説（高尚な小説よりメロドラマ）をほしがったり、想像の中で以前読んだ話を思い出して楽しんだりします
しかし度を越すと、怖い話を想像して眠れなくなることがあるので注意が必要です
夢はたいてい昔のことに関するもので、死ぬ前の穏やかなせん妄もそうです
しかし普通のせん妄やアヘンによる幻影は現在のことに関連しています
患者は身のまわりでつい最近起こったこと、たった今起こったことをゆがめて、自分で想像してしまうのです
がおー
にゃー
転地の重要性
回復期に向かった患者が何週間もよくならないときには転地が重要です
病人には変化が必要です
1階から上の階の病室に移すだけでも効果があります
ホ
回復期には田舎の空気と看護が必要
患者はしばしば、重病人にベッドを譲るため、早期退院を余儀なくされます
そしてその後無理をしたり、劣悪な状態で回復期を過ごし、命を落とすことがあります
ベッドあけて！
は、はい！
しかし健康な人が病人に交じって眠っていると、あまり元気でなくなります
回復期の患者も同じです
そのため私は町の病院は「回復期の患者を移すための病院」を田舎に設けるのがよいと思います
ロンドンの子どもたち――病人だけでなく、「ひよわ」な子どもたちを救うために
本書に述べていることは、病人の看護にかぎらず、ある階層の子どもたちにも当てはまります
それは 金持ち階級によく見られる「ひよわな子どもたち」です
ロンドンの空気ではなくロンドンでの生活が原因となっている
子どもたちは田舎にいるときは元気いっぱいですが、町に戻るとすぐ「か弱い温室植物」に変わってしまいます
これは子どもたちが人工的で過保護な温室生活で飼いならされてきた結果です

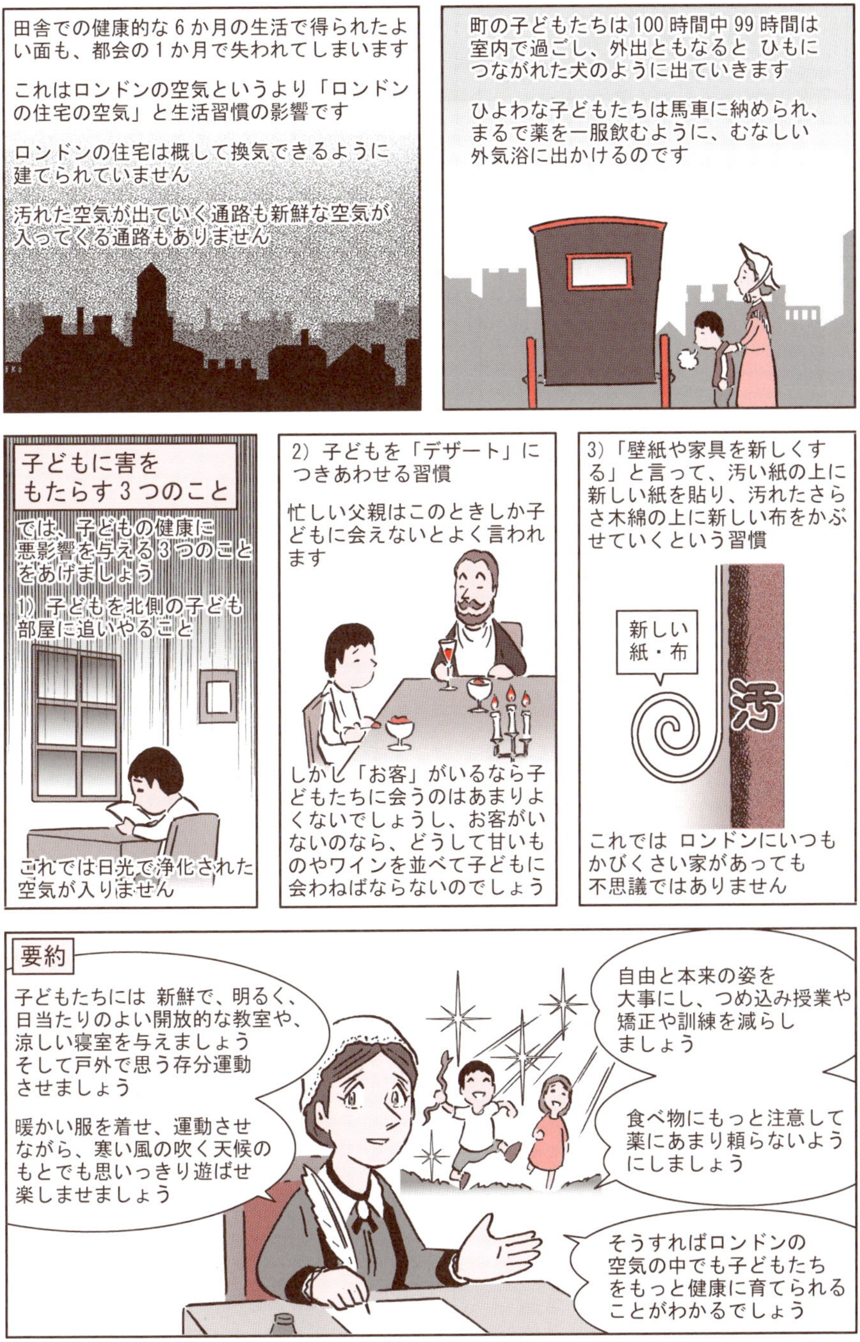
田舎での健康的な6か月の生活で得られたよい面も、都会の1か月で失われてしまいます
これはロンドンの空気というより「ロンドンの住宅の空気」と生活習慣の影響です
ロンドンの住宅は概して換気できるように建てられていません
汚れた空気が出ていく通路も新鮮な空気が入ってくる通路もありません
町の子どもたちは100時間中99時間は室内で過ごし、外出ともなると ひもにつながれた犬のように出ていきます
ひよわな子どもたちは馬車に納められ、まるで薬を一服飲むように、むなしい外気浴に出かけるのです
子どもに害をもたらす3つのこと
では、子どもの健康に悪影響を与える3つのことをあげましょう
1) 子どもを北側の子ども部屋に追いやること
これでは日光で浄化された空気が入りません
2) 子どもを「デザート」につきあわせる習慣
忙しい父親はこのときしか子どもに会えないとよく言われます
しかし「お客」がいるなら子どもたちに会うのはあまりよくないでしょうし、お客がいないのなら、どうして甘いものやワインを並べて子どもに会わねばならないのでしょう
3)「壁紙や家具を新しくする」と言って、汚い紙の上に新しい紙を貼り、汚れたさらさ木綿の上に新しい布をかぶせていくという習慣
新しい紙・布
汚
これでは ロンドンにいつもかびくさい家があっても不思議ではありません
要約
子どもたちには 新鮮で、明るく、日当たりのよい開放的な教室や、涼しい寝室を与えましょう そして戸外で思う存分運動させましょう
暖かい服を着せ、運動させながら、寒い風の吹く天候のもとでも思いっきり遊ばせ楽しませましょう
自由と本来の姿を大事にし、つめ込み授業や矯正や訓練を減らしましょう
食べ物にもっと注意して薬にあまり頼らないようにしましょう
そうすればロンドンの空気の中でも子どもたちをもっと健康に育てられることがわかるでしょう

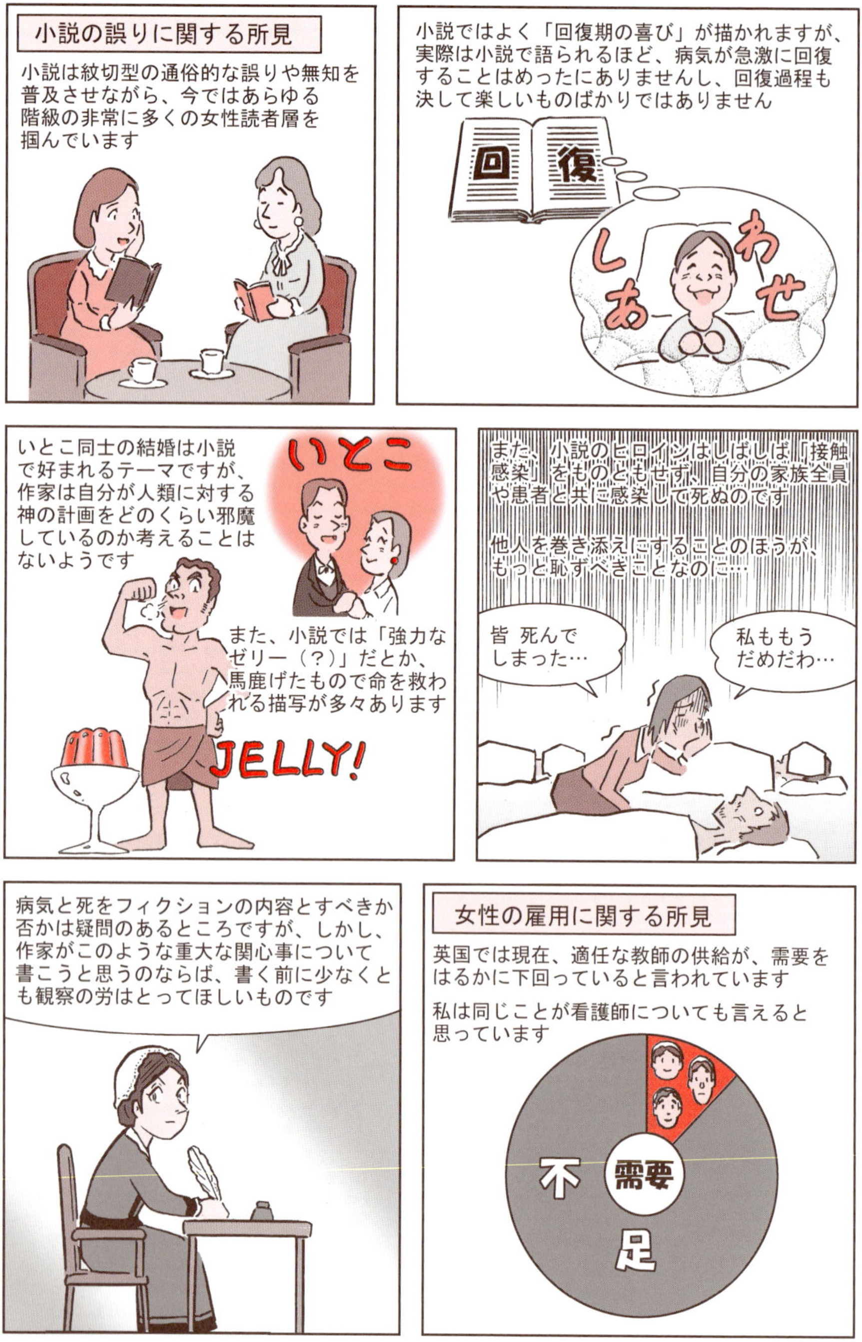

小説の誤りに関する所見
小説は紋切型の通俗的な誤りや無知を普及させながら、今ではあらゆる階級の非常に多くの女性読者層を掴んでいます
小説ではよく「回復期の喜び」が描かれますが、実際は小説で語られるほど、病気が急激に回復することはめったにありませんし、回復過程も決して楽しいものばかりではありません
回
復
しあわせ
いとこ同士の結婚は小説で好まれるテーマですが、作家は自分が人類に対する神の計画をどのくらい邪魔しているのか考えることはないようです
いとこ
また、小説では「強力なゼリー（？）」だとか、馬鹿げたもので命を救われる描写が多々あります
JELLY!
また、小説のヒロインはしばしば「接触感染」をものともせず、自分の家族全員や患者と共に感染して死ぬのです
他人を巻き添えにすることのほうが、もっと恥ずべきことなのに…
皆 死んでしまった…
私ももうだめだわ…
病気と死をフィクションの内容とすべきか否かは疑問のあるところですが、しかし、作家がこのような重大な関心事について書こうと思うのならば、書く前に少なくとも観察の労はとってほしいものです
女性の雇用に関する所見
英国では現在、適任な教師の供給が、需要をはるかに下回っていると言われています
私は同じことが看護師についても言えると思っています
需要
不
足

英国で看護師として雇われている女性の数についての所見

1851 年度の国勢調査によると、英国の職業看護師は 2 万 5466 人、個人の家庭で看護・保育にあたっている者は 3 万 9139 人、助産師は 2822 人でした

このうち家庭で看護･保育にあたっている者はその半数が 5～20 歳の年齢層で、職業看護師はその半数が 60 歳以上です
この人たちの能率をよくして、できるだけ多くの人に健康の本当の意味を普及させる役割を果たしてもらうことが、「国家としての大きな事業」であると言えるでしょう

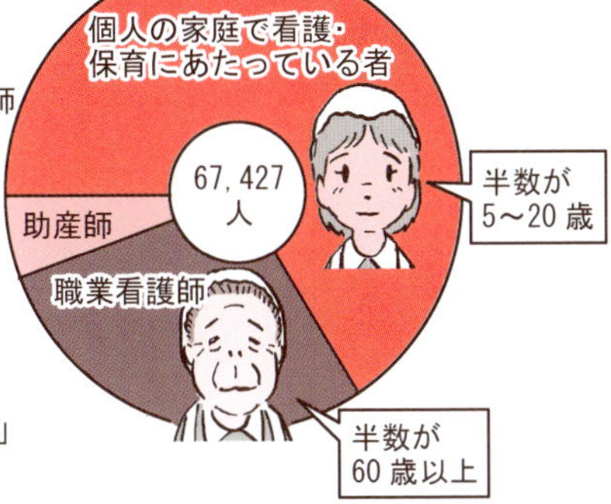

個人の家庭で看護･保育にあたっている者
67,427 人
半数が 5～20 歳
助産師
職業看護師
半数が 60 歳以上

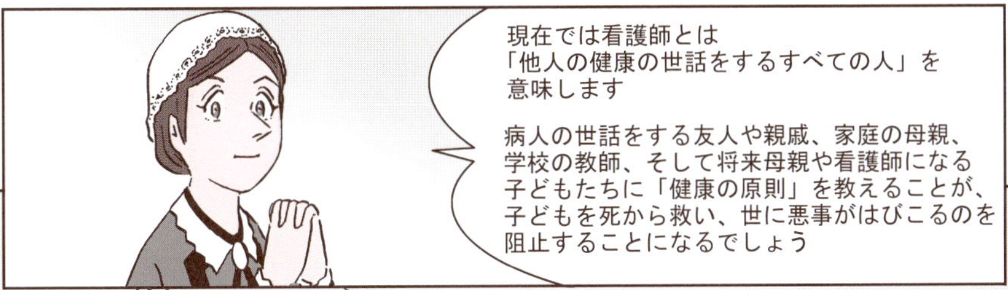

現在では看護師とは「他人の健康の世話をするすべての人」を意味します
病人の世話をする友人や親戚、家庭の母親、学校の教師、そして将来母親や看護師になる子どもたちに「健康の原則」を教えることが、子どもを死から救い、世に悪事がはびこるのを阻止することになるでしょう

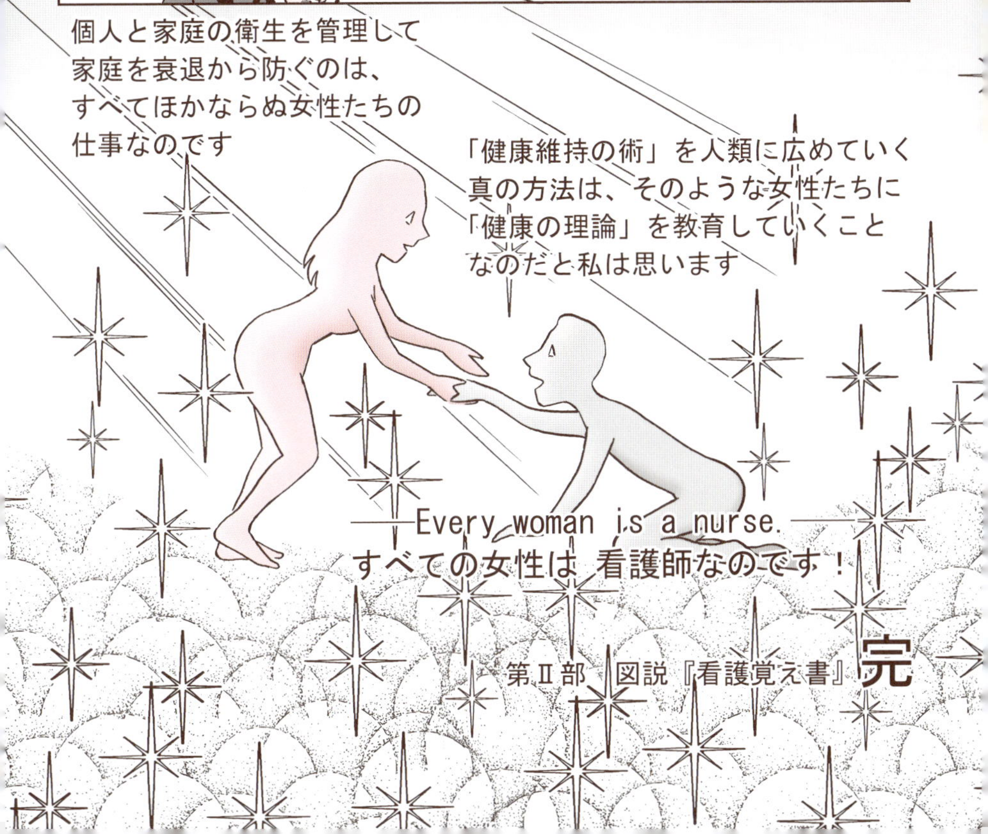

個人と家庭の衛生を管理して家庭を衰退から防ぐのは、すべてほかならぬ女性たちの仕事なのです
「健康維持の術」を人類に広めていく真の方法は、そのような女性たちに「健康の理論」を教育していくことなのだと私は思います
──Every woman is a nurse.──
すべての女性は 看護師なのです！
第Ⅱ部 図説『看護覚え書』完

あとがき

フローレンス・ナイチンゲールは生涯、家族との確執に悩んだ人です。

心の通わない母と姉。鷹揚ではあっても家のもめごとにはどこか他人事の父。彼女は家族の中で一人激しい孤立感を感じながら成長します。幼い頃からいっぱいいっぱいの精神状態だったのです。

やがて彼女にとって、家庭は嫌悪すべき呪縛の対象となります。いっぱいいっぱいがあふれかえり、ついに正気が保てなくなってしまいます。「神の声」を聞き「白昼夢」にふけり、「こちらの世界」と「あちらの世界」を行きつ戻りつしながら、紙一重で現世にとどまるフローレンス。希死念慮にさいなまれながら彼女が命をつないだのは、“自分が神に選ばれたのだ”という思いに裏づけられた自尊心からでしょうか。

そして後半生は独房にこもるかのように寝たきりとなり、病気というシェルターの中でようやく自由を得たのかもしれません。「狂気の中でこそ正気を保つことができる」ということが、人間にはままあるものです。そんなフローレンスの生涯を描きながら、ボクは彼女の中に自分の母を見ていました。

ボクの母親は「霊能者」でした。彼女は常々、「自分には霊感があり、死んだ人の姿が見えたり声が聞こえたりするのだ」と話していました。風呂に入れば湯気の中に死者が現れ、部屋に寝転がれば壁に死者の顔が浮かび上がる。足元を人魂が転がり回り、耳元では死者の声が囁く……。母の話す霊体験は、どれも子ども心に恐ろしく、ボクの幼少期のトラウマになっています。

母はいわゆる「捨て子」でした。「親がないということがどれほど心細いことか。私は自分を守るために、特殊な力を身につけたのだ」と、彼女はよく話していました。彼女は体が弱く、昼間からよく床に伏していました。霊感を使うのはエネルギーを消耗するそうで、ストレスが高まるといつも目が見えなくなって倒れました。彼女はひたすら毎日、“目に見えない何か”と闘っているようでした。

家庭とは最小単位のカルト集団のようなもので、子どもは否応なく多かれ少なかれ親に洗脳されながら成長します。そんなわけで子どもの頃のボクは、「母には常人にはない特別な力があるのだ」と信じて疑いませんでした。しかし思春期を過ぎたころから、ボクは少しずつ母を疑いはじめました。そして医学部に進学後は「母は家族の関心を惹きつけるために、みずから病気を作り上げて、そこに逃げ込んでいるのではないか」と、あるいは「彼女の見る幽霊は、不安定な精神が作り出した幻聴や幻覚のたぐいではないか」と、思うようになりました。

もっとも、母に対して面と向かって否定はしませんでした。いやむしろ、母を喜ばせようと彼女の話を信じているそぶりを続けたのです。

男というものは、大人になると母親とはあまり話をしなくなるもので、ボクも成人してからは、母と霊の話をすることはなくなりました。そうこうするうちに母は寝たきりになり、どんどん無口になり認知症を病み、ボクが30歳過ぎの頃、他界しました。

ボクの思い出の中の母は、いつも不安げで気難しい表情をしています。

「お母ちゃん、あのとき、何がいいたかったんやろ？　大人になってからも、もっと話聞いてあげたらよかった……」

髪に白髪が混じる年になり、少しは親の苦労もわかるようになったボクは、今頃になって母との失った会話を口惜しく思っています。お母さん、ごめんなさい……。そしてボクは、本当はまだ心のすみっこで、「母は実際に死者と交信していたのではないか」とも思っているのです。

病跡学の視点で眺めると、ユニークな業績を残した学者には、なんらかの障害を持った人が多いものです。フローレンス・ナイチンゲールもその一人だったのかもしれません。彼女はそれゆえに、たえず居場所のなさをおぼえ、苦しみ、しかし、ついにはその運命と折り合いをつけ、飼いならし、見事にそれを昇華したのかもしれません。

ボクは彼女が成し遂げた業績についてはもちろんですが、同時に彼女がどれほどの「生き苦しさ」の中で、それを乗り越えていったのかということに、深い尊敬と愛おしさを感じるのです。

世の中には3つのカテゴリーの人間しか存在しません。カテゴリー1はすでに死んでしまった人たち、カテゴリー2は現在を生きる我々、カテゴリー3はこれから生まれてくる人たちです。今、この本を読んでいる皆さんも、これを書いているボクも、あと数十年のうちには、等しくカテゴリー1に飲み込まれます。我々はその前後のカテゴリーに比べると、圧倒的なマイノリティーなのです。

本書の執筆中、うまく筆が進まず悩んでいたときに、担当編集者の青木さんがこう言ってくれました。

「大丈夫ですよ。死者は待ってくれます」

たしかに……。悠久の世界に眠る死者の視点に立てば、我々生者の営みなど、ほんの些末事――。その言葉に支えられて原稿を仕上げることができたような気がします。

ボクは母のように、死者と話をすることはできません。ただ、あと数十年して次のカテゴリーで、直接ナイチンゲール女史にこの本を読んでいただく機会があれば、少しは褒めていただけるような仕事ができたのではないかと信じたいと思います。

マザー・テレサは、愛は家庭から始まると言いました。フローレンス・ナイチンゲールも看護の基本が家庭にあると述べています。この本を読んだ後、皆さんはぜひご家族に、いつもより優しく接してあげてくださいね。世の中に家族以上に大切なものはないのですから。

本書の制作には本当にたくさんの方々にお世話になりました。刊行にあたり素敵な文章を寄せてくださった薄井坦子先生。川嶋みどり先生。装丁背景画像の収集にご尽力いただいた全国の看護学校の皆様と、医学書院の販売部チーム。月刊『看護教育』誌連載中の担当編集を務めてくださった加藤寛之さん。いつもすてきな装丁を作ってくださるデザイナーの柳沢耕平さん。そして何より連載の準備段階から単行本の企画構成まで、多大なご助言ご協力をいただいた青木大祐さん（彼の存在なくしてこの本は存在しませんでした）に、この場を借りてお礼を申し上げます。ありがとうございました。

フローレンス・ナイチンゲール女史、そしてボクの母に、この本を捧げます。

平成26年1月　東京都 町田市の自宅書斎にて

茨木　保

主要参考資料（発行順）

・『フロレンス・ナイティンゲール』Lucy Seymer 著，湯槇ます訳，B6，288 頁，メヂカルフレンド社，1965 年
・『もうひとりのナイチンゲール　誤解されてきたその生涯』吉岡修一郎著，新書，180 頁，医学書院，1966 年
・『ナイチンゲール著作集（全 3 巻）』F. Nightingale 著，湯槇ます監，薄井坦子，小玉香津子，田村真，金子道子，鳥海美恵子，小南吉彦編訳，A5，第 1 巻 524 頁，第 2 巻 392 頁，第 3 巻 532 頁，現代社，第 2 巻 1974 年・第 1 巻 1975 年（第 2 版 1983 年）・第 3 巻 1977 年
・『フロレンス・ナイチンゲールの生涯』（全 2 巻）C. Woodham-Smith 著，武山満智子，小南吉彦訳，A5，864 頁，現代社，1981 年
・『ナイチンゲールの生涯』Elspeth Huxley 著，新治弟三，嶋勝次訳，B5，260 頁，メヂカルフレンド社，1981 年
・『ナイチンゲール』Pam Brown 著，茅野美ど里訳，A5，180 頁，偕成社，1991 年
・『統計学者としてのナイチンゲール』多尾清子著，A5，152 頁，医学書院，1991 年
・『ナイティンゲール その生涯と思想』（全 3 巻）Edward Cook 著，中村妙子，友枝久美子訳，A5，第 1 巻 408 頁，第 2 巻 411 頁，第 3 巻 439 頁，時空出版，第 1 巻 1993 年，第 2，3 巻 1994 年
・『ナイティンゲール看護覚え書 決定版』V. Skretkowicz 著，助川尚子訳，A5，352 頁，1998 年
・『NOTES ON HOSPITALS Third Edition，1863 BY FLORENCE NIGHTINGALE【復刻版】』幸書房，大型，187 頁，2006 年
・『看護覚え書　看護であること看護でないこと 改訳第 7 版』F. ナイチンゲール著，湯槇ます，薄井坦子，小玉香津子，田村眞，小南吉彦訳，A5，299 頁，現代社，2011 年

＊2014 年現在入手可能なもの

●フローレンス・ナイチンゲール 年譜と主著

西　暦	で　き　ご　と	関連話
1820年	5月12日、ナイチンゲール家の次女として旅行先のイタリア・フィレンツェで誕生	第1話
1821年	一家で英国に帰国、リー・ハースト荘(ダービーシャー州)完成	第1話
1825年	父ウィリアム、エンブリー荘(ハンプシャー州)購入	第1話
1832年	12歳頃からウィリアムによる家庭教育を受ける	第1話
1834年	父、国会(下院)議員選挙立候補を決意	第2話
1835年	父、イギリス総選挙(史上初のマニュフェスト選挙)で落選	第2話
1837年	はじめて「神の声」を聞く【16歳】	第2話
	母フランシス、エンブリー荘改装とその期間中の欧州旅行を提案	第2話
1839年	パリ社交界でメアリー・クラーク(クラーキー)と出会う	第2話
	一家でフランスより帰国、改装されたエンブリー荘を中心に生活する	第3話
1840年	体調を崩し、メイ叔母の後援によりロンドンで療養。数学に没頭(5か月で連れ戻される)	第3話
1842年	リチャード・モンクトン・ミルンズに出会う。リー・ハーストで貧民の現実を知る	第3話
1843年	貧民・病人救済活動に打ち込むが、母の反対で挫折。心身の不調と夢遊病に悩まされる	第3話
1844年	看護師になる決心をする【24歳】	第3、4話
1845年	看護師志望を家族に反対される。ニコルソンの求婚を断る	第4、5話
1846年	ブレースブリッジ夫妻と親交を深める。カイゼルスヴェルト学園年報を入手	第5話
1847年	ブレースブリッジ夫妻の旅行に同行、シドニー・ハーバートと出会う	第5話
1849年	ミルンズの求婚を断る。引き続き心身の不調に悩まされる	第5、6話
1850年	再びブレースブリッジ夫妻の旅行に同行、カイゼルスヴェルト学園初訪問	第6話
1851年	カイゼルスヴェルト学園再訪問(3か月研修)	第6話
	『カイゼルスウェルト学園によせて』出版	
1852年	小説『カサンドラ』執筆(後年、『思索への示唆』収載)	
1853年	ロンドン・ハーレイ街の婦人慈善病院再建責任者になる、「神の声」を聞く【33歳】	第7話
1854年	政府よりクリミア戦争の看護団結成・引率を依頼され、スクタリに出発【34歳】	第8〜11話
	『エジプトからの手紙』出版	
1855年	スクタリでの看護、病院改革に奮闘。本国でもその活躍が知れ渡る	第11話
1856年	クリミア戦争終結。帰国後、ヴィクトリア女王に陸軍衛生改革を提言	第12、13話

1857年	陸軍の保健に関する勅選衛生委員会発足、中心メンバーとして活躍、8月に過労で倒れる	第14話
1858年	バーリントンホテルで病床に伏しながら「一掃委員会」の仕事を続ける	第14話
	『英国陸軍の健康、能率および病院管理に影響をおよぼしている諸事情についての覚え書』(1857年報告書)、『女性による陸軍の看護』、『病院覚え書』(第1版)出版	第14、15話
1859年	インド駐在陸軍の保健衛生に関する勅選委員会発足	第15話
	『看護覚え書』(第1版)、『思索への示唆』(私家版)出版	第15話
1860年	ロンドン 聖トーマス病院にナイチンゲール看護学校設立	第15話
1861年	ハーバート死去、「神の声」を聞く【41歳】、アメリカの陸軍衛生改革に協力、ナイチンゲール助産師学校設立(ロンドン)	第16話
1862年	インド問題に関する『ナイチンゲール私見』発表	第17話
1863年	『インドにおける陸軍の衛生』、『病院覚え書』(第3版)出版	第17話
1865年	ロンドン サウスストリートに転居	第17話
	『インドの病院における看護』発表	
1867年	首都救貧法成立、ナイチンゲール助産師学校閉鎖、産褥熱原因調査を始める	第17話
	『救貧院病院における看護』出版	
1868年	『アグネス・ジョーンズをしのんで』発表(出版は1871年)	
1869年	『救貧覚え書』発表	第17話
1871年	『産院覚え書・序説』出版	第17話
1872年	ナイチンゲール看護学校の制度改革に着手するも、母の介護のためエンブリー荘に移る	第18話
1874年	父、ブレースブリッジ夫人死去。母とともにリー・ハースト荘に移る	第18話
1876年	『貧しい病人のための看護』発表	
1880年	8年間の介護を経て、母死去。『病院と患者』執筆(未発表)	第18話
1882年	『看護婦の訓練と病人の看護』発表(内科学辞典の項目として)	
1886年	看護師登録制度に関する論争が勃発、反対派の立場で闘う	
1889年	メイ叔母死去、この時期から視力の衰えが顕著に	
1890年	姉死去、チャリティレコードに協力して肉声を収録	第18話
1893年	『病人の看護と健康を守る看護』発表(シカゴ万博にて)	
1894年	『町や村での健康教育――農村の衛生』発表	
1897年	ヴィクトリア朝博覧会で看護展示が特設される	第18話
1901年	ほぼ失明状態になる	第18話
1907年	女性としてはじめてメリット勲章を授与される	第18話
1910年	ナイチンゲール看護学校設立50周年式典開催される(アメリカ) 8月13日死去、国葬辞退	第18話

*著作の邦題は『ナイチンゲール著作集』(湯槇ます監修、現代社)の表記に準じる

ナイチンゲールの夢——1893年

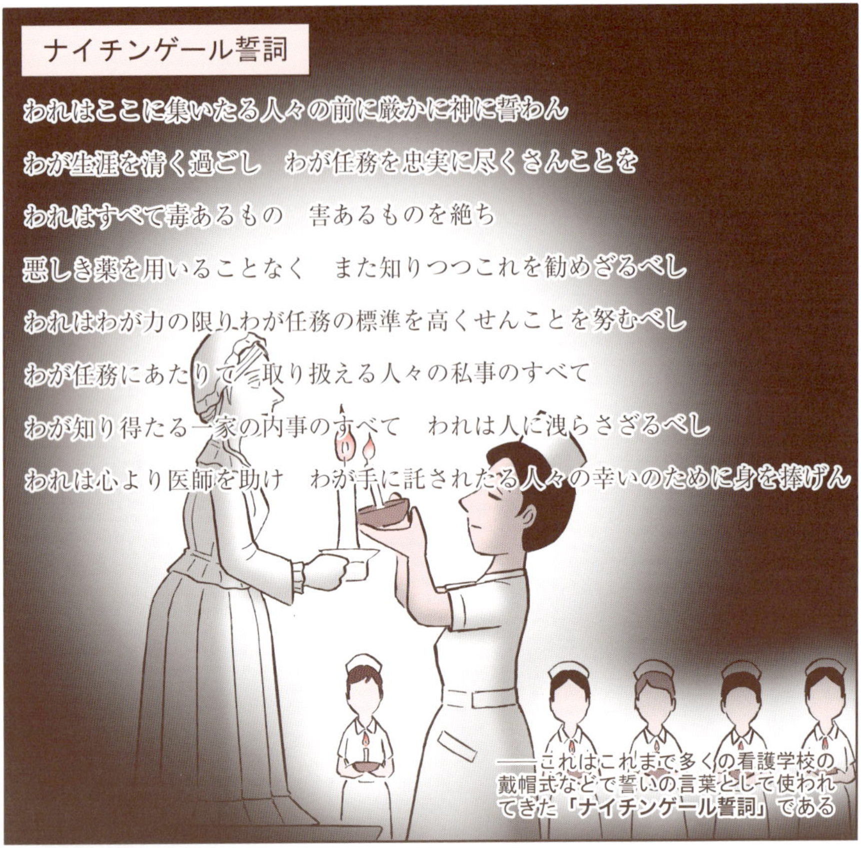
ナイチンゲール誓詞
われはここに集いたる人々の前に厳かに神に誓わん
わが生涯を清く過ごし　わが任務を忠実に尽くさんことを
われはすべて毒あるもの　害あるものを絶ち
悪しき薬を用いることなく　また知りつつこれを勧めざるべし
われはわが力の限りわが任務の標準を高くせんことを努むべし
わが任務にあたりて、取り扱える人々の私事のすべて
わが知り得たる一家の内事のすべて　われは人に洩らさざるべし
われは心より医師を助け　わが手に託されたる人々の幸いのために身を捧げん
――これはこれまで多くの看護学校の戴帽式などで誓いの言葉として使われてきた「ナイチンゲール誓詞」である

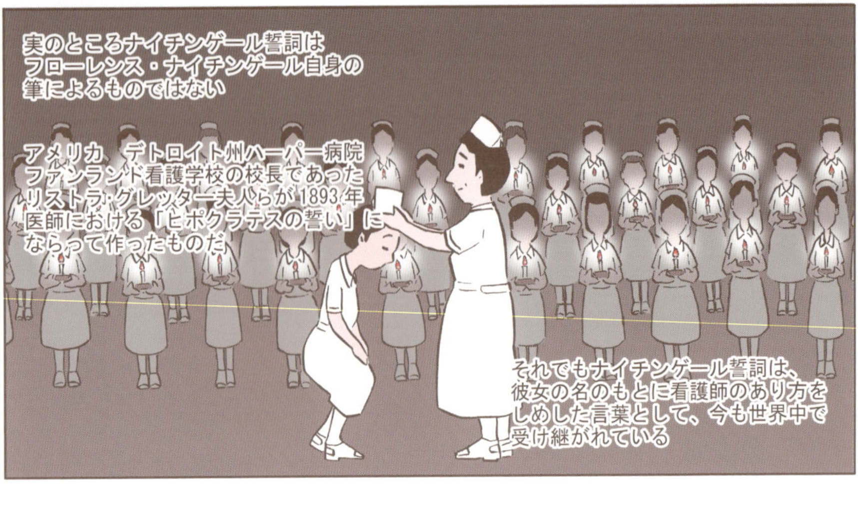
実のところナイチンゲール誓詞はフローレンス・ナイチンゲール自身の筆によるものではない
アメリカ　デトロイト州ハーパー病院ファンランド看護学校の校長であったリストラ・グレッター夫人らが1893年医師における「ヒポクラテスの誓い」にならって作ったものだ
それでもナイチンゲール誓詞は、彼女の名のもとに看護師のあり方をしめした言葉として、今も世界中で受け継がれている

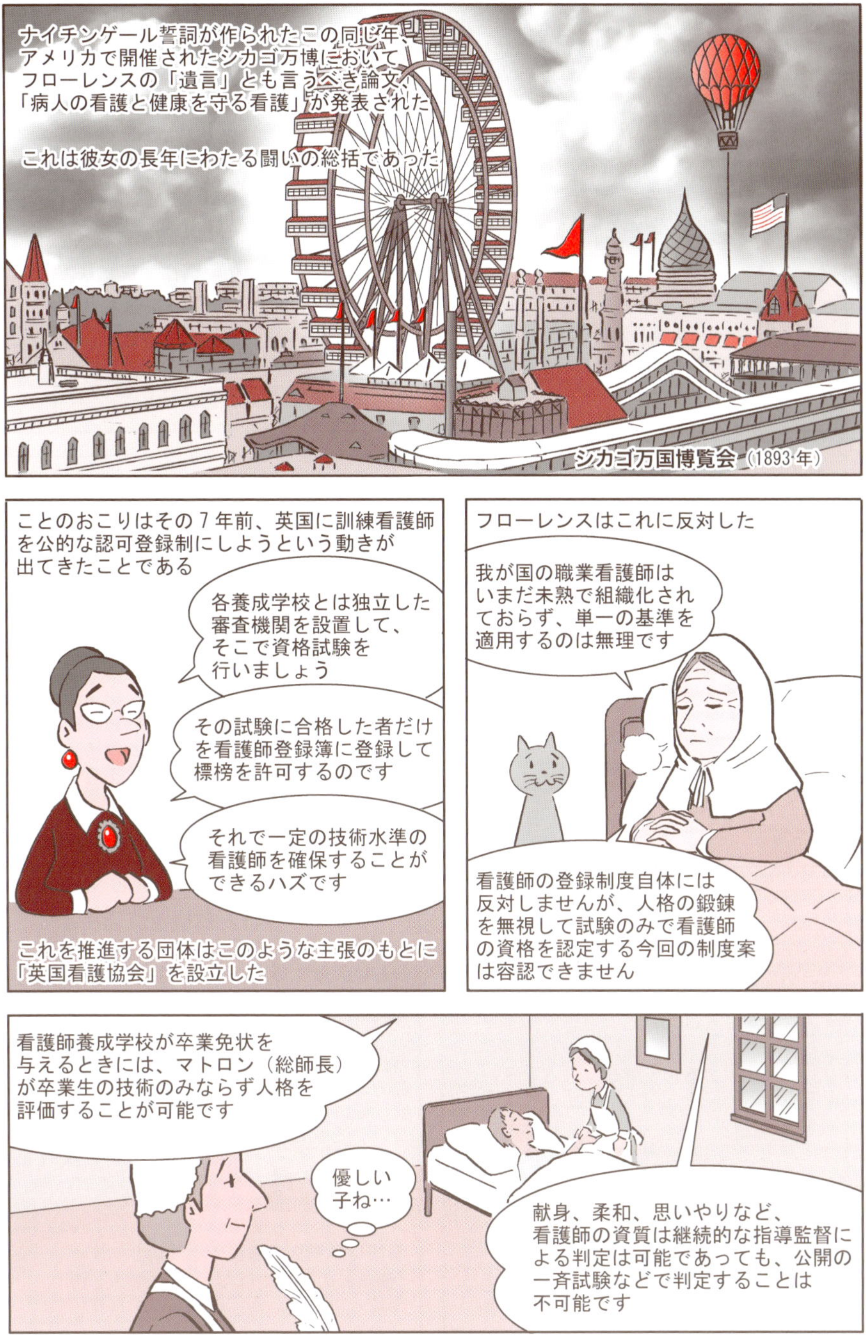

ナイチンゲール誓詞が作られたこの同じ年、
アメリカで開催されたシカゴ万博において
フローレンスの「遺言」とも言うべき論文、
「病人の看護と健康を守る看護」が発表された
これは彼女の長年にわたる闘いの総括であった
シカゴ万国博覧会（1893 年）
ことのおこりはその 7 年前、英国に訓練看護師を公的な認可登録制にしようという動きが出てきたことである
各養成学校とは独立した審査機関を設置して、そこで資格試験を行いましょう
その試験に合格した者だけを看護師登録簿に登録して標榜を許可するのです
それで一定の技術水準の看護師を確保することができるハズです
これを推進する団体はこのような主張のもとに「英国看護協会」を設立した
フローレンスはこれに反対した
我が国の職業看護師はいまだ未熟で組織化されておらず、単一の基準を適用するのは無理です
看護師の登録制度自体には反対しませんが、人格の鍛錬を無視して試験のみで看護師の資格を認定する今回の制度案は容認できません
看護師養成学校が卒業免状を与えるときには、マトロン（総師長）が卒業生の技術のみならず人格を評価することが可能です
優しい子ね…
献身、柔和、思いやりなど、看護師の資質は継続的な指導監督による判定は可能であっても、公開の一斉試験などで判定することは不可能です

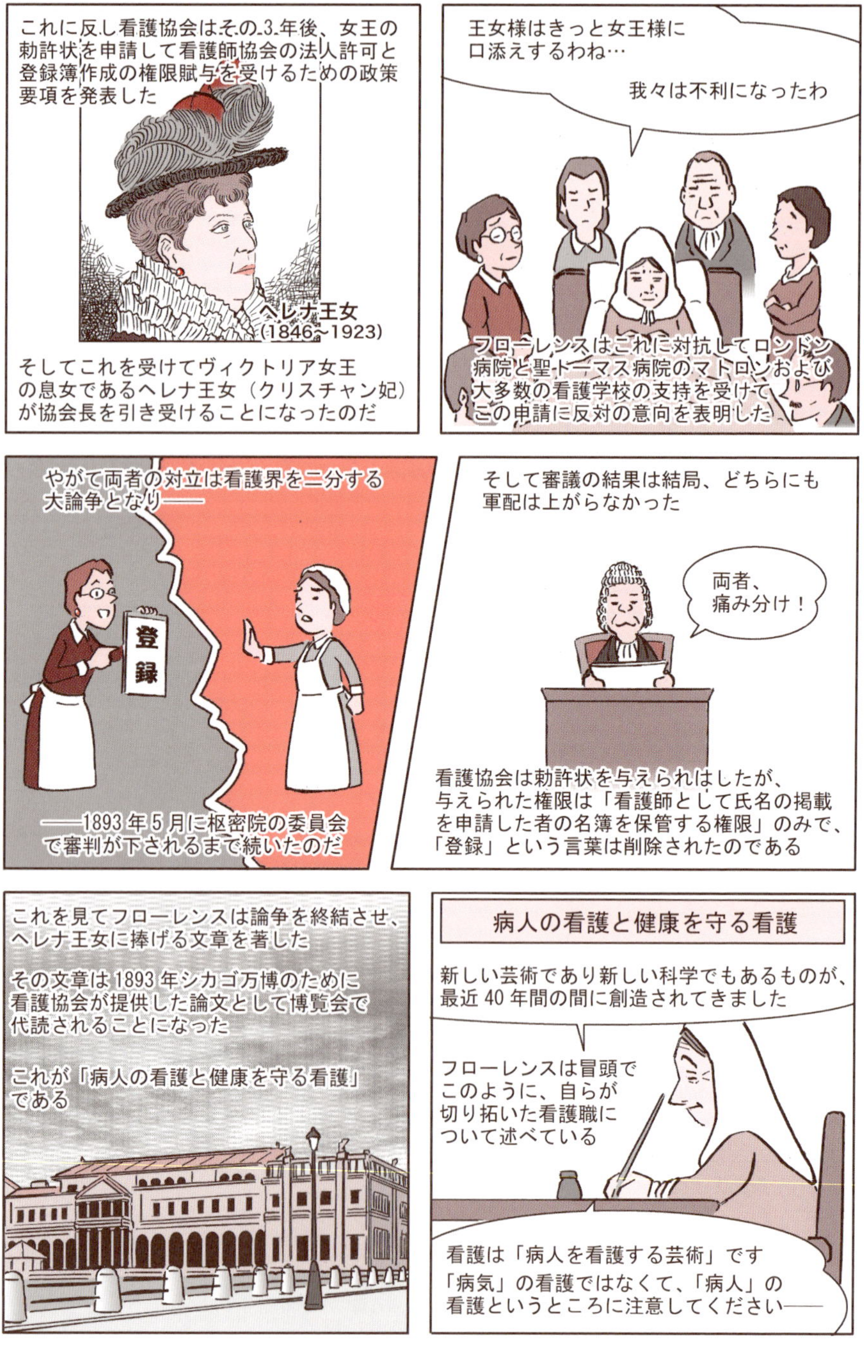
これに反し看護協会はその3年後、女王の
勅許状を申請して看護師協会の法人許可と
登録簿作成の権限賦与を受けるための政策
要項を発表した
ヘレナ王女
(1846~1923)
そしてこれを受けてヴィクトリア女王
の息女であるヘレナ王女（クリスチャン妃）
が協会長を引き受けることになったのだ
王女様はきっと女王様に
口添えするわね…
我々は不利になったわ
フローレンスはこれに対抗してロンドン
病院と聖トーマス病院のマトロンおよび
大多数の看護学校の支持を受けて
この申請に反対の意向を表明した
やがて両者の対立は看護界を二分する
大論争となり——
登録
——1893年5月に枢密院の委員会
で審判が下されるまで続いたのだ
そして審議の結果は結局、どちらにも
軍配は上がらなかった
両者、
痛み分け！
看護協会は勅許状を与えられはしたが、
与えられた権限は「看護師として氏名の掲載
を申請した者の名簿を保管する権限」のみで、
「登録」という言葉は削除されたのである
これを見てフローレンスは論争を終結させ、
ヘレナ王女に捧げる文章を著した
その文章は1893年シカゴ万博のために
看護協会が提供した論文として博覧会で
代読されることになった
これが「病人の看護と健康を守る看護」
である
病人の看護と健康を守る看護
新しい芸術であり新しい科学でもあるものが、
最近40年間の間に創造されてきました
フローレンスは冒頭で
このように、自らが
切り拓いた看護職に
ついて述べている
看護は「病人を看護する芸術」です
「病気」の看護ではなくて、「病人」の
看護というところに注意してください——

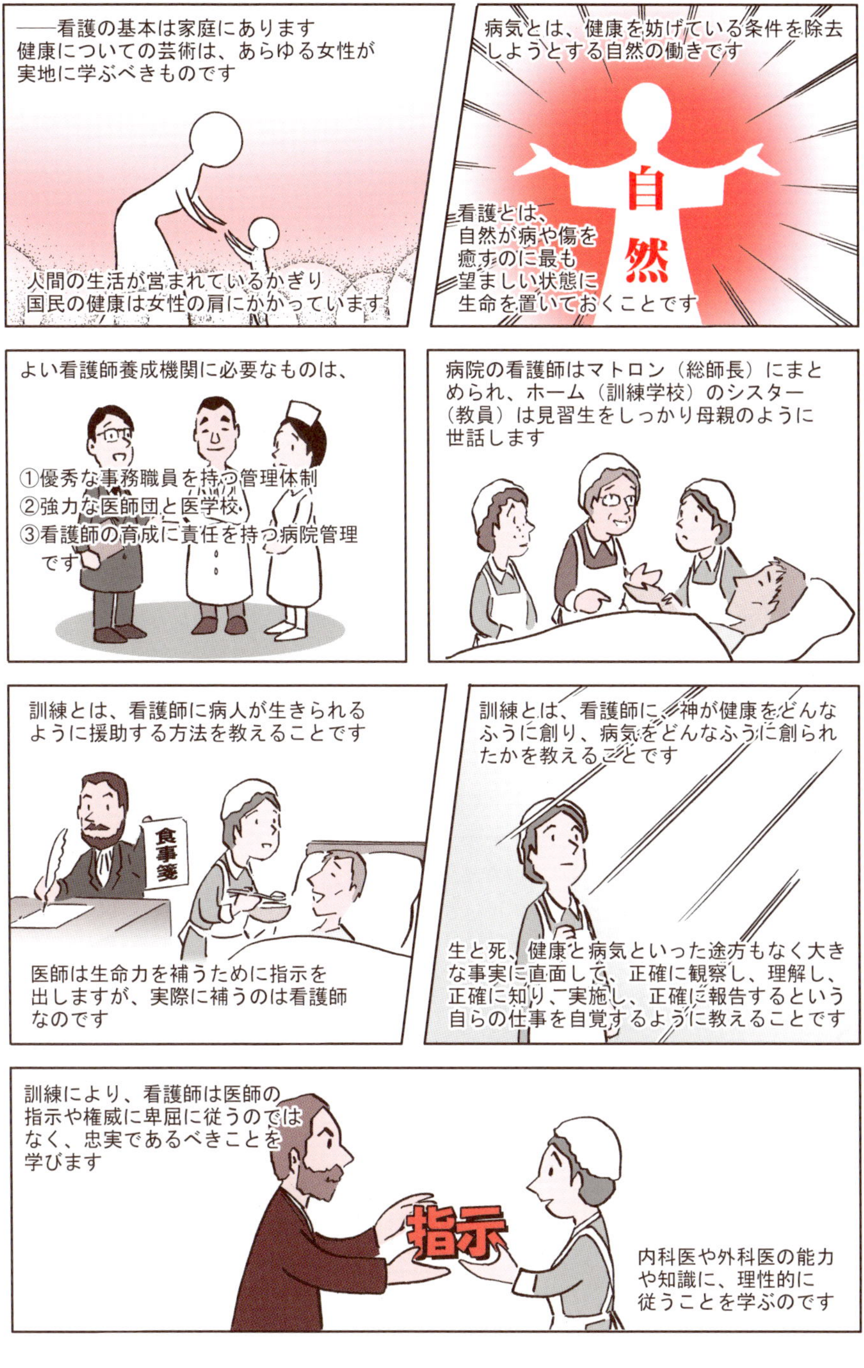

──看護の基本は家庭にあります
健康についての芸術は、あらゆる女性が実地に学ぶべきものです
人間の生活が営まれているかぎり
国民の健康は女性の肩にかかっています
病気とは、健康を妨げている条件を除去しようとする自然の働きです
自然
看護とは、自然が病や傷を癒すのに最も望ましい状態に生命を置いておくことです
よい看護師養成機関に必要なものは、
①優秀な事務職員を持つ管理体制
②強力な医師団と医学校
③看護師の育成に責任を持つ病院管理
です
病院の看護師はマトロン（総師長）にまとめられ、ホーム（訓練学校）のシスター（教員）は見習生をしっかり母親のように世話します
訓練とは、看護師に病人が生きられるように援助する方法を教えることです
食事箋
医師は生命力を補うために指示を出しますが、実際に補うのは看護師なのです
訓練とは、看護師に、神が健康をどんなふうに創り、病気をどんなふうに創られたかを教えることです
生と死、健康と病気といった途方もなく大きな事実に直面して、正確に観察し、理解し、正確に知り、実施し、正確に報告するという自らの仕事を自覚するように教えることです
訓練により、看護師は医師の指示や権威に卑屈に従うのではなく、忠実であるべきことを学びます
指示
内科医や外科医の能力や知識に、理性的に従うことを学ぶのです

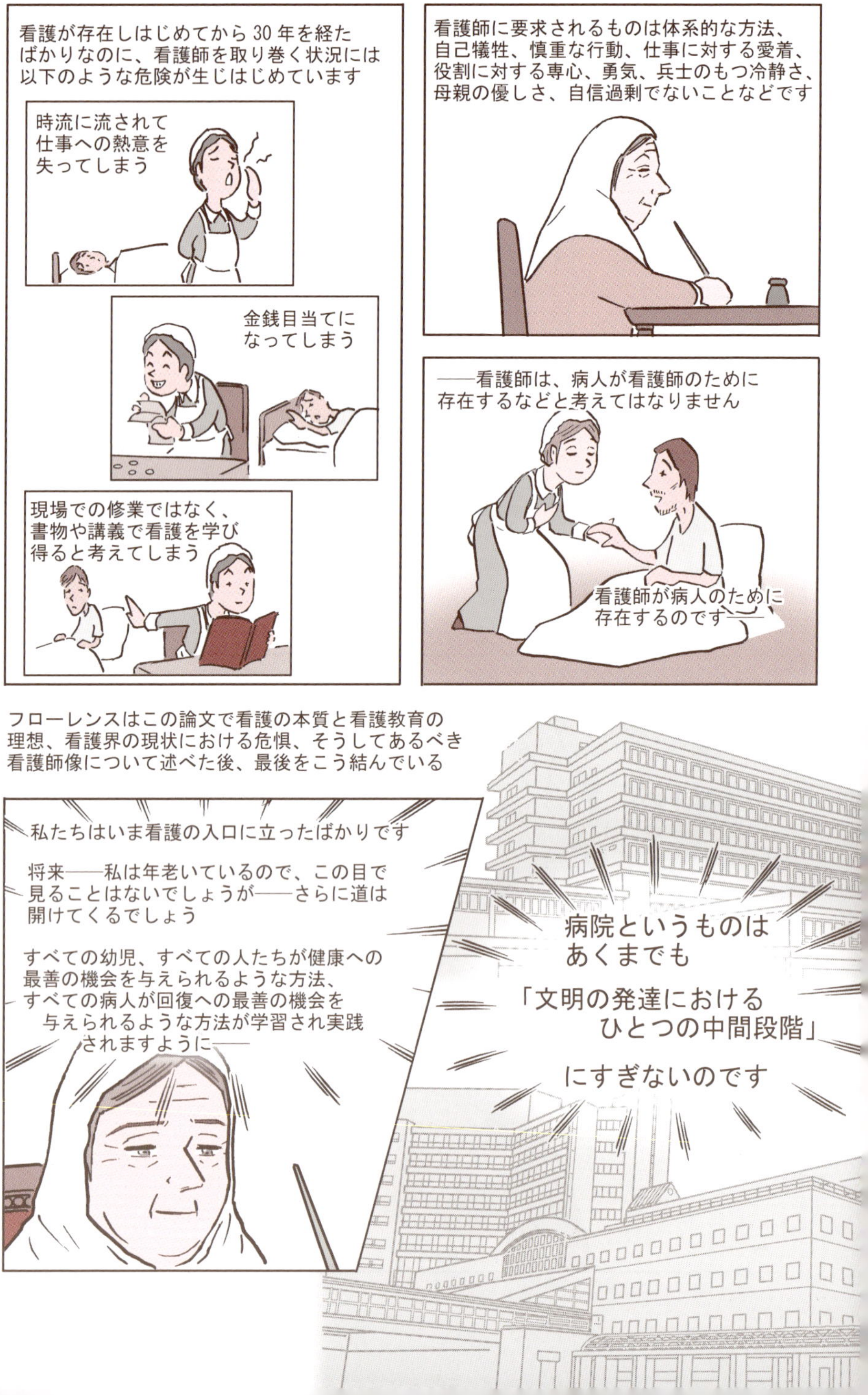

看護が存在しはじめてから30年を経たばかりなのに、看護師を取り巻く状況には以下のような危険が生じはじめています
時流に流されて仕事への熱意を失ってしまう
金銭目当てになってしまう
現場での修業ではなく、書物や講義で看護を学び得ると考えてしまう
看護師に要求されるものは体系的な方法、自己犠牲、慎重な行動、仕事に対する愛着、役割に対する専心、勇気、兵士のもつ冷静さ、母親の優しさ、自信過剰でないことなどです
——看護師は、病人が看護師のために存在するなどと考えてはなりません
看護師が病人のために存在するのです——
フローレンスはこの論文で看護の本質と看護教育の理想、看護界の現状における危惧、そうしてあるべき看護師像について述べた後、最後をこう結んでいる
私たちはいま看護の入口に立ったばかりです
将来——私は年老いているので、この目で見ることはないでしょうが——さらに道は開けてくるでしょう
すべての幼児、すべての人たちが健康への最善の機会を与えられるような方法、すべての病人が回復への最善の機会を与えられるような方法が学習され実践されますように——
病院というものはあくまでも
「文明の発達におけるひとつの中間段階」
にすぎないのです

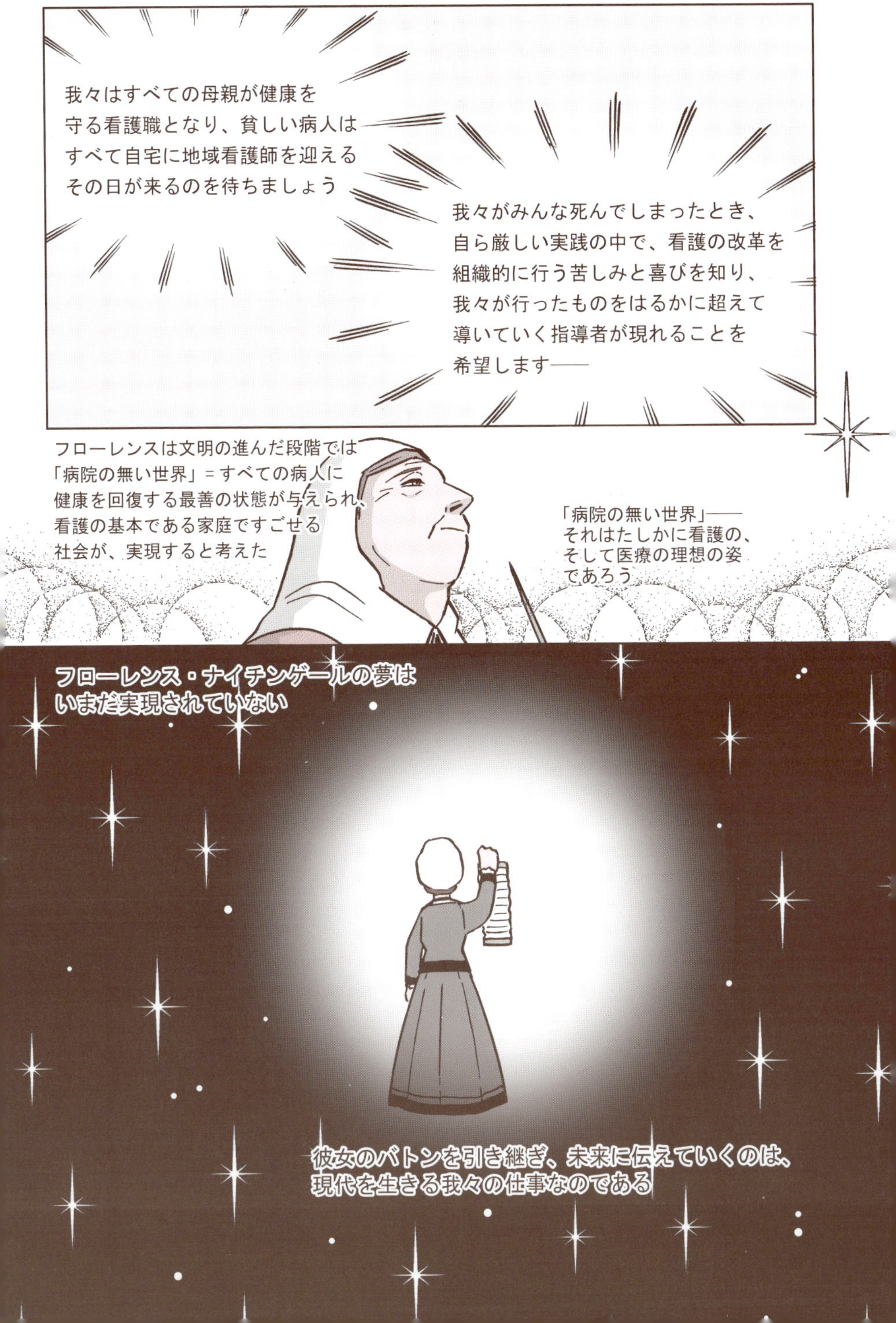
我々はすべての母親が健康を
守る看護職となり、貧しい病人は
すべて自宅に地域看護師を迎える
その日が来るのを待ちましょう
我々がみんな死んでしまったとき、
自ら厳しい実践の中で、看護の改革を
組織的に行う苦しみと喜びを知り、
我々が行ったものをはるかに超えて
導いていく指導者が現れることを
希望します――
フローレンスは文明の進んだ段階では
「病院の無い世界」＝すべての病人に
健康を回復する最善の状態が与えられ、
看護の基本である家庭ですごせる
社会が、実現すると考えた
「病院の無い世界」――
それはたしかに看護の、
そして医療の理想の姿
であろう
フローレンス・ナイチンゲールの夢は
いまだ実現されていない
彼女のバトンを引き継ぎ、未来に伝えていくのは、
現代を生きる我々の仕事なのである

索　引

人名　＊ナイチンゲール一族

アーノット，ニール……………… 123
アルバート公(王配)…………… 15, 75
ヴァーネイ，ハリー…………… 87, 104
ヴィクトリア女王… 3, 15, 62, 66, 75, 105
ウィーラー，エリザベス……………60
ウィリアム・エドワード・ショア，父*
………………… 3, 5, 27, 38, 95, 104
ウェスト，チャールズ…………… 166
ウォードローパー夫人……………… 96
エジソン，トーマス……………… 105
オズボーン，シドニー・ゴルフィン…57
キャニング伯夫人…………………38
クラーク，ジェイムズ………… 75, 96
クラーク(クラーキー)，メアリー
…………… 13, 29, 77, 100, 105, 108
クラフ，アーサー・ヒュー…… 83, 92, 97
グレッター夫人，リストラ………… 188
ケンブリッジ公，ジョージ…………76
コッホ，ロベルト………………41, 128
サザランド，ジョン
……………… 64, 76, 79, 81, 84, 101
サム，叔父*………………88, 95, 104
ジョウェット，ベンジャミン……… 100
スタフォード(下院議員)……………57
スティール，ジョン……………89, 106
スノウ，ジョン……………………41
スミス，ロバート・アンガス……… 120
ゼンメルワイス，イグナーツ……… 101
ダルク，ジャンヌ……………8, 69, 108
津田梅子………………………… 107
デュナン，アンリ………………… 102
ニコルソン，ヘンリー………… 16, 22
パーセノープ(パース)，姉*‥3, 34, 78, 87
ハーバート，シドニー………30, 36, 42,
57, 64, 68, 73, 76, 79, 84, 86, 93, 94
ハーバート夫人，エリザベス
………………………29, 37, 87, 92
ハウ，サムエル・グリドリー………25
パスツール，ルイ…………………24
パンミュア(陸軍大臣)…………72, 76
ヒポクラテス…………………… 188
ファー，ウィリアム………………89
フランセス(ファニー)・スミス，母*
………………………3, 9, 78, 103, 104
フリードナー，テオドール…………36
ブレースブリッジ，チャールズ
………………………29, 33, 46, 64
ブレースブリッジ夫人，セリナ‥29, 33, 46
ヘレナ王女，クリスチャン妃……… 190
ホーズ，ベンジャミン…………86, 93
ボナム・カーター，ヒラリー…… 17, 92
ホール，ジョン……………49, 50, 67
マクドナルド(タイムズ紙)…………57
マグリガー(上級外科医)………56, 61
マニング，カージナル……………46
ミルンズ，リチャード・モンクトン
…………………17, 28, 35, 46, 66
メイ，叔母*　14, 38, 69, 70, 82, 88, 91, 104
メンジーズ博士(医官長)……………49
リスター，ジョゼフ………………24
ロッシーニ，ジョアキーノ………… 136

あ

赤ん坊，幼児
········20, 117, 154, 165, 166, 174, 175
医師の職分・見解
············52, 127, 130, 155, 162, 171
椅子，病人・患者用の··············147
一掃委員会·····················84, 86
『インド駐在陸軍の衛生』··············98
ヴィクトリア朝博覧会··············106
ウイットニー毛布··················146
英国の雇用統計····················177
『英国陸軍の健康、能率および病院管理に影響を及ぼしている諸事情についての覚え書』··························81
栄養失調························158
エンブリー(荘)··········4, 14, 25, 66, 83
音・物音························131
音楽····························136

か

カーペット······················149
外見，病気特有の··············160, 162
カイゼルスヴェルト学園··········33, 36
回復期······················173, 176
回復の化学······················143
家族の虚弱化····················126
金槌を持った夫人··················60
壁，病院・病室の················150
神の声············ 8, 11, 17, 37, 94, 112
神の掟··························126
過労が病人に及ぼす影響············134
換気····················99, 117, 151
看護の基本··················169, 191
看護の役割······················117
『看護覚え書』············40, 54, 90, 115
看護管理(小管理)················126
看護師···3, 23, 44, 103, 108, 116, 140, 169
——，優れた············133, 160, 172
——，男女別の定義················171
——としての使命感··········122, 170
——にとって最悪の言葉··········150
——のあるべき姿············165, 189
——のイメージ······ 24, 26, 33, 66, 108
——の訓練で重要なもの·······155, 191
——の役割··117, 130, 167, 172, 177, 192
看護に「神秘」などはまったくない····160
観察·····155, 156, 159, 162, 164, 169, 172
——不足から起きる事故··········161
患者は看護師から自分を守らざるを得ない
······························132
完璧主義······················6, 68
気質の違い，病人・患者の······159, 173
気休め，患者・病人への············152
牛肉スープ·········· 138, 140, 143, 161
『救貧覚え書』····················100
救貧院················36, 99, 164, 168
胸像，ナイチンゲールの··· 表紙 , 89, 106
空気テスト計····················120
葛湯····························141
クリノリン服····················132
クリミア戦争················42, 69, 77
——の記念品····················106
クリミア熱························65
経験，看護師の····················169
結核····················127, 128, 146
潔癖症··························7, 68
健康人は、寝室と病室の違いを考えることなど決してない··················147

健康の法則 …… 166
公衆衛生 …… 41
硬水を使うとき …… 152
紅茶，コーヒー，ココア …… 144
孤高の戦士 …… 2, 109
心の痛み …… 137
子ども …… 117, 165, 174, 175

さ

サウスストリート，ロンドン(自宅) …… 98
『産院覚え書・序説』 …… 101
産褥熱 …… 101
思考を中断させることは有害 …… 133
湿性包帯 …… 152
失敗談，インド問題での …… 99
死と病気は救貧院に似ている …… 164
使命感，看護師の …… 170
『週刊パンチ』 …… 170
住居の衛生 …… 122
手記，ナイチンゲールの
…… 13, 19, 35, 68, 71, 72, 81, 111
瘴気(説) …… 41, 128
小説(フィクション)の誤り …… 162, 176
小陸軍省 …… 85, 86
食事，病人・患者の …… 53, 138, 140, 145
食卓恐怖症 …… 7
女性はみな、看護師 …… 116, 191
女性の権利に関するたわごと …… 168
女性の雇用 …… 176
素人療法 …… 167
心気症 …… 134
真実でないのは観察が不十分な結果 …… 156
身体が精神に及ぼす影響 …… 137, 158
睡眠 …… 131, 156
スクタリ …… 2, 42, 46
「スクタリの英雄的看護師の手紙」 …… 61
清潔，体・皮膚の …… 151
聖トーマス病院，ロンドン …… 90, 96, 190
生命保険会社 …… 163
赤十字社 …… 102, 107
ゼラチン，ゼリー …… 142, 161
腺病 …… 146
せん妄 …… 174
掃除，病院・病室の …… 149
ソルフェリーノの戦い …… 102

た

タイムズ基金 …… 43, 49, 57, 59
卵 …… 141
忠告，患者・病人への …… 152
腸チフス …… 125, 129, 143, 163
手紙，ナイチンゲールの
…… 17, 21, 29, 36, 58, 62, 66, 68, 69,
71, 74, 77, 92, 105, 106, 108
転地(療法) …… 174
統計学・数学 …… 15, 36, 68, 80, 101, 153, 164

な

ナースコール …… 39, 40
ナイチンゲール看護学校 …… 95, 103, 105, 107
ナイチンゲール基金 …… 66, 96
ナイチンゲール式病院 …… 40
ナイチンゲール助産師学校 …… 101
ナイチンゲール誓詞 …… 188
ナイチンゲール病棟 …… 90
軟水を使うとき …… 152
南北戦争，アメリカ …… 96

肉声，ナイチンゲールの……………… 105
日光……………………………… 147, 148
乳製品…………………………… 141, 142
「乳幼児期の突然死に関する話」…… 166
猫…85, 88, 95, 97, 98, 100, 104, 107, 128

は

肺結核…………………………… 127, 146
白衣の天使……………………………… 2
白昼夢…………………………… 22, 28
バッツ・ウイング…………………… 80
花…………………………………… 137
パビリオン式………………………… 90
バーリントンホテル，ロンドン
……………………… 28, 76, 83, 95
バルモラル城，スコットランド…… 75
ハーレイ街，ロンドン……… 38, 77
パン………………………………… 143
ハンプステッド街の賃貸住宅……… 95
ビーフティー……… 138, 140, 143, 161
光，直射日光……………… 147, 148
皮膚からの害毒…………………… 151
『病院覚え書』……………………… 89
病気は回復過程……… 116, 173, 191
病人食………………… 140, 143, 157
病人に喜びを与える方法………… 154
「病人の看護と健康を守る看護」…… 190
病人の観察…… 155, 161, 162, 164, 172
病理学……………………………… 167
ブローチ，女王から贈られた…… 66, 75
フローレンスの独房システム…… 108
プロポーズ(求婚)，ナイチンゲールへの
……………………… 22, 31, 71, 87
平均死亡率………………… 75, 164
ペット，患者・病人の…………… 154
ベッドからの眺め………………… 148
ベッドと寝具類…………… 144, 145
変化は回復の手段………………… 136
墓地，ナイチンゲールの………… 108
ホメオパシー……………………… 167

ま

枕…………………………………… 146
マダム・タッソーの蝋人形館……… 66
慢性期……………… 139, 154, 161
ミケランジェロの壁画……………… 29
水，軟水・硬水…………………… 152
脈・脈拍…………………… 163, 172
メリット勲章……………………… 107
面会の仕方，看護師の…………… 133

や

誘導質問は意味がない…………… 156
よい看護師が少ない理由…… 130, 167
よく観察しないところには迷信が…… 159
予防，看護師の職務としての…… 165, 177

ら

ランプを持った淑女……………… 2, 63
リー・ハースト(荘)……… 4, 18, 20, 70
朗読………………………………… 135
ローズ・チャート…………………… 81

わ

ワイン……………………………… 163